"十二五"职业教育国家规划教材
经全国职业教育教材审定委员会审定
"十三五"卫生高等职业教育校院合作"双元"规划教材

供临床医学类及相关专业用

医学遗传学

第4版

主　　编　周长文　尚喜雨

副主编　刘　霜　李睿坤　陈利荣

编　　委　（按姓名汉语拼音排序）

陈利荣（山西医科大学汾阳学院）　　尚喜雨（南阳医学高等专科学校）
付　红（重庆三峡医药高等专科学校）　王　芳（菏泽医学专科学校）
李睿坤（山东医学高等专科学校）　　先国兰（遵义医药高等专科学校）
刘芳兰（江西医学高等专科学校）　　周长文（菏泽医学专科学校）
刘　霜（湖南环境生物职业技术学院）周玉金（南阳医学高等专科学校）
路　博（哈尔滨医科大学大庆校区）

秘　　书　郭晓慧（菏泽医学专科学校）

北京大学医学出版社

YIXUE YICHUANXUE

图书在版编目（CIP）数据

医学遗传学 / 周长文，尚喜雨主编 . —4 版 .
—北京：北京大学医学出版社，2019.10（2024.12重印）
ISBN 978-7-5659-2081-3

Ⅰ. ①医⋯ Ⅱ. ①周⋯ ②尚⋯ Ⅲ. ①医学遗传学-医学院校-教材 Ⅳ. ①R394

中国版本图书馆CIP数据核字（2019）第239993号

医学遗传学（第4版）

主　　编：周长文　尚喜雨
出版发行：北京大学医学出版社
地　　址：（100191）北京市海淀区学院路38号　北京大学医学部院内
电　　话：发行部 010-82802230；图书邮购 010-82802495
网　　址：http://www.pumpress.com.cn
E-mail：booksale@bjmu.edu.cn
印　　刷：中煤（北京）印务有限公司
经　　销：新华书店
责任编辑：张彩虹　娄新琳　　责任校对：靳新强　　责任印制：李　啸
开　　本：850 mm×1168 mm　1/16　印张：13.75　字数：390千字
版　　次：2019年10月第4版　2024年12月第3次印刷
书　　号：ISBN 978-7-5659-2081-3
定　　价：30.00元
版权所有，违者必究
（凡属质量问题请与本社发行部联系退换）

修订说明

《国务院办公厅关于深化医教协同进一步推进医学教育改革与发展的意见》要求加快构建标准化、规范化医学人才培养体系，全面提升人才培养质量。《国家职业教育改革实施方案》指出要促进产教融合育人，建设一大批校企"双元"合作开发的国家规划教材。新时期的卫生职业教育面临前所未有的发展机遇和挑战。

本套教材历经4轮建设，不断更新完善、与时俱进，为全国高职临床医学类人才培养做出了贡献。第3轮教材入选教育部普通高等教育"十一五"国家级规划教材15种，第4轮教材入选"十二五"职业教育国家规划教材17种。

高质量的教材是实施教育改革、提升人才培养质量的重要支撑。为深入贯彻《国家职业教育改革实施方案》，服务于新时期高职临床医学类人才培养改革发展需求，北京大学医学出版社经过前期广泛调研、系统规划，启动了第5轮"双元"数字融合高职临床医学教材建设。指导思想是：坚持"三基、五性"，符合最新的国家高职临床医学类专业教学标准，结合高职教学诊改和专业评估精神，突出职业教育特色和专业特色，重视人文关怀，与执业助理医师资格考试大纲要求、岗位需求对接。强化技能训练，既满足多数院校教学实际，又适度引领教学。实践产教融合、校院合作，打造深度数字融合的精品教材。

教材的主要特点如下：

1. 全国专家荟萃

遴选各地高职院校具有丰富教学经验的骨干教师参与建设，力求使教材的内容和深浅度具有全国普适性。

2. 产教融合共建

吸纳附属医院或教学医院的临床双师型教师参与教材编写、审稿，学校教师与行业专家"双元"共建，使教材内容符合行业发展、符合多数医院实际和人才培养需求。

3. 知名专家审定

聘请知名临床专家审定教材内容，保证教材的科学性、先进性。

4. 教材体系优化

针对各地院校课程设置的差异，部分教材实行"双轨制"。如既有《人体解剖学与组织胚胎学》，又有《人体解剖学》《组织学与胚胎学》，便于各地院校灵活选用。按照专业教学标准调整规范教材名称，如《医护心理学》更名为《医学心理学》，《诊断学基础》更名为《诊断学》。

5. 职教特色鲜明

结合最新的执业助理医师资格考试大纲，教材内容体现"必需、够用、针对性、适用性"。以职业技能和岗位胜任力培养为根本，以学生为中心，贴近高职学生认知，夯实基础知识，培养实践技能。

6. 纸质数字融合

利用二维码技术打造融媒体教材，提供拓展阅读资料、音视频学习资料等，给予学生自主学习和探索的空间及资源。

本套教材的组织、编写得到了多方面大力支持。很多院校教学管理部门提出了很好的建议，职教专家对编写过程精心指导、把关，行业医院的临床专家热心审稿，为锤炼精品教材、服务教学改革、提高人才培养质量而无私奉献。在此一并致以衷心的感谢！

本套教材出版后，出版社及时收集使用教材院校师生的质量反馈，响应《关于推动现代职业教育高质量发展的意见》，按职业教育"岗课赛证"融通教材建设理念及时更新教材内容；对照《高等学校课程思政建设指导纲要》《职业教育教材管理办法》等精神要求，自查自纠、深入贯彻课程思政教学要求，更新数字教学资源；力争打造培根铸魂、启智增慧，适应新时代要求的精品卫生职业教育教材。

希望广大师生多提宝贵意见，反馈使用信息，以臻完善教材内容，为新时期我国高职临床医学教育发展和人才培养做出贡献！

"十三五"卫生高等职业教育
校院合作"双元"规划教材审定委员会

顾　　问　王德炳（北京大学医学部）

　　　　　文历阳（卫生职业教育教学指导委员会）

主任委员　刘玉村（北京大学医学部）

副主任委员（按姓名汉语拼音排序）

　　　　　陈地龙（重庆三峡医药高等专科学校）　　潘岳生（岳阳职业技术学院）

　　　　　范　真（南阳医学高等专科学校）　　　　沈国星（漳州卫生职业学院）

　　　　　蒋继国（菏泽医学专科学校）　　　　　　周争道（江西医学高等专科学校）

秘书长　　王凤廷（北京大学医学出版社）

委　　员　（按姓名汉语拼音排序）

　　　　　陈袅袅（贵阳护理职业学院）　　　　　　邱志军（岳阳职业技术学院）

　　　　　郭家林（遵义医药高等专科学校）　　　　宋印利（哈尔滨医科大学大庆校区）

　　　　　黎　梅（毕节医学高等专科学校）　　　　孙建勋（洛阳职业技术学院）

　　　　　李金成（邵阳学院）　　　　　　　　　　孙　萍（重庆三峡医药高等专科学校）

　　　　　李　玲（南阳医学高等专科学校）　　　　吴　勇（黔东南民族职业技术学院）

　　　　　林建兴（漳州卫生职业学院）　　　　　　闫　宫（乌兰察布医学高等专科学校）

　　　　　刘　军（宜春职业技术学院）　　　　　　杨　翀（广州卫生职业技术学院）

　　　　　刘其礼（肇庆医学高等专科学校）　　　　赵其辉（湖南环境生物职业技术学院）

　　　　　宁国强（江西医学高等专科学校）　　　　周恒忠（淄博职业学院）

前言

医学遗传学是现代医学领域中发展迅速的前沿学科之一。它已经渗透到基础医学、预防医学及临床医学等各学科之中。在现代医学教育中，医学遗传学已成为一门重要的医学必修课程。

1998年，北京大学医学部柳家英教授主编了全国高等医学专科教材《医学遗传学》及配套的《医学遗传学学习指导》；2008年，该书经修订出版了第2版，并被教育部审定为普通高等教育"十一五"国家级规划教材；2015年，该书经修订出版了第3版。本教材自出版以来，受到许多医学高等职业院校师生的充分肯定，得到了广泛使用。随着医学遗传学的发展，许多知识、理论和技术不断更新。我们深切感到，只有及时更新内容，才能跟上现代医学教育改革发展的步伐，适应新时期医学教育的特点，满足当代医学人才培养的需求。

根据教育部关于"十三五"职业教育教材建设的要求，本次修订坚持基础知识、基本理论和基本技能的培养原则，理论联系实际，及时介绍医学遗传学的新进展，开拓学生的思维，把学生培养成知识面广、具备医学遗传学知识的合格医学工作者。

本教材的内容编排力求做到简明易懂、图文并茂、易学好教。教材第一部分是医学遗传学基础。在第3版教材的基础上，精选内容，强化基础，联系临床，介绍进展。每章除了学习目标、知识链接及自测题外，又增加了案例导入，自测题中增加了选择题和名词解释，使学生目标更明确，学有所思、学有所得。第二部分是医学遗传学实验，实验内容精选了一些涉及细胞、分子及群体等层面的医学遗传学教学实验。主要参考文献除传统的参考书目外，还精选了一些生物医学网站，鼓励学生在知识的海洋里自由遨游。本教材配套PPT内容，便于学生自学、加深理解和巩固所学的医学遗传学理论和知识。

本教材的使用定位于医药卫生类高等职业教育，也适合医学成人教育及专升本的教学。

本教材是在第3版编委工作的基础上，多所院校一线教师辛勤劳动的结晶。编写过程得到初版主编柳家英教授和第2版、第3版主编张涛教授的精心指导以及北京大学医学出版社的大力支持，特此表示衷心感谢。

由于编者水平所限，欠妥之处在所难免，真诚期待同行专家及师生们不吝指正，以便我们进一步修正和完善。

周长文

目 录

第一部分　医学遗传学基础

第一章　绪论　2

第一节　遗传病概述　2
　一、遗传病的概念　2
　二、遗传病的特征　2
　三、遗传病的分类　4
第二节　医学遗传学的研究领域　4
　一、医学遗传学的基本研究领域　4
　二、医学遗传学研究的新领域　5
第三节　医学遗传学的发展简史　7
　一、医学遗传学的萌芽　7
　二、细胞遗传学的发展　8
　三、生化遗传学的发展　8
　四、分子遗传学的发展　9
　五、临床遗传学的发展　9
第四节　医学遗传学的任务和
　　　　地位　11

第二章　遗传的分子基础　14

第一节　DNA与基因　14
　一、DNA是遗传物质　15
　二、基因的概念与特性　16
第二节　基因的分类和结构　17
　一、基因的分类　17
　二、基因的分子结构　17
　三、人类基因组　18
第三节　基因的功能　20
　一、遗传信息的储存　20
　二、基因复制　21
　三、基因表达　22

　四、中心法则　24
　五、真核生物基因表达的调控　25
第四节　基因突变　25
　一、基因突变的概念　25
　二、基因突变的诱因　25
　三、基因突变的特性　26
　四、基因突变的类型　26
　五、基因突变的表型效应　28

第三章　遗传的细胞基础　31

第一节　染色质与染色体　31
　一、染色质　32
　二、染色体　35
第二节　细胞周期中的染色体
　　　　行为　44
　一、细胞周期　44
　二、细胞分裂与染色体传递　45
　三、生殖细胞的发生　50
第三节　染色体与性别决定　52

第四章　单基因病　54

第一节　遗传的基本规律　54
　一、分离定律　55
　二、自由组合定律　56
　三、连锁与互换定律　56
第二节　单基因遗传的基本概念和
　　　　研究方法　60
　一、基本概念　60
　二、系谱与系谱分析　60

目 录

第三节　单基因病的遗传方式　61
　　一、常染色体显性遗传病　61
　　二、常染色体隐性遗传病　65
　　三、X 连锁显性遗传病　67
　　四、X 连锁隐性遗传病　69
　　五、Y 连锁遗传病　71
第四节　两种单基因病的伴随遗传　71
　　一、两种单基因病的自由组合传递　71
　　二、两种单基因病的连锁与互换传递　72
第五节　单基因病的发病影响因素　73
　　一、表现度　73
　　二、基因的多效性　73
　　三、遗传异质性　74
　　四、从性遗传和限性遗传　74
　　五、遗传早现　74
　　六、遗传印记　74

第五章　多基因病　78

第一节　多基因遗传　78
　　一、质量性状和数量性状　78
　　二、多基因假说　79
　　三、多基因遗传的特点　79
第二节　多基因病　81
　　一、易感性、易患性与发病阈值　81
　　二、遗传度　82
　　三、多基因病的特点　84
　　四、多基因病再发风险的估计　84
第三节　多基因病的研究进展　86
　　一、原发性高血压　86
　　二、糖尿病　87

第六章　染色体畸变与染色体病　90

第一节　染色体畸变　90
　　一、染色体畸变发生的原因　91
　　二、染色体数目异常及其产生机制　91
　　三、染色体结构畸变及其产生机制　94
第二节　常染色体病　99
　　一、唐氏综合征　99
　　二、18 三体综合征　100
　　三、13 三体综合征　100
　　四、猫叫综合征　101
第三节　性染色体病　101
　　一、Klinefelter 综合征　101
　　二、Turner 综合征　101
　　三、XYY 综合征　102
　　四、XXX 综合征　103
　　五、脆性 X 染色体综合征　103

第七章　线粒体遗传病　106

第一节　线粒体 DNA 的结构与遗传特性　106
　　一、线粒体 DNA 的结构特点　106
　　二、线粒体 DNA 的遗传特性　107
第二节　线粒体 DNA 的基因突变与疾病　109
　　一、线粒体 DNA 突变的类型　109
　　二、常见的线粒体遗传病　110

第八章　分子病与遗传性酶病　114

第一节　分子病　114
　　一、血红蛋白病　115

二、血浆蛋白病 120

三、结构蛋白病 120

四、受体蛋白病 121

五、膜转运蛋白病 121

第二节 遗传性酶病 122

一、遗传性酶病的发病机制 123

二、常见的遗传性酶病 123

第九章 肿瘤遗传学　128

第一节 肿瘤发生的遗传因素 129

一、家族聚集现象 129

二、种族差异 129

三、遗传性恶性肿瘤 130

四、遗传性癌前病变 130

五、肿瘤的遗传易感性 130

第二节 染色体异常与肿瘤 131

一、肿瘤染色体数目异常 131

二、肿瘤染色体结构异常 131

三、染色体不稳定综合征与恶性肿瘤 132

第三节 基因异常与肿瘤 132

一、癌基因 133

二、抑癌基因 135

第十章 遗传病的诊断和治疗　139

第一节 遗传病的诊断 139

一、临床诊断 139

二、系谱分析 141

三、细胞遗传学检查 142

四、生物化学检查 142

五、基因诊断 143

第二节 遗传病的治疗 146

一、手术治疗 146

二、药物治疗 146

三、饮食治疗 147

四、基因治疗 147

第十一章 遗传病的预防　151

第一节 遗传病的普查 151

一、群体普查 151

二、新生儿筛查 152

三、携带者筛查 152

四、产前筛查 153

第二节 遗传咨询 154

一、遗传咨询的对象 154

二、遗传咨询的步骤 154

三、遗传咨询的实例 155

第三节 产前诊断 156

一、产前诊断的对象 157

二、产前诊断的常用技术 157

三、孕早期的诊断技术进展 159

第四节 遗传保健 159

一、婚前保健检查 159

二、婚姻指导 159

三、生育指导 160

四、环境致畸的预防 160

第二部分　医学遗传学实验

实验一　人类正常性状的遗传学分析　164

实验二　人体外周血淋巴细胞培养与染色体标本制备　167

实验三　人类染色体非显带核型分析　172

实验四　人类染色体G显带核型分析　177

实验五　人类遗传病与系谱分析　185

实验六　遗传咨询　187

附录　自测题参考答案　190

中英文专业词汇索引　200

主要参考文献　205

第一部分

医学遗传学基础

第一章 绪 论

第一章数字资源

思政之光

学习目标

1. 掌握医学遗传学的概念；遗传病的概念、特征及其分类。
2. 熟悉医学遗传学的研究领域及分支学科。
3. 了解医学遗传学的发展史和任务。
4. 夯实遗传学基础，为优生优育理念和技术推广打好基础，最终实现人口素质的提高。

医学遗传学（medical genetics）是医学与遗传学相互渗透和融合的一门边缘学科。它是现代医学的一个新领域。它研究人类疾病与遗传的关系，主要是研究遗传病的发病机制、遗传规律、诊断、预防和治疗等；目的是控制遗传病在家庭中的再发，降低人群中遗传病的发生率，防止遗传病的扩散，提高人类的健康素质。

第一节 遗传病概述

一、遗传病的概念

遗传病（genetic disease，inherited disease）是遗传物质改变所导致的疾病。细胞中的遗传物质主要存在于细胞核。此外，少数遗传物质存在于细胞质中的线粒体内，即线粒体 DNA（mtDNA）。不管是核内遗传物质 DNA 分子改变，还是线粒体内 mtDNA 分子改变，均可引起遗传病。

生物体各种性状的表达都是遗传物质和生长发育过程中各种环境因素相互作用的结果。医学研究表明，遗传因素和环境因素在人类各种疾病中所起的作用不同。根据两种因素所起作用的大小，可将疾病分为三种情况：①环境因素起主导作用的疾病，如中毒、外伤、营养性疾病等；②遗传因素起主导作用的疾病，如唐氏综合征等染色体病、苯丙酮尿症、半乳糖血症等单基因病；③遗传因素和环境因素共同起作用，但各自比重在不同疾病中不同，例如多基因病。据研究报道，哮喘、精神分裂症等疾病的遗传度为 80%，表明遗传因素在这些疾病的发生中起重要作用，环境因素作用较小。而先天性心脏病、消化性溃疡等疾病的遗传度为 30%～40%，即遗传因素所起的作用较小，环境因素作用较为重要（图 1-1）。

二、遗传病的特征

1. **遗传性** 遗传病有明显的家族史，在世代中呈垂直遗传，每一代均有患者。但这一特征并非在所有的病例中都能见到，如有的隐性遗传病呈隔代遗传或散发现象；有些遗传病特别是染色体异常者，由于不育或活不到生育年龄，因此家系中仅出现个别患者；有些遗传病呈缺乏家族史的基因突变型，以致观察不到垂直遗传的特征。

2．先天性　大多数遗传病是先天性疾病。先天性疾病（congenital disease）指婴儿出生时即已发生的疾病或发育异常，例如白化病、苯丙酮尿症、血友病、唐氏综合征、多指、并指、唇裂、腭裂、脊柱裂等。但先天性疾病不等于遗传病，某些先天性疾病并非遗传物质改变所引起，而是由胎儿发育过程中的环境因素所造成的。例如母亲在妊娠早期（前3个月内）感染风疹病毒，可使胎儿患先天性心脏病或先天性白内障。此外，不少遗传病患者在出生时并无症状，需要发育到一定年龄才发病。例如，进行性假肥大性肌营养不良（Duchenne 肌营养不良）在儿童期发病，亨廷顿舞蹈症（Huntington 舞蹈病）通常于青壮年（25～45岁）发病。

3．终生性　积极防治可以改善某些疾病的症状或疾病的进程（改变表型特征），但尚不能改变遗传的物质基础，如苯丙酮尿症（PKU）是常染色体隐性遗传病（AR），人们可以通过低苯丙氨酸奶粉喂养新生儿

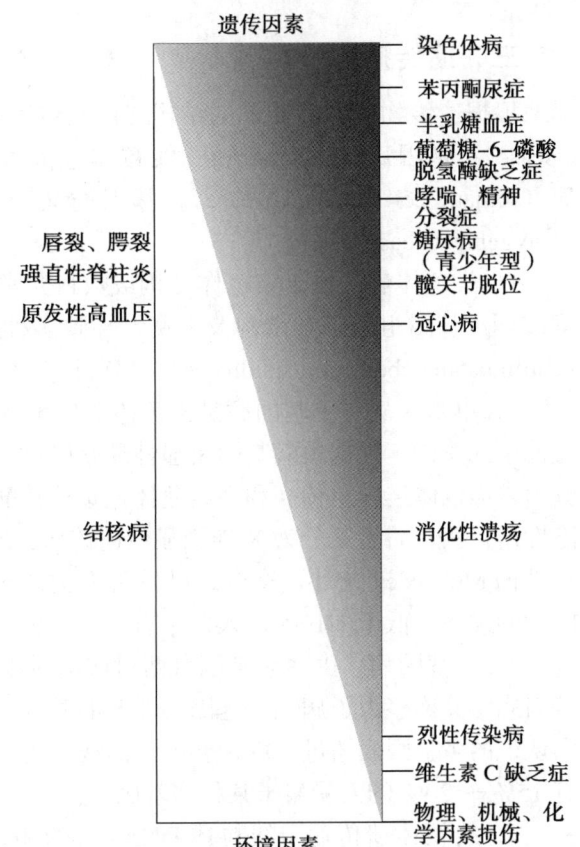

图 1-1　遗传因素和环境因素在疾病发生中的相互作用

而避免发病，但致病基因还将按常染色体隐性遗传方式向下一代传递。

4．家族性　遗传病常表现为家族性疾病。家族性疾病（familial disease）指某种疾病具有家族聚集现象，即在一个家庭或家族中多个成员患同一种疾病。显性遗传病的家族聚集现象尤为明显，但是家族性疾病并不一定都是遗传病。例如家庭中某一成员患传染病，如结核病或病毒性肝炎等，可导致家庭中其他成员也感染同样的疾病。这种不涉及遗传物质改变，主要由共同生活环境造成的家族性疾病并不是遗传病。另一方面，某些遗传病特别是隐性遗传病表现为散发性，即一个家庭多个成员中通常只有一个人发病而无家族史。例如常染色体隐性遗传病苯丙酮尿症，由于其致病基因频率较低，只有致病基因纯合时才发病，故常常是散发的。

综上所述，遗传病具有遗传性，多数是先天性疾病，具有终生性，往往表现为家族性疾病，但它们并非完全等同（图 1-2）。

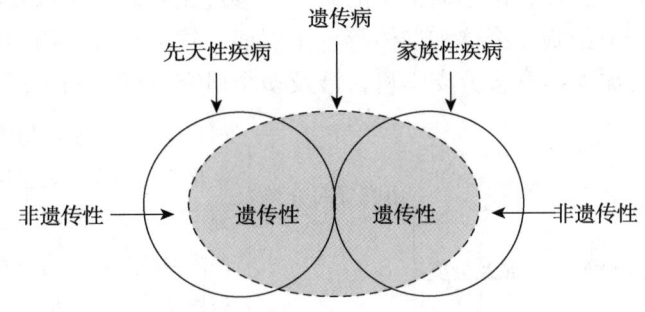

图 1-2　遗传病与先天性疾病和家族性疾病的关系

三、遗传病的分类

根据遗传物质异常涉及的结构层面及位置不同，可将遗传病分为染色体病（chromosomal disease）、基因病（genopathy）、线粒体遗传病（mitochondrial genetic disease）和体细胞遗传病（somatic cell genetic disease）。基因病又分为单基因病（monogenic disease）和多基因病（polygenic disease）。

1. **染色体病** 由于染色体结构或数目异常（畸变）导致的疾病，称为染色体病。它们严重破坏了基因组的正常结构及平衡，导致多种临床表现，表现为染色体异常（畸变）综合征（chromosome aberration syndrome）。目前世界上已鉴定的染色体病超过 300 种。

2. **单基因病** 单基因病是染色体上单个基因或一对等位基因发生突变所引起的疾病，呈孟德尔式遗传。根据致病基因是显性还是隐性，是位于常染色体还是性染色体，可将单基因病分为常染色体连锁遗传病和性染色体连锁遗传病。前者又分为常染色体显性遗传病和常染色体隐性遗传病，后者又分为 X 连锁显性遗传病、X 连锁隐性遗传病和 Y 连锁遗传病。

据 McKusick 统计，迄今，已发现人类的单基因病及异常性状达 8000 种以上。多数单基因病的发病率低于 1/1000，人群中有 4%～5% 的人受累于单基因病。

3. **多基因病** 由多对基因（两对或两对以上）与环境因素共同作用所致的疾病，称为多基因病，又称多因子病。多基因病涉及的基因多，环境因素的作用明显，遗传机制复杂。目前已认识的多基因病超过 100 种。多基因病发生率较高，一般高于 1/1000，多为常见病，人群中有 15%～20% 的人受累于某种多基因病。

4. **线粒体遗传病** 线粒体 DNA（mtDNA）基因突变造成的疾病，称为线粒体遗传病。线粒体遗传病的致病基因伴随线粒体传递，不遵循孟德尔遗传方式。由于精子和卵子受精形成受精卵时，只有极少量的精子细胞质参与，故线粒体基因绝大多数由卵子传递给后代，线粒体遗传病伴随线粒体传递，呈母系遗传（maternal inheritance）。

5. **体细胞遗传病** 体细胞中遗传物质改变导致的疾病，称为体细胞遗传病。例如肿瘤的发病涉及特定组织细胞中的染色体、癌基因和抑癌基因的变化，所以肿瘤属于体细胞遗传病。因为该类遗传病是体细胞中的遗传物质改变，所以其一般不向后代垂直传递。

第二节 医学遗传学的研究领域

一、医学遗传学的基本研究领域

医学遗传学是在人类遗传学研究的基础上，应用遗传学理论和现代生物学研究技术，结合现代医学而发展起来的。目前，医学遗传学的研究已渗透到基础医学以及临床医学各学科。医学遗传学研究涉及分子、细胞、个体和群体等各个层面，均取得了丰硕的成果。随着研究的不断深入，医学遗传学已派生出众多分支学科，涉及多个研究领域（图 1-3）。

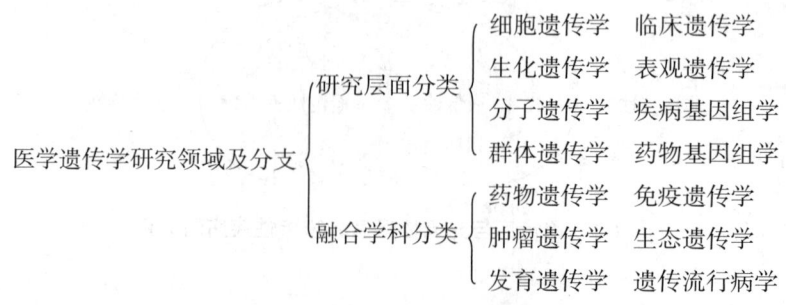

图 1-3 医学遗传学研究领域

1. 细胞遗传学（cytogenetics） 主要研究细胞中染色体的结构和功能、行为规律及遗传机制。医学细胞遗传学则主要研究人类染色体的数目和结构异常即染色体畸变与疾病的关系。细胞遗传学与分子遗传学结合，发展成为分子细胞遗传学（molecular cytogenetics），使染色体结构分析更加精密，染色体上的基因定位更加准确，有利于从基因水平揭示各种遗传病的本质。

2. 生化遗传学（biochemical genetics） 应用生物化学的理论和方法研究遗传病中的遗传物质改变以及相应的蛋白质或酶的变化。医学生化遗传学主要研究基因突变导致的分子病（molecular disease）和遗传性酶病（hereditary enzymopathy）等。

3. 分子遗传学（molecular genetics） 应用现代分子生物学理论和技术，研究遗传和变异的分子机制。医学分子遗传学主要从DNA水平研究致病基因的结构、突变、表达和调控等，为遗传病的基因诊断、基因治疗等提供新的策略和手段。

4. 群体遗传学（population genetics） 研究群体的遗传结构及其演变规律。医学群体遗传学主要研究人类群体中各种遗传病的发病率、传递方式、致病基因频率、携带者频率、突变率等及其影响因素，例如突变、选择、迁移、隔离、婚配方式等，控制遗传病在人群中的流行。

5. 临床遗传学（clinical genetics） 是医学遗传学在临床中的应用，其研究内容主要包括遗传病的诊断、预防和治疗。

二、医学遗传学研究的新领域

近年，医学遗传学已经成为现代医学中的活跃领域，并不断涌现出新的研究热点。1990年以来，国际人类基因组计划的实施，极大地推动了医学遗传学的发展。另外，继人类基因组计划之后，科学家于2002年、2003年又先后启动了国际人类基因组单体型图计划和人类表观基因组计划。随着2004年人类全基因组高精度序列图的完成，科学家正在延伸人类基因组计划，提出了后基因组计划。随着这些计划的相继开展，其研究成果将使人类对自身基因组与疾病的关系有更新的认识，不断提高人类疾病的诊断、治疗及预防水平，并将改变21世纪的医学。

（一）人类基因组研究

人类基因组的研究推动了生命科学及相关科学的发展，同时也诞生了一门新的科学——基因组学。基因组学（genomics）指对基因组中所有基因进行作图、核苷酸序列分析、基因定位和功能分析的一门学科。基因组学研究包括以全基因组测序为目标的结构基因组学（structural genomics）和以基因组功能鉴定为目标的功能基因组学（functional genomics）两方面的内容。

1. 人类基因组计划（human genome project，HGP） 主要探讨基因组的结构特点，又称结构基因组学。1985年，美国能源部的C. Delisi和D. A. Smith提出测定人类基因组全序列的计划。1988年，美国能源部和国立卫生研究院（NIH）达成协议，共同负责人类基因组计划的研究工作。1990年美国正式启动了人类基因组计划。随后，各国协作成立了人类基因组组织（HUGO），以推动该项目的研究。我国承担了3号染色体短臂端粒到D3S3610区域的测序工作，占该项目工作量的1%。2004年10月21日，美国、英国、法国、日本、德国及中国共同完成了人类全基因组高精度序列图。人类基因组大小约3.2×10^9 bp，不同个体之间99.99%的基因序列是相同的。目前认为人类基因组中有2万～2.5万个基因。人类各基因的大小差异较大。人类基因在基因组中并非均匀分布。结构基因组学的主要研究内容包括遗传图（genetic map）、物理图（physical map）、序列图（sequence map）、基因图（gene map）几个方面。

随着基因组测序技术的成熟与快速进步、基因测序成本逐年下降，这必将大大提高基因测序服务的渗透率，进而推动医疗市场发展和精准医疗（precision medicine）的实施。精准医疗是一种将个人基因、环境与生活习惯差异考虑在内的疾病预防与处置的方法；是以个体化医疗

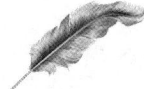

为基础、与生物信息及大数据科学的交叉应用而发展起来的新型医学概念与医疗模式。精准医疗强调通过基因组、蛋白质组等组学技术和医学前沿技术，对于大样本人群与特定疾病类型进行生物标记物的分析与鉴定、验证与应用，从而精确寻找疾病的原因和治疗的靶点，对一种疾病的不同状态和过程进行精确分类，最终实现对疾病和特定患者进行个性化精准治疗。该计划的实施，极大地推动了医学遗传学的发展，为遗传性疾病的预防、诊治、基因治疗提供了丰富的数据基础。

2. 后基因组计划（post genome project） 也称功能基因组学，是在基因组层次上研究所有基因的表达、调控与功能。后基因组计划主要包括：人类基因组多样性计划（human genome diversity project，HGDP）、比较基因组学（comparative genomics）、疾病基因组学（morbid genomics）、药物基因组学（pharmacogenomics）、环境基因组学（environmental genomics）、蛋白质组学（proteomics）、转录组学（transcriptomics）和代谢组学（metabolomics）等方面。

（二）人类基因组单体型研究

1. 国际人类基因组单体型图计划（international human genome haplotype map project） 是继人类基因组计划之后人类基因组研究领域的又一重大研究计划，可以看作是基因组计划的第二阶段。人类基因组单体型图（haplotype map，简称 HapMap）是新一代的人类基因组图谱，是了解人类疾病最重要的基因组计划。HapMap 计划于 2002 年 10 月正式启动，由美国、加拿大、英国、中国、尼日利亚和日本科学家共同承担。该计划以亚、非、欧三大族群为研究对象，从世界各地不同民族的血液标本中提取 DNA 进行检查、筛选、分析和图谱绘制的工作。该计划的目的是确定和编目人类遗传的相似性和差异性。利用该计划获得的信息，研究人员能够发现与人类健康、疾病相关的基因，以及涉及药物和环境因子的个体反应差异的相关基因。2005 年 10 月 27 日，英国《自然》杂志以封面图片的形式公布了该计划的研究成果——人类变异基因图谱，即人类基因组单体型图。中国在该项目中作出 10% 的贡献。

2. 人类基因组单体型研究在医学中的意义　严重威胁人类健康的心血管疾病、肿瘤、免疫系统疾病、肥胖、糖尿病、精神病等常见病都是由多基因协同作用，并受环境因素影响所导致的疾病。运用人类基因组的单核苷酸多态性（SNPs）与单体型信息来挖掘这些常见病的遗传因素，将使人们对人类疾病的发病机制、诊断和治疗产生全新的认识。通过基因组的标签 SNPs 与复杂疾病或药物反应的相关分析，可以揭示复杂疾病的致病机制，也可作为实行个体化治疗的根据。近年来，研究者们在心血管疾病、肿瘤、免疫系统疾病等复杂疾病的相关基因单体型研究上取得了很大进展。

（三）表观遗传学

1. 表观遗传学（epigenetics） 是研究在 DNA 序列不发生改变的条件下，由于 DNA 甲基化、染色质结构变化等因素的改变，使基因功能发生可遗传的变异并最终导致表型变异的遗传学机制。基因组携带两类遗传信息：一类提供生命必需的蛋白质模板，称为遗传编码信息；另一类提供基因选择性表达（何时、何地、何种方式）的指令，称为表观遗传信息。表观遗传信息对于细胞组织特异性分化、发育、疾病发生发挥重要作用。表观遗传的异常可引起表型的改变，涉及机体结构和功能的异常，甚至导致疾病的发生。

随着表观遗传学研究的进展，人们发现不仅基因组序列本身包含遗传信息，而且其修饰也可以记载遗传信息。这种在基因组水平上研究表观遗传修饰的领域被称为表观基因组学（epigenomics）。1999 年欧洲的生物学家成立了"人类表观基因组联合研究体"。2003 年人类表观基因组协会启动了人类表观基因组计划，目的是绘制人类基因组甲基化可变位点图谱。2004 年 9 月欧洲还建立了"表观基因组学"先进研究网络，表明表观遗传学研究已渐入佳境。

表观遗传学的主要内容分为基因转录过程的调控和基因转录后的调控两部分。前者主要研究作用于亲代的环境因素造成子代基因表达方式改变的原因，包括 DNA 甲基化、组蛋白共价

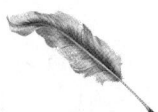

修饰、染色质重塑、基因沉默和 RNA 编辑等；后者主要研究 RNA 的调控机制，包括非编码 RNA、反义 RNA、核糖开关等。近年来研究较多的主要是 DNA 甲基化、组蛋白修饰、染色质重塑、非编码 RNA 调控等。

2. **表观遗传与疾病**　引起疾病的表观遗传修饰异常可分为两类：一类是发育的重新编码过程中相关基因表观遗传修饰的异常，称为表观突变（epimutaion）；另一类是与表观遗传修饰分子相关的蛋白质编码基因的异常。表观遗传病（epigenetic disease）包括癌症、免疫疾病、脑部疾病、复杂代谢病和基因组印记病等。研究表明，受表观遗传过程影响的疾病有很多，这些疾病的治疗可能将部分依赖于表观遗传治疗的突破。

3. **表观遗传的生物学意义**　表观遗传修饰在生命科学和医学中具有重要意义。有研究表明，营养等环境因素虽然不会引起 DNA 序列的改变，却可以通过改变基因的甲基化型而改变其表观遗传型，造成明显的可遗传的表型效应。表观遗传修饰的环境因子敏感性可以解释遗传学上完全一样的个体（如同卵双生子）在不同的环境中所产生的表型差异，也提示表观遗传修饰的遗传性在基因和环境的交互作用中起重要作用。另外，哺乳动物基因组中的转座子可能赋予机体相当大的表型可变性，也就是说，每一个哺乳动物个体都可能因此成为表观遗传的镶嵌体，也因此更容易在保持基因组稳定的前提下，提高机体对环境的适应能力。这对于个体发育和物种进化都具有十分重要的生物学意义。

（四）遗传病与医学伦理学

医学伦理学是运用一般伦理学原则解决医疗卫生实践和医学发展过程中的医学道德问题和医学道德现象的学科，它是医学的一个重要组成部分，又是伦理学的一个分支。

医学伦理学是运用伦理学的理论、方法研究医学领域中人与人、人与社会、人与自然关系的道德问题的一门学科。其基本原理同样适用于医学遗传学，但由于遗传病有其自身的特征，因此对遗传病的诊治需要特别注意。

1. **遗传病的产前诊断问题**　包括产前诊断技术上的安全性，对患病胎儿采取的医学措施的合法性、安全性、合理性等。

2. **遗传病的症状前诊断问题**　涉及个人隐私问题；能否提供有效的医学措施，使症状前患者免受"未来"疾病困扰。

3. **基因诊断与治疗**　主要涉及技术上的安全性，基因诊断与治疗的合法性，基因治疗对后代及人类基因库的影响评估。

患者的基因信息属于个人隐私，一旦泄露可能会对其就业、婚姻、保险等造成一定的影响。可以说，宗教、伦理、法律、道德等在遗传病的诊治实践中都要得到重视。这些需要医疗工作者和法律界共同调研，制定对策，尽早立法，做到有法可依。

第三节　医学遗传学的发展简史

医学遗传学是在现代遗传学理论的基础上逐渐发展起来的，从 19 世纪初至今已有 200 多年的历史。

一、医学遗传学的萌芽

18 世纪中叶，法国人 Moreau de Maupertuis 研究了多指（趾）及皮肤和毛发缺乏色素者（白化病患者）的家系，指出这两种症状有各自不同的遗传方式。1814 年，Joesef Adams 发表了《论临床所见疾病的遗传可能性》，其中涉及先天性疾病、家族性疾病和遗传性疾病之间的差别，遗传病与发病年龄、环境因素、近亲婚配之间的关系等有关遗传病的一些基本问题。

1902—1908 年，英国人 A. E. Garrod 研究了尿黑酸尿症、白化病、胱氨酸尿症和戊糖尿

症,指出这些都是由于人体缺乏某种代谢酶,造成某些代谢产物异常的结果。1909年出版了《先天性代谢缺陷》一书,首次提出了遗传性代谢缺陷(inborn error of metabolism)的概念。

综上所述,18世纪中叶—20世纪初,人类对遗传病已有了初步的认识,在孟德尔、摩尔根经典遗传学理论的指引下,对不同的遗传病进行调查分类、描述及总结规律,开始出现了医学遗传学的萌芽。

二、细胞遗传学的发展

随着现代生物学和现代遗传学研究技术的蓬勃发展,医学遗传学的研究迅速兴起,人类细胞遗传学的研究不断取得进展,至20世纪80年代,取得了丰硕成果。

1952年,华裔学者徐道觉(T. C. Hsu)建立了细胞低渗制片技术。这一技术成为染色体研究的经典方法。1956年,华裔学者蒋有兴(J. H. Tjio)首先应用秋水仙素抑制纺锤丝和纺锤体的形成,使分裂细胞停止在分裂中期,这样可积累大量中期分裂相细胞,以便于染色体的观察分析。同年,蒋有兴和A. Levan通过实验确证了正常人类体细胞染色体数目为46条,开辟了人类染色体研究的新纪元。随后,染色体分析技术被迅速应用于临床。

1959年,J. Lejeune发现唐氏综合征(Down综合征)患者是由于体细胞中多了一条21号染色体所致,这是首次报道的染色体病。同年,C. E. Ford等发现Turner综合征妇女只有一条X染色体,核型是45,X。P. A. Jacobs等发现Klinefelter综合征的核型为47,XXY。于是,出现了染色体病(chromosome disease)这一术语。染色体病的发现开辟了临床遗传学的一个新领域。

1960年,P. C. Nowell在慢性粒细胞白血病患者的细胞中发现特定的异常染色体,称为费城染色体或Ph染色体,首次证实了染色体异常与肿瘤的关系。

20世纪70年代,遗传学家相继建立了Q显带、G显带、C显带、R显带等染色体显带技术及高分辨显带技术,使染色体分析更加精确。

随着染色体研究技术的发展,经多次国际会议讨论,确立了染色体分析、命名的国际统一标准——人类细胞遗传学命名的国际体制(ISCN,1978、1981、1985)。借助ISCN标准,人类能准确识别每一号染色体及其各区带,可精确到亚带水平;同时,人们相继发现了许多新的染色体异常综合征,医学细胞遗传学得到迅速发展。

1969年,M. L. Pardue创立原位杂交(in situ hybridization,ISH)技术。1986年,D. Penkel用荧光标记的探针改进原位杂交技术,称为荧光原位杂交(fluorescence in situ hybridization,FISH)技术,可准确检测染色体微小片段的变化,有助于基因定位,可直接检测细胞间期核的遗传物质。从此,遗传学的分子水平研究和细胞水平研究交融在一起,产生了分子细胞遗传学(molecular cytogenetics)。

三、生化遗传学的发展

在细胞遗传学不断取得进展的同时,生化遗传学研究也不断展开,获得多项突破。

1949年,美国科学家L. Pauling研究镰状细胞贫血,发现患者红细胞内存在一种异常血红蛋白分子,正是这种异常血红蛋白S(Hb S)导致疾病。他首先提出分子病(molecular disease)的概念。1952年,G. T. Cori研究证实糖原贮积症Ⅰ型是由于患者肝内葡糖-6-磷酸酶缺乏所致。1953年,G. A. Jervis发现苯丙酮尿症是由于苯丙氨酸羟化酶(PAH)缺陷所致。同年,H. Biekel等认为控制新生儿苯丙氨酸摄入量可有效防止苯丙酮尿症的发展。

迄今,已发现1000多种遗传性酶缺陷所引起的代谢病,其中已确定具体酶异常的代谢病有200多种。

1956年,V. M. Ingram创立了"指纹法",分析证实镰状细胞贫血的Hb S是由于β珠蛋

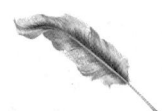

白链第6位氨基酸由谷氨酸变为缬氨酸所致，推动了分子病研究的发展。

生化遗传学的后续研究证实了所有蛋白质（或酶）的异常都是由于基因变异引起肽链合成异常所致。这就使分子病和遗传性代谢缺陷（或遗传性酶病）的概念从本质上统一起来。

四、分子遗传学的发展

随着细胞遗传学、生化遗传学、分子生物学等学科的发展和融合，遗传学研究进入到分子水平。分子遗传学于20世纪50年代诞生并得到迅猛发展。

DNA测序技术的成熟、重组DNA技术和聚合酶链反应（PCR）技术的建立、荧光原位杂交（FISH）及分子克隆等技术的发展，极大地促进了医学遗传学的分子水平研究，传统的医学遗传学发展为现代的医学分子遗传学。医学分子遗传学有力地推动了人类基因的研究和疾病相关基因的鉴定、定位和克隆，为揭示人类遗传性疾病的分子病理机制、研究基因诊断和基因治疗开辟了新途径。

1976年，华裔科学家简悦威（Y. W. Kan）等应用分子遗传学实验技术，用胎儿羊水细胞DNA进行珠蛋白生成障碍性贫血出生前诊断。1979年，他还应用限制性片段长度多态性连锁分析，成功进行了镰状细胞贫血的基因诊断，标志着医学分子遗传学研究取得重大突破。

20世纪80年代，在人类疾病的研究中，人们越来越清楚地认识到只有进行基因水平的研究，才能找到疾病的根本原因，进而对遗传病进行有效的防治。

20世纪90年代初，人们开展了基因治疗（gene therapy）的临床试验。由腺苷脱氨酶（adenosine deaminase，ADA）缺乏引起的重度联合免疫缺陷症（severe combined immunodeficiency disease，SCID）和由凝血因子Ⅸ缺乏引起的血友病B的基因治疗都取得初步的治疗效果。但基因治疗还存在着安全性、可控性和局限性等方面的问题。

1990年，国际协作的人类基因组计划（HGP）被正式立项。人类基因组计划包括绘制遗传图、物理图和完成DNA测序等方面的工作。2004年10月21日，英国 Nature（《自然》）杂志公布了人类基因组的完整序列。中国在这一项目中作出了1%的贡献。HGP将给21世纪的生物医学科学带来一场革命，对医学遗传学的发展产生深远的影响。

1999年12月，德国、法国、英国和美国的多家研究机构和公司组成了人类表观基因组合作组织，正式启动了人类表观基因组计划（human epigenome project，HEP），开展表观基因组研究。

2002年10月，由美国、加拿大、英国、中国、尼日利亚和日本科学家联合承担的人类基因组单体型图（HapMap）计划正式启动。2005年10月27日，在英国《自然》杂志公布了该计划的研究成果——人类变异基因图谱，即人类基因组单体型图。中国在这一项目中作出了10%的贡献。

五、临床遗传学的发展

随着医学遗传学研究的迅猛发展及临床实践的不断深入，20世纪90年代，出现了遗传医学（genetic medicine），即在有条件的地区设立遗传医学中心，负责该地区遗传病的预防、诊断和治疗，目的是有效控制遗传病的发生。遗传医学必将对现代医学产生重大而深远的影响。

现将19世纪，特别是20世纪50年代以来，医学遗传学发展的主要大事概要列表（表1-1）。

第一部分　医学遗传学基础

表 1-1　医学遗传学发展大事概要

年份	事件	研究者	意义
1869	分离 DNA	Miescher	首次发现 DNA
1900	孟德尔豌豆杂交实验结果被总结为孟德尔定律	Mendel	奠定现代遗传学基础
1902	解释尿黑酸尿症的遗传方式	Garrod	医学遗传学的起始标志
1903	提出染色体是遗传物质载体	Sutton, Boveri	创立遗传的染色体学说
1908	阐明 Hardy-Weinberg 定律（遗传平衡定律）	Hardy, Weinberg	奠定群体遗传学基础
1909	提出"多因子遗传"假说	Nilsson Ehle	阐明数量性状的本质和传递规律
1910	总结出连锁定律和互换定律	Morgan	细胞遗传学诞生的标志
1926	发表《基因论》	Morgan	创立遗传的基因学说
1941	提出"一个基因一种酶"假说	Beadle, Tatum	开辟生化遗传学新领域
1944	证实 DNA 是遗传物质	Avery	奠定分子遗传学基础
1949	研究异常血红蛋白 Hb S	Pauling	提出分子病的概念
1952	研究糖原贮积症 I 型	Cori	发现遗传性代谢病
1953	发现 DNA 双螺旋结构	Watson, Crick	分子遗传学诞生的标志
1956	确定人类染色体数目	Tjio（蒋有兴）, Levan	人类细胞遗传学诞生的标志
1959	发现 Down 综合征 发现 Turner 综合征 发现 Klinefelter 综合征	Lejeune Ford Jacobs	提出染色体病的概念
1959	发现琥珀酰胆碱高敏感个体	Vogel	提出药物遗传学概念
1960	发现肿瘤 Ph 染色体	Nowell	肿瘤遗传学的里程碑
1966	《人类孟德尔遗传：人类基因和遗传病目录》出版	McKusick	医学遗传学界的"圣经"
1967	破译遗传密码	Nirenberg, Khorana, Holley	阐明 DNA 遗传密码
1971	建立染色体 G 显带技术，定位第一个常染色体基因	Seabright, Donahue	细胞遗传学的重要进展
1973	建立 DNA 克隆技术	Boyer, Cohen, Berg	分子遗传学的重要技术
1975	创立染色体高分辨显带技术	Yunis	微细胞遗传学诞生的标志
1976	建立重组 DNA 技术	Knudson	分子遗传学的重要技术
1976	珠蛋白生成障碍性贫血出生前诊断	Kan（简悦威）	首例 DNA 诊断
1977	双脱氧核苷酸法进行 DNA 测序	Sanger	分子遗传学的重要技术
1977	首例人类基因克隆	Shine	分子遗传学的重要突破
1985	建立 PCR 技术	Mullis, Saiki, Erlich	体外扩增 DNA
1986	创建荧光原位杂交（FISH）技术	Penkel	建立了分子细胞遗传学
1991	腺苷脱氨酶缺乏症基因治疗	Anderson, Hott	基因治疗进入临床试验
1994	发表人类基因组连锁图	Murray, Weissenbach, White, Ward, Dausset	完成遗传连锁图谱绘制
1999.12	启动人类表观基因组计划	德、法、英、美	开展表观遗传学研究
2004.10.21	公布人类基因组完整序列	美、英、日、法、德、中	完成人类基因组测序
2005.10.27	公布人类基因组单体型图	美、加、英、中、尼、日	完成人类变异基因图谱绘制
2012.11	公布人类千人基因组计划成果	中、英、美	绘制人类详尽的基因多态图谱

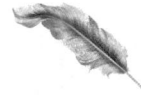

第四节　医学遗传学的任务和地位

随着医学遗传学的迅速发展，人们越来越清楚地认识到许多疾病归根到底都与遗传因素有关，许多危害人类健康的常见病、多发病的本质是遗传病。

现代医学已能有效地防治流行病和急性传染病等疾病。与此相比，人类对遗传病的研究还处于较低水平。遗传病对人类的危害日益凸显。

如何应用医学遗传学理论和实验技术，研究遗传病的发病机制、遗传规律、诊断和防治方法，降低人群的遗传病发生率，提高人类的遗传素质，是当今世界各国政府所面临及全民所关切的重要课题，这也是医学遗传学的任务和目标。随着科学的发展，遗传因素与疾病的关系逐渐明晰，医学遗传学已渗透到临床各学科之中，使医学遗传学在现代医学中的地位不断加强。医学遗传学已成为现代医学教育中不可缺少的一门重要学科。作为一名医学生，只有认真学习医学遗传学，掌握其基本理论和方法并熟练应用于医学实践中，才能成为一名合格的医务工作者。

展望未来，随着现代生物学技术的不断突破更新、医学遗传学与医学各学科的融合渗透，将使 21 世纪的医学发生革命性的变化。通过高效、低成本的基因分析技术，可以鉴定每个人的基因组表达特征。临床医生可以根据个体的或群体的遗传信息，评估多基因常见病、复杂病的发病风险，提出针对性的措施，如通过改善生存环境及改进生活方式来预防疾病。临床实践中，还可通过疾病的分子诊断，准确掌握患者的病因和病情，根据个体的遗传特征，制订个体化的治疗方案，保证药物治疗的高效和低毒。随着越来越多的致病基因和易感基因被鉴定，基于靶点的药物设计和筛选必将加快药物的研发过程。借助基因操作等分子遗传学技术，基因治疗将可能应用于临床。医学遗传学必将在医学现代化的进程中作出重要贡献。

　知识链接

医学遗传学界的"圣经"

1966 年，美国 Johns Hopkins 大学 Victor A. McKusick 教授主编出版了《人类孟德尔遗传：人类基因和遗传病目录》（Mendelian Inheritance in Man: Catalogs of Human Genes and Genetic Disorders, MIM）。该书是公认的医学遗传学研究领域最权威的数据库和百科全书，被誉为医学遗传学界的"圣经"。

MIM 收录了已知的遗传病和遗传性状及其相关基因，描述了各种疾病的临床特征、诊断、治疗和预防，提供了基因的染色体定位、结构和功能、动物模型等信息，并罗列了重要的参考文献。MIM 制定的各种遗传病、遗传性状及相关基因的"身份"编号，简称 MIM 号，是查询相关信息的重要标签。

随着医学遗传学的发展，相关信息迅速更新扩增，纸版 MIM 不堪重负。1987 年，借助互联网技术，MIM 发展为"在线人类孟德尔遗传（Online Mendelian Inheritance in Man，OMIM）"，其中，在线版 OMIM 号代替了纸版的 MIM 号。OMIM 资料全、更新快、查询便捷高效、免费共享，其登录网址是：http://www.omim.org。

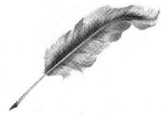

自测题

一、A 型选择题

1. 遗传病特指
   A．先天性疾病
   B．遗传物质改变引起的疾病
   C．家族性疾病
   D．既是先天性的，也是家族性的疾病
   E．不可医治的疾病

2. 唐氏综合征是
   A．单基因病
   B．多基因病
   C．染色体病
   D．线粒体遗传病
   E．体细胞遗传病

3. 染色体畸变所导致的疾病称为
   A．染色体病
   B．单基因病
   C．多基因病
   D．体细胞遗传病
   E．线粒体遗传病

4. 受一对等位基因控制的疾病称为
   A．染色体病
   B．单基因病
   C．多基因病
   D．体细胞遗传病
   E．线粒体遗传病

5. 由多对基因（两对或两对以上）与环境因素共同作用所致的疾病称为
   A．染色体病
   B．单基因病
   C．多基因病
   D．体细胞遗传病
   E．线粒体遗传病

6. 体细胞中遗传物质改变导致的疾病称为
   A．染色体病
   B．单基因病
   C．多基因病
   D．体细胞遗传病
   E．线粒体遗传病

7. 家族性疾病是指
   A．遗传性疾病
   B．非遗传性疾病
   C．先天畸形
   D．出生后即表现出来的疾病
   E．具有家族聚集现象的疾病

8. 人类基因组主要包括
   A．核基因组与线粒体基因组
   B．细胞核中全部遗传信息
   C．细胞质中全部遗传信息
   D．核 DNA 及其转录而成的 mRNA
   E．全部 mRNA 序列和蛋白质的氨基酸序列

9. 人类基因组计划主要参与国不包括
   A．中国
   B．日本
   C．意大利
   D．法国
   E．德国

10. 人类基因组含有的碱基个数大概为
    A．3×10^{10}
    B．3×10^{9}
    C．3×10^{8}
    D．3×10^{11}
    E．3×10^{12}

二、名词解释

1．医学遗传学　2．遗传病　3．家族性疾病　4．先天性疾病　5．体细胞遗传病
6．细胞遗传学　7．生化遗传学　8．分子遗传学　9．群体遗传学　10．临床遗传学

三、简答题

1．何谓遗传病？遗传病有哪些主要类型？
2．简述单基因病的主要类型。

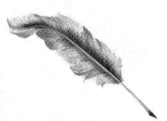

3. 如何理解遗传病与先天性疾病和家族性疾病的关系?
4. 简述人类基因组计划的目标和任务。
5. 简述表观遗传病及类型。

（周长文）

第二章 遗传的分子基础

第二章数字资源

思政之光

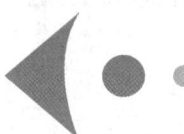

学习目标

1. 掌握 DNA 的化学组成和分子结构，真核基因的分子结构特征，遗传信息传递的中心法则，基因突变的概念及类型。
2. 熟悉基因的复制、转录和翻译的基本过程。
3. 了解基因的表达调控，多基因家族和假基因，人类基因组的结构。
4. 通过证实 DNA 是遗传物质的几个经典实验，培养学生严谨的科学研究思维和积极的探索精神。

 案例导入

有一对夫妇表型均正常，婚后却生了一个"奇怪"的儿子：皮肤雪白、头发白色、眼睛虹膜粉红色，畏光，视力低下。去医院检查之后才知道原来是患了一种疾病——白化病。

思考：白化病患者皮肤和毛发白色的原因是什么？畏光的原因是什么？导致该病发生的根本原因是什么？

生命的遗传与变异现象是由生物体所携带的遗传信息决定的。20 世纪初，科学家们通过大量研究发现，从受精卵发育成个体，直到生长、衰老、死亡，整个生命过程中细胞内最稳定的结构是 DNA，一旦 DNA 发生改变就能导致生物体发生突变等现象，从而推测 DNA 可能是遗传物质。直到 20 世纪 40 年代人们才证明 DNA 就是遗传物质。

大量研究证明，绝大多数生物的遗传物质是脱氧核糖核酸（deoxyribonucleic acid，DNA），在极少数没有 DNA 的生物（如 RNA 病毒）中，遗传物质是核糖核酸（ribonucleic acid，RNA），如烟草花叶病毒不含 DNA，仅含有一条单链的 RNA。实验证实，这条单链 RNA 能感染宿主细胞，并繁殖后代。

基因是具有遗传效应的 DNA 片段，是遗传物质的结构和功能的基本单位，蕴藏在基因中的遗传信息，可通过生殖细胞由亲代传向子代。基因通过控制细胞中蛋白质（包括酶）的合成，决定生物体的性状。

第一节 DNA 与基因

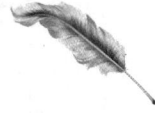

基因的概念是在 19 世纪由遗传学家 W. L. Johannsen 提出来的，而对其化学本质及功能的真正了解是在 20 世纪 40 年代以后。基因研究作为医学遗传学研究的主要内容，将分子生物学、生物化学、细胞生物学等多种学科融合在一起，是揭示人类生命奥秘的重要环节。

一、DNA 是遗传物质

1928 年，英国细菌学家 F. Griffith 通过实验发现了肺炎链球菌转化现象。他将活的非致病的 R（rough 的缩写）型肺炎链球菌与经过热灭活的致病的 S（smooth 的缩写）型肺炎链球菌共同注射到小鼠体内，发现引起小鼠发病，然后从发病的小鼠血液内检测到活的致病的 S 型肺炎链球菌。因此，他推测某种物质从灭活的 S 型肺炎链球菌转移到了 R 型肺炎链球菌，并将 S 型肺炎链球菌的致病性带给了 R 型肺炎链球菌。1944 年，O. T. Avery 等人利用灭活的 S 型肺炎链球菌的细胞提取液进行了一系列分析，证实了 DNA 就是将 S 型肺炎链球菌的致病性转移给 R 型肺炎链球菌的物质。1952 年，A. Hershey 和 M. Chase 利用噬菌体证实了 DNA 是遗传物质的携带者。他们将噬菌体 DNA 用 ^{32}P 标记，将蛋白质用 ^{35}S 标记，感染细菌后发现噬菌体 DNA 存在于细菌体内，而噬菌体蛋白质则残留在上清液中，感染了噬菌体 DNA 的细菌具有产生子代噬菌体的能力。这一实验证实了 Avery 等人在 1944 年研究肺炎链球菌得出的结论：DNA 是遗传信息的携带者。

（一）DNA 的分子组成

核苷酸是组成核酸的基本单位，包括组成 DNA 的脱氧核苷酸和组成 RNA 的核糖核苷酸两种。核苷酸由磷酸和核苷组成，核苷又包含戊糖和含氮碱基两部分（图 2-1）。DNA 分子由几千至几千万个脱氧核苷酸聚合而成，其组成的基本单位是脱氧核苷酸。每个脱氧核苷酸由磷酸、脱氧核糖和含氮碱基三部分组成。组成 DNA 的碱基有四种：腺嘌呤（adenine，A）、鸟嘌呤（guanine，G）、胞嘧啶（cytosine，C）和胸腺嘧啶（thymine，T）。四种不同的碱基可构成四种不同的脱氧核苷酸：脱氧腺苷酸（dAMP，A）、脱氧鸟苷酸（dGMP，G）、脱氧胞苷酸（dCMP，C）和脱氧胸苷酸（dTMP，T）。RNA 的基本组成单位是核糖核苷酸，其组成与 DNA 的区别在于：RNA 中的核糖和尿嘧啶（U）分别替代了 DNA 中的脱氧核糖和胸腺嘧啶（T）。

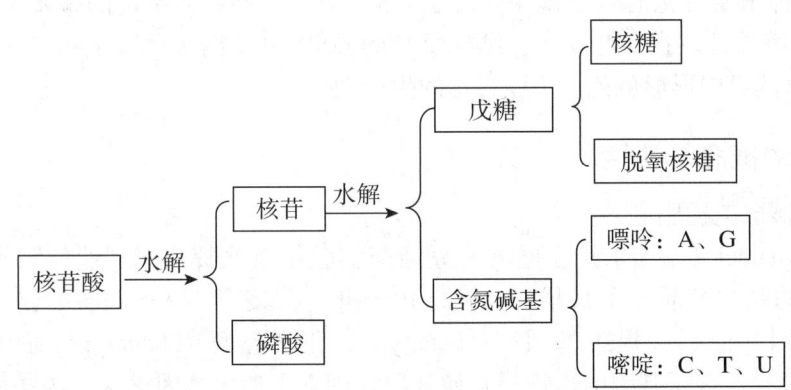

图 2-1 核苷酸的组成示意图

（二）DNA 的分子结构

1953 年，美国生物学家 J. D. Watson（沃森）和英国物理学家 F. Crick（克里克）通过 DNA 的 X 射线衍射研究，共同提出了著名的 DNA 双螺旋模型，阐明了 DNA 分子的空间结构（图 2-2）。其要点如下：

(1) DNA 由两条反向平行的脱氧核苷酸单链组成，一条是 5′ 端→3′ 端，另一条是 3′ 端→5′ 端。

(2) 磷酸和脱氧核糖交替排列于双螺旋结构的外侧，碱基位于双螺旋结构的内侧。

(3) 两条脱氧核苷酸链上的碱基通过氢键连接成碱基对，严格遵守碱基互补配对原则：A

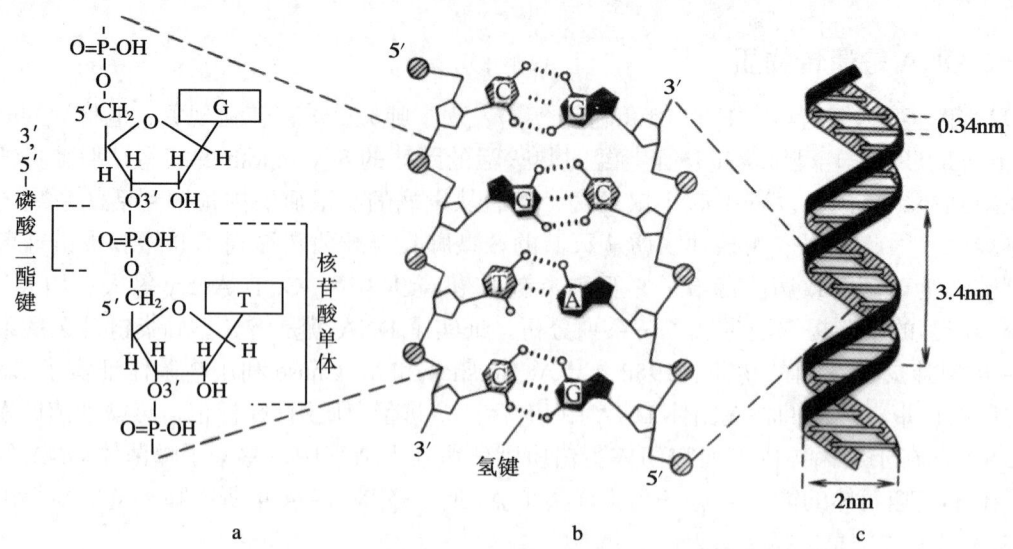

图 2-2　DNA 双螺旋结构及碱基配对示意图
a. 部分 DNA 多核苷酸链，邻近脱氧核苷酸由磷酸二酯键连接；
b. DNA 互补的两条链；c. DNA 双螺旋模型

与 T 之间以 2 个氢键相连，G 与 C 通过 3 个氢键相连。

（4）两条脱氧核苷酸链围绕同一中心轴向右盘旋，形成右手双螺旋结构。

由上可知，不同的 DNA 分子通过四种碱基（A、T、G、C）的不同排列顺序，储存着不同遗传信息。DNA 链通常很长，所包含的碱基数目很多（几千至几百万个）。组成 DNA 分子的碱基虽然只有四种，但这四种碱基可重复排列，所以碱基的排列顺序千变万化，可以形成许多贮存不同遗传信息的 DNA 分子。例如，某一 DNA 分子有 100 个碱基对，可以形成 4^{100} 种 DNA 分子。这种千变万化的碱基排序体现了 DNA 的多样性；而特定的碱基排列顺序则决定了 DNA 分子的特异性。在如此众多、结构复杂的 DNA 分子内蕴藏着生物界无穷无尽的遗传信息，决定了自然界中形形色色、千姿百态的生命现象。

二、基因的概念与特性

（一）基因概念的提出

1865 年，Mendel（孟德尔）在他的豌豆杂交实验中首次提出了"遗传因子"这一概念，并对遗传因子的基本性质作了最早的论述。1909 年，丹麦学者 Johannsen（约翰逊）将遗传因子改名为基因（gene），提出基因型（genotype）和表现型（phenotype）的概念。1910 年 Morgan（摩尔根）发现了基因的连锁、互换现象，创立了遗传基因学说。1926 年，Morgan 在著名的《基因论》中，证明了基因位于染色体上，并呈线性排列。1944 年，Avery 通过实验证实 DNA 是生物遗传的物质基础，1953 年 Watson 和 Crick 提出了 DNA 分子双螺旋结构模型，该模型的提出在分子水平上揭示了基因的本质，阐明了基因是具有遗传效应的 DNA 片段，是遗传物质结构和功能的基本单位，基因通过指导细胞中蛋白质（包括酶）的合成，决定生物体的性状。

（二）基因的特性

从分子水平来说，基因具有四个基本特性：①可携带遗传信息。②能自我复制：基因随着 DNA 的复制而复制，通过复制，遗传的连续性得以保持。③可决定生物性状：基因通过转录和翻译决定多肽链的氨基酸序列，从而决定某种酶或蛋白质的性质，最终决定生物体某一性状。④可发生突变：基因虽然很稳定，但也会发生突变。新突变的基因一旦形成，可通过自我

第二章　遗传的分子基础

复制在随后的细胞分裂中保留下来。

知识链接

基因与 DNA 的关系

大肠埃希菌的拟核中有一长约 $4.7×10^6$ 个碱基对的 DNA 分子，研究表明，在这个 DNA 分子上分布着大约 4400 个基因。说明基因位于 DNA 上且由多个碱基对组成。

生长在太平洋西北部的一种海蜇，能发出绿色荧光。研究证明，海蜇之所以能发出绿色荧光，是因为其 DNA 分子上有一段长约 5170 个碱基对的片段。利用基因工程技术，将从海蜇体内分离得到的绿色荧光蛋白基因导入小鼠体内，在紫外线照射下，小鼠也能像海蜇一样发出绿色荧光。说明基因是具有遗传效应的 DNA 片段。

第二节　基因的分类和结构

一、基因的分类

根据基因在细胞内分布的部位，可将人类基因分成核基因和线粒体基因。绝大部分的人类基因都属于核基因。核基因主要存在于细胞核内染色质的 DNA 上，线粒体基因存在于细胞质中线粒体的环状 DNA 上。

真核细胞的基因根据功能的不同，主要分为结构基因和调节基因两大类。

1. 结构基因（structural gene）　是指能决定某种多肽链（蛋白质或酶）分子结构的基因。它们可以编码多肽链中的氨基酸，决定氨基酸的种类和排序。结构基因的改变可导致特定蛋白质（或酶）一级结构的改变或引起蛋白质（或酶）量的改变，导致某种蛋白质（或酶）的活性发生异常。

2. 调节基因（regulatory gene）　是指某些可以调节控制结构基因表达的基因。调节基因的突变可以影响一个或多个结构基因的功能，或引起一个或多个蛋白质（或酶）量的改变。调节基因通常在基因的两端，又称为基因的侧翼序列。

除以上两种基因外，还有一些只转录不翻译的基因。如核糖体 RNA 基因（rRNA 基因），专门转录 rRNA；转运 RNA 基因（tRNA 基因），专门转录 tRNA。

二、基因的分子结构

（一）原核生物与真核生物结构基因区别

原核生物的结构基因和真核生物（包括人类）的结构基因是不同的，主要有以下区别：

（1）在基因的数量和大小上，原核生物的结构基因较少，DNA 分子中约 1 kb 相当于一个基因；真核生物的结构基因数量较多，基因彼此间的大小相差较大。

（2）在结构上，原核生物结构基因的编码序列通常是连续的，而真核生物（包括人类）的结构基因编码序列是不连续的，被非编码序列间隔开，形成编码序列和非编码序列嵌合排列的断裂形式，故称为割裂基因（split gene）或断裂基因。

（3）原核生物有较多的重叠基因，即两个或两个以上的基因共有一段 DNA 序列；而真核生物的基因组中仅发现有极少数的重叠基因。

（二）真核生物的基因

真核生物的基因主要由外显子和内含子构成的编码区及其两侧的侧翼序列组成（图 2-3）。

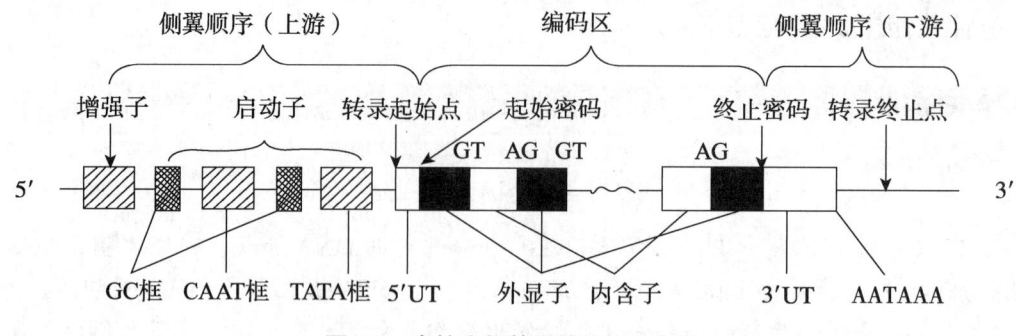

图 2-3 真核生物基因的结构示意图

1. 外显子和内含子　大多数真核细胞的割裂基因中，编码序列被非编码序列分隔开。其中，编码序列称为外显子（exon，E），它是基因中可表达多肽链的部分，参与指导蛋白质的合成。非编码序列称为内含子（intron，I）或间插序列（intervening sequence，IVS）。内含子可以与外显子共同被转录成 RNA。此时的 RNA 被称为核内异质 RNA（heterogeneous nuclear RNA，hnRNA），是 RNA 的前体，其中的内含子对应序列在 mRNA 成熟的过程中将被剪切掉，成熟的 mRNA 则可作为蛋白质合成的模板。

2. 外显子与内含子接头　在每个外显子和内含子的接头部位，都有一段高度保守的特定序列，即内含子 5′ 端大多数是 GT 开始，3′ 端大多是 AG 结束，称为 GT-AG 法则。这种接头方式普遍存在于真核生物的基因中，是 RNA 剪接时的识别信号。

3. 侧翼序列　在每个结构基因的第一个外显子和最末一个外显子的外侧，都有一段非编码区，称为侧翼序列（flanking sequence）。侧翼序列含有一些基因调控序列，它们对基因的有效表达必不可少，包括启动子、增强子、终止子等。

（1）启动子：通常位于基因转录起点上游的 100 bp 以内，是 RNA 聚合酶识别结合的部位，可启动基因转录。目前已发现 3 种启动子序列，即 TATA 框、CAAT 框和 GC 框。

（2）增强子：可位于转录起点的上游或下游，与基因的距离可远可近，与启动子相距 1000 bp 以上，具有增强转录的作用，可明显提高基因转录的效率。

（3）终止子：是位于结构基因 3′ 端具有终止转录作用的一段 DNA 序列，主要包括终止信号和 mRNA 加尾信号，由特定的 AATAAA 序列和一段回文序列（反向重复）组成（图 2-4）。AATAAA 序列是 hnRNA 进行加工时的加尾信号。回文序列在转录后会形成一个发夹结构，此结构阻碍了 RNA 聚合酶的移动，其末尾的一串 U 与模板 DNA 中的一串 A 之间结合力较弱，使得转录产物易从模板 DNA 上脱离开来，从而使转录终止。

三、人类基因组

基因组（genome）一词最早出现于 1922 年，是指一个生物体遗传物质的总和，即生物体成熟的生殖细胞（单倍体细胞）中 DNA 分子上的全部基因的总和。人类基因组（human genome）是人类个体所具有的遗传物质的总和，根据功能和细胞内位置不同，可将人类基因组分为细胞核内的核基因组和细胞质内的线粒体基因组（图 2-5）。这两个基因组既相互独立又相互关联。通常所说的人类基因组就是指核基因组。完整的人类核基因组包括人类细胞中的 24 条不同的染色体（即 1~22 号常染色体）和 X 与 Y 两条性染色体所含有的全部遗传信息。

（一）核基因组

人类每个体细胞中含有两个染色体组，每个染色体组的全部 DNA 构成一个基因组。随着人类基因组计划的完成和结构基因组学研究的深入发展，目前已知一个人类基因组的 DNA 总长度约 3.2×10^9 个碱基对（bp），有 2 万~3 万个基因。在这些基因中，与蛋白质合成有关的

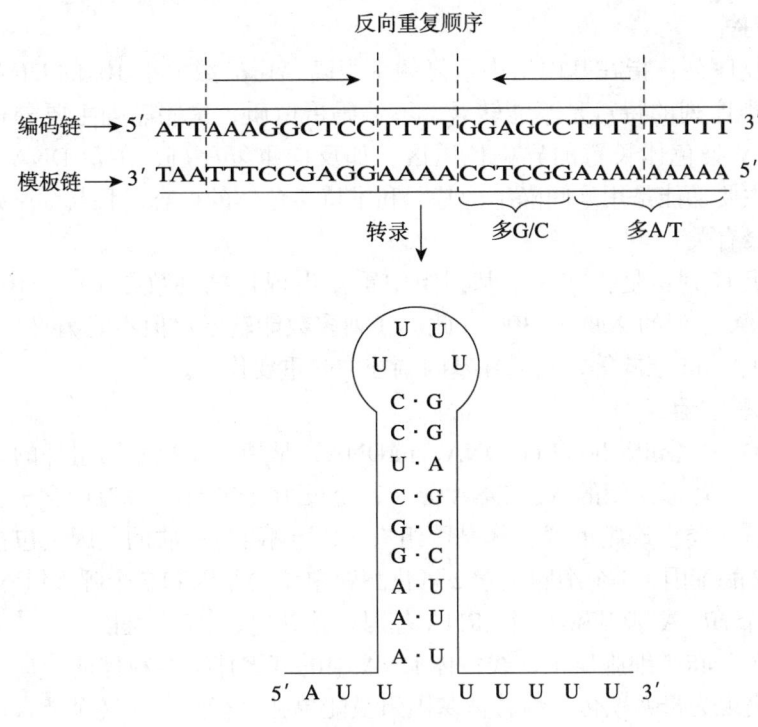

图 2-4　转录终止子序列图解

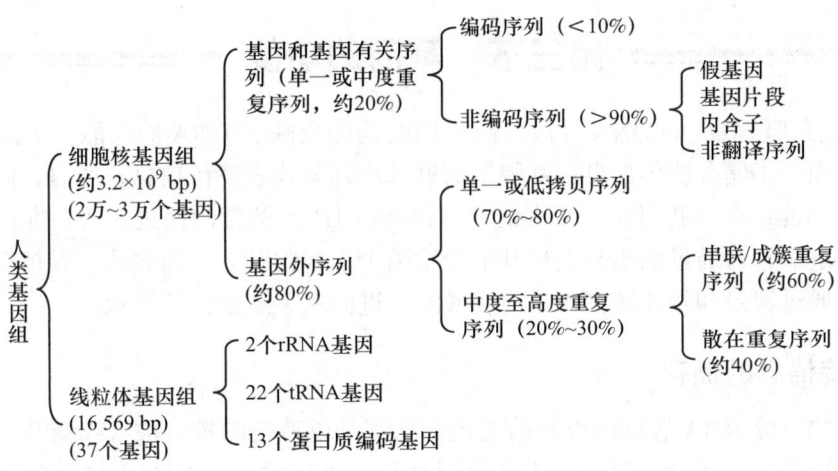

图 2-5　人类基因组的组织结构

基因序列只占整个基因组 DNA 序列的 2%，绝大部分 DNA 序列是不表达的，构成基因间的间隔序列、基因内的间插序列、重复序列等。

根据人类基因组的分子特征，即基因组 DNA 中的某些碱基序列重复出现的频率不同，可将人类基因组中的 DNA 序列分为单一序列或单拷贝序列、重复序列或多拷贝序列两大类型。

1．单一序列（unique sequence）　是指在一个基因组中仅有单一拷贝或少数拷贝的 DNA 序列。单一序列约占人类基因组 DNA 序列的 60%～70%，绝大多数编码蛋白质和酶的基因属于此类序列。

2．重复序列（repetitive sequence）　是指在基因组中重复出现且拷贝数大于 10^2 的 DNA 序列，占基因组的 30%～40%。根据重复序列的大小和拷贝数的多少，又可分为高度重复序列、中度重复序列等。

（1）高度重复序列：指在基因组中重复频率很高，拷贝数大于 10^5 的 DNA 序列，约占基因组的 10%。此类序列的特点是不能转录，不编码蛋白质。这些序列主要分布在染色体的着丝粒、端粒以及 Y 染色体长臂的异染色质区。如反向重复序列、卫星 DNA、微卫星 DNA。高度重复序列的主要功能是用来间隔结构基因和维持染色体的形态，且与细胞减数分裂过程中同源染色体的联会有关。

（2）中度重复序列：是指在一个基因组中重复出现且拷贝数在 $10^2 \sim 10^5$ 的 DNA 序列，占整个基因组 DNA 序列的 20%～30%。此类序列多数能转录，但不能编码蛋白质，如 tRNA 基因、rRNA 基因、Alu 家族等，它们在基因调控中起重要作用。

（二）线粒体基因组

人类线粒体 DNA（mitochondrial DNA，mtDNA）是独立于核基因组外的又一基因组。它能自主复制，是一个环形封闭的双链 DNA 分子，全长 16 569 bp，没有内含子，每对核苷酸都参与基因的组成。人类已确定的线粒体基因组有 13 个编码蛋白质的基因（包括 1 个细胞色素 b 基因，2 个 ATP 酶基因，3 个细胞色素 c 氧化酶亚单位的基因和 7 个呼吸链 NADH 脱氢酶亚单位的基因），2 个 rRNA 基因和 22 个 tRNA 基因，总共包含 37 个基因。

线粒体不均等分布于细胞质中，线粒体 DNA 中的基因伴随线粒体的传递而传递，与染色体的行为无关，表现为母系遗传。线粒体基因组虽能单独进行复制、转录及合成蛋白质，但线粒体自身结构和生命活动都需要依赖核基因，并受其控制，这说明核基因在生物体的遗传控制中仍起着主导作用。

第三节　基因的功能

基因是具有遗传效应的 DNA 片段，故基因的功能反映了 DNA 的功能。基因的功能主要表现为三个方面：①储存遗传信息：基因上的碱基序列就代表遗传信息，所以，储存遗传信息是基因的基本功能；②自我复制：基因的复制是随着 DNA 的复制而进行的，通过复制使遗传信息的量成倍增加，再通过细胞分裂将其平分给两个子细胞；③基因表达：是指将储存在基因中的遗传信息通过转录和翻译转变成蛋白质或酶，进而决定生物体的性状。

一、遗传信息的储存

大多数生物（除 RNA 病毒以外）的遗传信息都是以特定的核苷酸（或碱基）的排序储存在 DNA 分子中的。DNA 通过转录将遗传信息传递至 mRNA，mRNA 上每三个相邻的核苷酸可以组成一个三联体遗传密码（又称密码子），再编码翻译成多肽链上特定的氨基酸。因此，多肽链中氨基酸的种类、数量、和排序是由基因中核苷酸（或碱基）的排序决定的，基因通过转录和翻译表达为蛋白质多肽链，最终表现出生物的各种遗传性状。mRNA 中的 4 种碱基以三联体形式可以组成 4^3 即 64 种遗传密码，其中，61 个密码子编码蛋白质中的 20 种氨基酸，其余 3 个不能编码氨基酸，为蛋白质合成的终止信号，即终止密码子。1966 年，Nirenberg 和 Khorana 等用人工合成的不同核苷酸组合的 RNA 片段，研究破译了全部的遗传密码（genetic code），成功编绘了 mRNA 的遗传密码表（表 2-1），揭示了基因储存遗传信息的秘密。

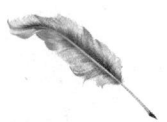

表 2-1　遗传密码表

第一碱基 (5′端)	第二碱基								第三碱基 (3′端)
	U		C		A		G		
U	UUU	苯丙氨酸	UCU	丝氨酸	UAU	酪氨酸	UGU	半胱氨酸	U
	UUC	(Phe, F)	UCC	(Ser, S)	UAC	(Try, Y)	UGC	(Cys, C)	C
	UUA	亮氨酸	UCA		UAA	终止密码子	UGA	终止密码子	A
	UUG	(Leu, L)	UCG		UAG		UGG	色氨酸 (Trp, W)	G
C	CUU	亮氨酸	CCU	脯氨酸	CAU	组氨酸	CGU	精氨酸	U
	CUC	(Leu, L)	CCC	(Pro, P)	CAC	(His, H)	CGC	(Arg, R)	C
	CUA		CCA		CAA	谷氨酰胺	CGA		A
	CUG		CCG		CAG	(Gln, Q)	CGG		G
A	AUU	异亮氨酸	ACU	苏氨酸	AAU	天冬酰胺	AGU	丝氨酸	U
	AUC	(Ile, I)	ACC	(Thr, T)	AAC	(Asn, N)	AGC	(Ser, S)	C
	AUA		ACA		AAA	赖氨酸	AGA	精氨酸	A
	AUG	甲硫氨酸+ 起始密码子 (Met, M)	ACG		AAG	(Lys, K)	AGG	(Arg, R)	G
G	GUU	缬氨酸	GCU	丙氨酸	GAU	天冬氨酸	GGU	甘氨酸	U
	GUC	(Val, V)	GCC	(Ala, A)	GAC	(Asp, D)	GGC	(Gly, G)	C
	GUA		GCA		GAA	谷氨酸	GGA		A
	GUG		GCG		GAG	(Glu, E)	GGG		G

二、基因复制

基因是 DNA 分子的组成部分，因此，DNA 的自我复制也就实现了基因的复制（replication）。DNA 分子通过自我复制将遗传信息从亲代 DNA 分子传递给子代 DNA 分子。DNA 的复制是一个复杂的酶促反应过程，需要四个基本条件：①模板：即母链 DNA；②原料：dATP、dGTP、dCTP 和 dTTP 四种三磷酸脱氧核苷酸；③酶：DNA 拓扑异构酶、DNA 解旋酶、DNA 聚合酶和 DNA 连接酶等；④ RNA 引物。

DNA 的复制过程具有半保留复制、双向复制（图 2-6）及半不连续复制（图 2-7）三个特点。

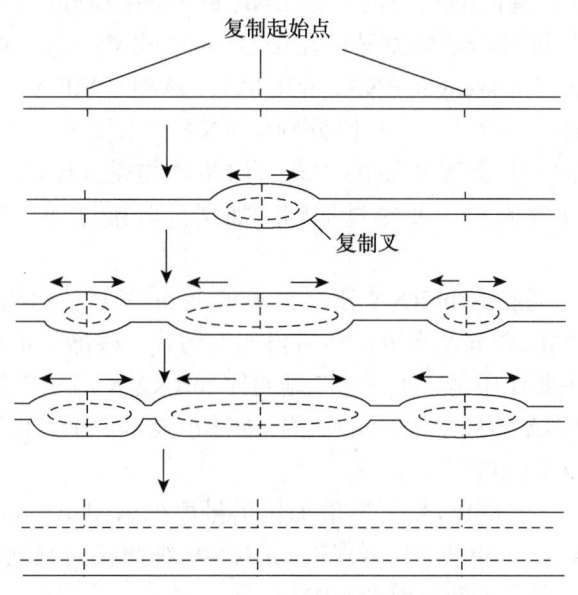

图 2-6　DNA 上的复制子和双向复制

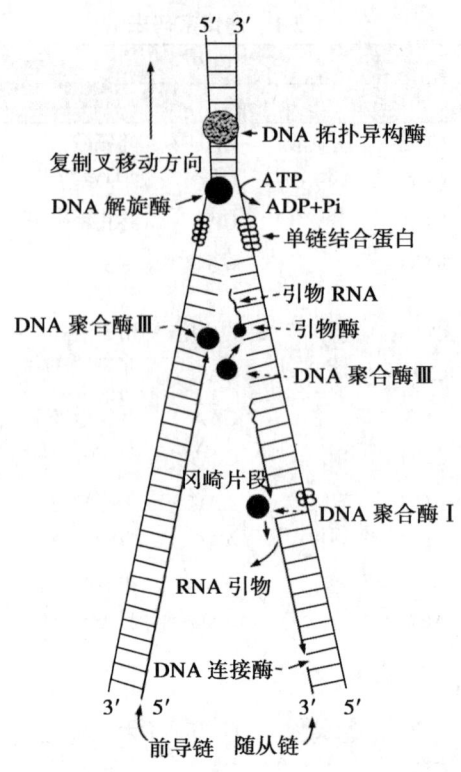

图 2-7　DNA 的半不连续复制

三、基因表达

基因表达是 DNA 分子中所蕴藏的遗传信息，通过转录和翻译转化成为蛋白质分子的氨基酸种类、数目和排列顺序的过程。在原核细胞中，基因的转录和翻译是同步进行的。而在真核细胞中，转录在细胞核内进行，翻译则在细胞质中的核糖体进行。

（一）转录

转录（transcription）是指以 DNA 为模板，在 RNA 聚合酶的作用下互补合成 mRNA 的过程。在双链 DNA 中，作为转录模板的 DNA 链称为模板链（template strand）或反义链（antisense strand）；与转录模板链互补的一条 DNA 链称为编码链（coding strand）或有义链（sense strand）。编码链与转录产物的差异仅在于 DNA 中的 T 变为 RNA 中的 U。转录产物主要有三种，即信使 RNA（messenger RNA，mRNA）、核糖体 RNA（ribosomal RNA，rRNA）和转运 RNA（transfer RNA，tRNA）。它们分别由 RNA 聚合酶Ⅱ、RNA 聚合酶Ⅰ和 RNA 聚合酶Ⅲ催化合成。由 RNA 聚合酶Ⅱ催化合成的初始产物是 mRNA 的前体物质，即核内异质 RNA（hnRNA）。它在细胞核中要经过加帽、加尾、剪接等加工过程，才能形成成熟的 mRNA。

1. 加帽（capping）　是指在 hnRNA 分子 5′ 端加上 m^7GTP 结构的过程。此过程首先是在磷酸酶的作用下，将 5′ 端的磷酸基水解，然后再加上鸟苷三磷酸，形成 GpppN 的结构，再对 G 进行甲基化。加帽的主要作用是：①能有效地封闭 mRNA 5′ 端，以保护 mRNA 免受 5′ 核酸外切酶的降解，增强 mRNA 的稳定性；②易被核糖体小亚基识别，促进 mRNA 和核糖体的结合；③促进内含子剪接反应的进行。

2. 加尾（tailing）　是指 hnRNA 在 3′ 端加尾信号序列 AAUAAA 下游 15～30 bp 处加上一段多腺苷酸［poly（A）］。poly（A）可促进 mRNA 从细胞核向细胞质的转运，使 mRNA 保持稳定，不易解聚，并有利于核糖体识别 mRNA。

3．剪接（splice） 是把非编码的内含子 RNA 序列剪切掉，再将外显子的 RNA 序列拼接起来的过程。剪接发生在外显子和内含子对应 RNA 序列的交接处，每个内含子的 RNA 序列 5′ 起始处有 GU（基因对应为 GT），3′ 结尾处有 AG，便于被酶识别、切割。剪接后的 mRNA 序列中，除了头、尾部分外，只含具有编码作用的外显子 RNA 序列。

经过加帽、加尾和剪接后的 mRNA 成为成熟的 mRNA，即可进入细胞质中开始翻译（图 2-8）。

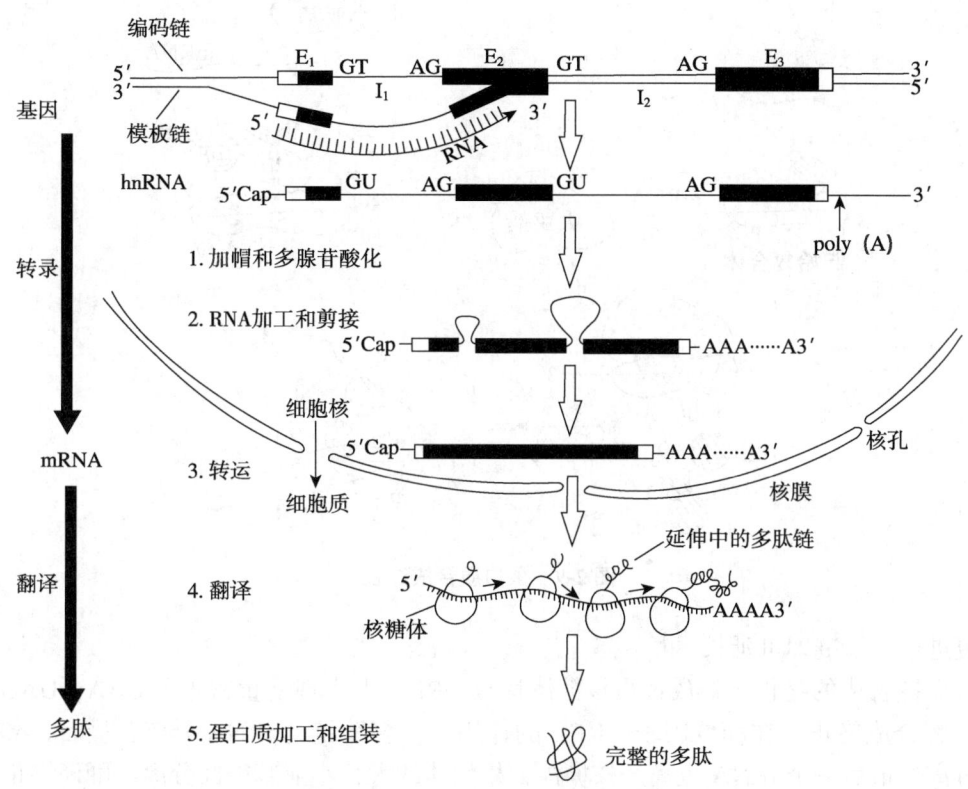

图 2-8　真核生物结构基因表达示意图

（二）翻译

翻译（translation）是指遗传信息由 mRNA 的碱基序列转变成多肽链中氨基酸序列的过程。成熟的 mRNA 从细胞核进入细胞质，与核糖体结合，由核糖体读取 mRNA 中所携带的遗传信息，并指导特异的多肽链合成（图 2-9）。

1．翻译的过程

（1）氨基酸的活化：氨基酸不能自动缩合成多肽链，在参与多肽链合成之前，必须经过活化以获得额外能量，然后再与对应的 tRNA 结合成氨酰 tRNA。

（2）肽链合成的起始：在起始因子（IF）和 GTP 的作用下，氨酰 tRNA 先与核糖体的 40S 小亚基结合，其后，氨酰 tRNA 的反密码子（UAC）与 mRNA 的起始密码子（AUG）互补结合，形成起始复合体。随后，核糖体大、小亚基结合成核糖体。第一个氨酰 tRNA 首先进入核糖体 P 位（肽基部位）；第二个氨酰 tRNA 进入核糖体的 A 位（氨酰基部位）。肽链延长的准备工作就绪。

（3）肽链延长：在延伸因子（EF）和转肽酶作用下，第一个氨酰 tRNA 上携带的氨基酸与第二个氨酰 tRNA 上携带的氨基酸之间形成肽键；同时，第一个 tRNA 从核糖体的 P 位脱落下来，整个核糖体沿 mRNA 5′→3′ 方向移动一个密码子的距离；原先在 A 位上的第二个氨酰 tRNA 在移位酶和 GTP 的作用下，移至核糖体的 P 位；第三个氨酰 tRNA 进入核糖体 A 位。

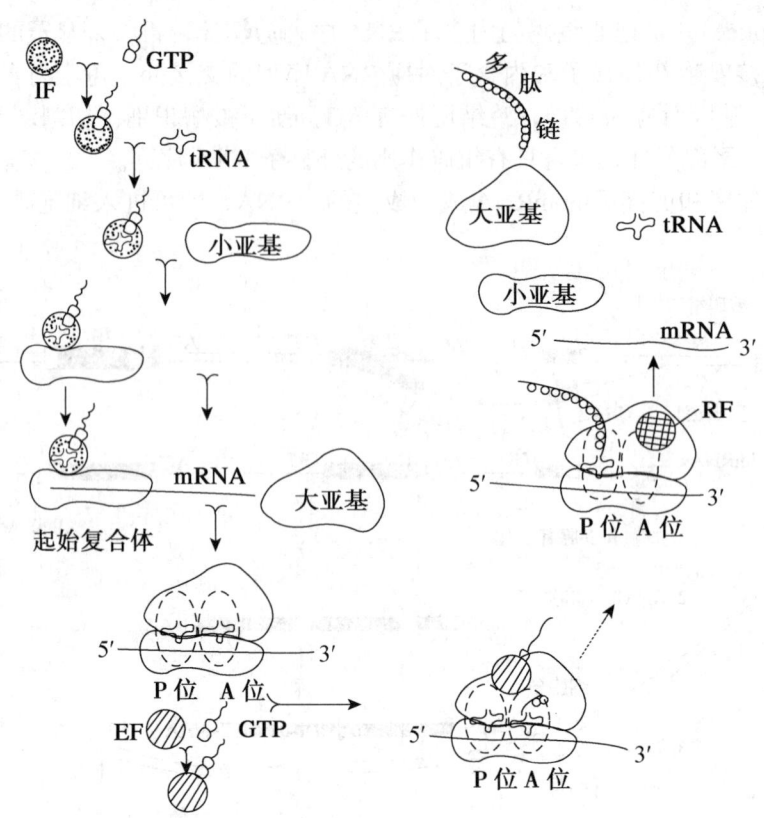

图 2-9 蛋白质合成过程

如此反复进行,肽链即可延长。

(4) 肽链合成的终止与释放:当核糖体移至 mRNA 上出现终止密码子 UAA、UAG、UGA 时,多肽链合成终止。在释放因子(RF)的作用下,多肽链与 tRNA 分离,最后,mRNA 与核糖体分离。最后一个 tRNA 也离开核糖体,核糖体的大、小亚基彼此分离,翻译终止。

翻译过程并非一个单一核糖体在一个 mRNA 分子上进行翻译,通常有 5~6 个甚至数十个核糖体连接在同一条 mRNA 分子上同时进行翻译。这种聚合体称为多聚核糖体。这样,在同一条 mRNA 模板上的多个核糖体,按不同进度可翻译出多条相同的多肽链,大大提高了蛋白质合成的效率。

2. 翻译后修饰 初始翻译的多肽链需要进一步加工修饰,才能形成具有一定空间结构和活性的蛋白质。翻译后的修饰主要有脱甲酰基、乙酰化、磷酸化、糖基化和链切割等,还有两条以上肽链间的连接和进一步折叠成特定的空间构象等。例如,输送到溶酶体、高尔基体、细胞膜或细胞分泌的蛋白都要糖基化;又如血浆蛋白、多肽激素、神经多肽、生长因子等多肽链剪切后才能成为有活性的产物。

四、中心法则

综上所述,基因功能的实现,可以概括为遗传信息传递的"中心法则",即:①遗传信息通过复制由 DNA 传递给 DNA;②遗传信息通过转录由 DNA 传递给 RNA;③遗传信息通过翻译由 mRNA 传递给蛋白质。后来的大量研究发现,许多单链 RNA 病毒,在感染宿主细胞后,它们的 RNA 在酶的作用下也可以进行复制。还有一些单链 RNA 病毒(如 Rous 肉瘤病毒)中含有反转录酶,能以病毒的 RNA 为模板合成 DNA。这种以 RNA 为模板在反转录酶的作用下,反向合成 DNA 的过程,称为反转录。这些发现补充和发展了经典的中心法则。经修改后的中心法则如图 2-10 所示。

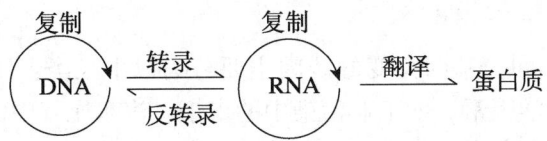

图 2-10　遗传信息传递的中心法则

五、真核生物基因表达的调控

真核生物基因的遗传信息量大，基因结构复杂，因此其表达调控比原核生物复杂得多。真核生物基因表达调控可以发生在多级水平上，主要涉及 DNA 水平、转录水平和转录后水平的调控。

1．DNA 水平的调控　即转录前水平调控。染色质的组成和结构是影响基因表达的重要因素之一。DNA 的碱基甲基化程度越高，基因表达越低，DNA 的去甲基化可以使基因表达活性增强；DNA 与组蛋白结合可以抑制基因的表达，当 DNA 与组蛋白按 1∶1 结合时，基因抑制达到最大限度；染色质的螺旋化程度直接影响基因表达，疏松的常染色质区域的 DNA 易与 RNA 聚合酶结合，有利于基因的表达，而固缩的异染色质区域 DNA 表达活性低。

2．转录水平的调控　是真核生物基因表达调控的主要环节。真核生物的转录调控受顺式作用元件（cis-acting element）和反式作用因子（trans-acting factor）的共同影响。顺式作用元件是指能够对结构基因表达起到调控作用的 DNA 序列，如启动子、增强子等。反式作用因子是指能与顺式作用元件结合，对结构基因表达起调控作用的蛋白质，如转录因子。顺式作用元件和反式作用因子的相互作用，是真核生物基因表达调控的重要方式。

3．转录后水平的调控　真核生物细胞内的 hnRNA 必须经过加帽、加尾、剪接后才是具有翻译功能的 mRNA。hnRNA 可以通过选择性剪接，产生不同的 mRNA，进而翻译成不同的蛋白质。这种选择性剪接与细胞的分化有关。

另外，真核生物基因表达调控还体现在翻译中及翻译后水平。

第四节　基因突变

一、基因突变的概念

生物体内细胞中的遗传物质通常能保持相对的稳定性，但在一定的物理、化学和生物等因素的影响下，遗传物质也可能发生改变，这种遗传物质的变化及其所导致的表型的改变称为突变（mutation）。

基因突变（gene mutation）是指基因的 DNA 序列发生碱基对的组成或序列的改变。基因突变是生物界中普遍存在的现象，也是生物进化与分化的分子基础和根本源泉，同时也是某些疾病的基础。基因突变若发生在生殖细胞中，可通过有性生殖传递给子代个体；若发生在体细胞中，虽不会传递给子代个体，但能通过突变细胞的分裂增殖而在所产生的各代子细胞中进行传递，继而产生突变细胞的克隆，成为具有体细胞遗传学特征的肿瘤病变或癌变的细胞、组织。

二、基因突变的诱因

根据基因突变发生的原因，将突变分为自发突变和诱发突变。自发突变（spontaneous mutation）又称自然突变，是指在自然条件下，未经人工处理而发生的突变。诱发突变（induced mutation）是指经人工处理而产生的突变。能诱发基因突变的各种内、外环境因素称为诱变剂

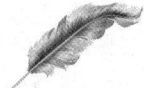

(mutagen)。

根据诱变剂的性质不同，基因突变的诱因主要分为以下三类：①物理因素，如高温、紫外线、电离辐射等；②化学因素，如工业污染中的煤烟、汽车尾气中的苯并芘、工业原料中的甲醛、食品工业中的亚硝酸盐、食品污染产生的黄曲霉毒素、农药及药物中的氮芥、环磷酰胺等；③生物因素，如麻疹病毒、风疹病毒、带状疱疹病毒等。

三、基因突变的特性

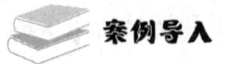案例导入

"中国第一毛孩"

1977年9月30日，在辽宁的一个偏僻山区农户家里，诞生了一个全身96%覆盖着黑毛的婴儿，人们称他是"孙悟空下凡"。吉尼斯世界纪录还给他颁发了证书——全身毛发覆盖面积世界第一纪录保持者。小毛孩的出生引起了科学家们的广泛关注。专家对小毛孩进行了研究，发现小毛孩除了一身浓毛之外，智力和发育发展都正常。

命运的不公曾经让他万念俱灰，可他最后还是走出了阴影，勇敢面对人生，如今成为了一名职业歌手，还有属于自己的一家公司。

思考：小毛孩出现全身浓毛是一种什么现象？说明基因突变具有什么特性？

1. 多向性　是指同一位点上的基因可发生多次独立的突变，产生3个或3个以上的等位基因成员，如基因A可经多次独立突变形成a_1、a_2、a_3……a_n等。人类的ABO血型是由I^A、I^B和i三个基因决定的，推测I^A、I^B基因就是由原始基因i在进化过程中经多次突变而形成的。

2. 可逆性　自然状态下未发生突变的基因称为野生型基因，突变之后产生的新基因称为突变型基因。可逆性是指野生型基因可突变为突变型基因，而突变型基因亦可突变为野生型基因。如基因A可以突变为等位基因a，相反，基因a也可突变成等位基因A。前者称为正向突变（forward mutation），后者称为回复突变（back mutation）。通常情况下，正向突变率总是远远超过回复突变率。

3. 有害性　生物在长期的进化和自然选择过程中，形成了稳定的遗传基础，基因一旦发生突变，通常会对生物体的生存产生不利的影响，即有害性。如人类的大多数遗传病和肿瘤的发生都是由基因突变引起的。

4. 稀有性　基因突变在自然界中是稀有的，自发突变频率极低。自发突变频率是指在自然状态下，某一基因在一定群体中发生突变的频率。人类基因的自发突变率仅为每代$10^{-6} \sim 10^{-4}$个/生殖细胞。

5. 随机性　基因突变的发生，对不同的生物个体、不同的细胞或不同的基因来说，都是随机的。

6. 重复性　指某一基因位点的突变总是以一定的频率在自然界中反复发生。

四、基因突变的类型

基因突变的方式有多种，根据DNA碱基的组成和排序改变情况，一般可分为四种类型：碱基置换、移码突变、整码突变和动态突变（图2-11）。突变不仅发生于编码序列中，也可发生于启动子区、剪接部位、内含子及多腺苷酸化位点，从而引起相应的遗传病。

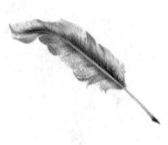

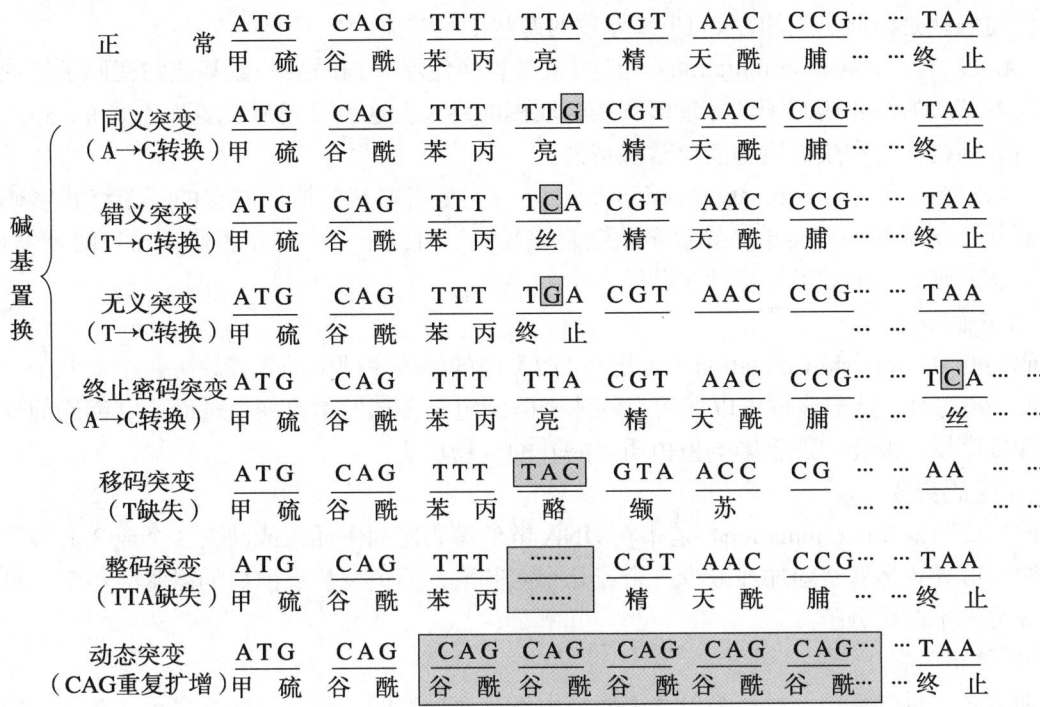

图 2-11 基因突变的类型

（一）碱基置换

碱基置换是指 DNA 链上的一个碱基对被另一个不同的碱基对所取代，为 DNA 分子中单个碱基的改变，故称为点突变。碱基置换有转换和颠换两种类型。转换（transition）是指一种嘌呤被另一种嘌呤所取代，或一种嘧啶被另一种嘧啶所取代。颠换（transversion）是指嘌呤取代嘧啶，或是嘧啶取代嘌呤（图 2-12）。

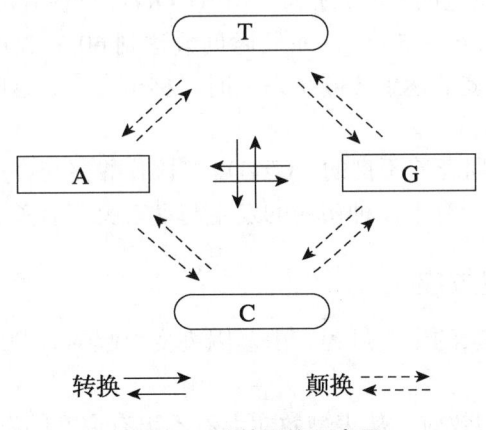

图 2-12 碱基置换示意图

碱基置换改变了密码子的组成，可导致以下四种不同的效应（图 2-11）。

1．同义突变（synonymous mutation） 是指碱基置换使某一密码子发生改变，但由于存在密码子的兼并现象，改变后的密码子编码的氨基酸种类并没有发生改变，不影响蛋白质的功能，实质上并未产生突变效应。例如，DNA 模板链上的 TGA 第三位 A 被 G 取代而成 TGG，转录为 mRNA 时为 ACC，它们同是苏氨酸的密码子，故翻译成的肽链无变化。

2．错义突变（missense mutation） 是指碱基置换导致改变后的密码子编码另一种氨基酸，结果使合成的多肽链氨基酸种类和排序发生改变，最后产生异常的蛋白质分子。人类许多的分子病和代谢病就是因此产生的，如 Hb S 导致的镰状细胞贫血。

3．无义突变（nonsense mutation） 是指碱基置换使原来编码某一氨基酸的密码子变成不编码任何氨基酸的终止密码子，导致多肽链合成提前终止。这类突变常使多肽链截短，造成多肽链的组成结构缺失和蛋白质功能异常或丧失。

4．终止密码突变（termination codon mutation） 是指碱基置换使原有的一个终止密码子变成编码某个氨基酸的密码子，导致多肽链合成延长，直到下一个终止密码子出现时才停止，结果使多肽链延长，形成了异常的多肽链。

（二）移码突变

移码突变（frame shift mutation）是指在 DNA 链的编码序列中插入或缺失一个或几个（非 3 的倍数）碱基对，造成该位点以后的三联体密码的组合全部发生改变，进而使其编码的氨基酸种类和排序发生变化，严重影响蛋白质（酶）的生物功能。

（三）整码突变

整码突变（in-frame mutation）是指在 DNA 链的编码序列中插入或缺失 3 个或 3 的整倍数个碱基对，可导致多肽链增加或减少一个或几个氨基酸，但突变位点前后的氨基酸不变，最后也产生异常的蛋白质分子。

（四）动态突变

长期以来，科学家曾一度认为单基因病是由点突变导致的，而且这些突变通常在世代传递中保持相对的稳定状态，即静态突变。但研究发现某些单基因遗传病是由于脱氧三核苷酸重复扩增（trinucleotide repeat expansion）所引起的，而且这种重复的拷贝数可随世代的递增而呈现累加效应，所以，人们称这种突变方式为动态突变，由这种突变所引发的疾病也统称为三核苷酸重复扩增疾病（trinucleotide repeat expansion diseases，TREDs）。

脆性 X 染色体综合征（fragile X syndrome，Fra X）是最早发现的由动态突变所致的遗传病。脆性 X 染色体综合征患者最常见的症状是智力低下。在细胞水平上，患者 X 染色体存在脆性部位。现已通过基因克隆的方法获得了脆性 X 染色体综合征智力低下的基因 *FMR1*。该基因 5′端非编码区有一段不稳定的 DNA 序列，由 (CGG)$_n$ 三核苷酸串联重复序列组成。一般正常人 (CGG)$_n$ 的拷贝数为 6～50 个，一旦拷贝数达到 60～200 个时称为前突变，这时为无临床症状的携带者。当重复数达到 230 个以上时，称全突变，这时将会出现智力低下及其他一些脆性 X 染色体综合征的特征。

类似情况的还有强直性肌营养不良的 (CTG)$_n$ 三核苷酸突变；亨廷顿舞蹈症的 (CAG)$_n$ 三核苷酸突变等。目前已知至少有十几种疾病的发生与动态突变有关。

五、基因突变的表型效应

从基因到表型是一个复杂的生化过程，由基因突变引起的表型效应也是非常复杂的。分为以下几种情况。

1．产生不可察觉的表型效应　从表型效应上看不出有突变的发生，对个体既无害也无利，属于中性突变。如同义突变并未引起表型改变；有的错义突变即使改变了密码子的组成，也不会影响其所表达的蛋白质的生物活性。

2．产生生化组成的遗传学差异　基因突变可产生正常机体生化组成的遗传性差异，构成多态现象，但这种差异一般对机体没有影响。如 HLA 抗原和各种同工酶等可共同存在于同一机体内，对机体没有任何影响。但在某些特殊情况下，也会产生不良后果，例如异体组织器官移植，若 HLA 组织配型不合，则会产生排斥反应。

3．产生有利的积极效应　在少数情况下，基因突变可产生有利于个体生存的积极作用，为生物进化发展提供原材料。如非洲人血红蛋白 Hb S 突变基因杂合子比正常的 Hb A 纯合子

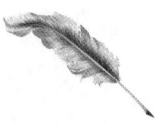

个体更具有抗恶性疟疾的能力而有利于生存。

4. 引起遗传性疾病　包括基因突变产生的分子病和遗传性酶病，属于有害突变。严重的致死突变可导致死胎、自然流产或出生后夭折。

自测题

一、A 型选择题

1. 细胞内遗传物质结构和功能的基本单位是
   A．RNA
   B．基因
   C．染色质
   D．染色体
   E．DNA

2. 某一 DNA 分子共有 100 个碱基对，因碱基排列组合方式的不同，可以形成多少种 DNA 分子
   A．4000
   B．400
   C．4^{100}
   D．100
   E．100^4

3. 真核细胞的割裂基因中，编码序列称为
   A．启动子
   B．外显子
   C．内含子
   D．侧翼序列
   E．增强子

4. 以下碱基置换中属于颠换的是
   A．T 与 C 互换
   B．A 与 G 互换
   C．U 与 C 互换
   D．A 与 T 互换
   E．T 与 U 互换

5. 下列表示转录的基本过程的是
   A．DNA →基因→ mRNA
   B．基因→ hnRNA → tRNA → mRNA
   C．基因→ mRNA → tRNA → hnRNA
   D．基因→ hnRNA →加帽、加尾、剪接→ mRNA
   E．基因→ hnRNA → rRNA → mRNA

6. 属于真核细胞侧翼序列的是
   A．启动子、增强子、终止子
   B．外显子、内含子
   C．启动子、增强子、外显子
   D．增强子、内含子、终止子
   E．外显子、密码子

7. 真核细胞结构基因的编码序列是不连续的，称为
   A．割裂基因
   B．编码基因
   C．等位基因
   D．显性基因
   E．隐性基因

8. 下列不会引起表型改变的是
   A．动态突变
   B．同义突变
   C．移码突变
   D．错义突变
   E．无义突变

9. 下列由动态突变导致的遗传病是
   A．苯丙酮尿症
   B．唐氏综合征
   C．亨廷顿舞蹈症
   D．白化病
   E．血友病

10. 人类的 ABO 血型是由 I^A、I^B 和 i 三个复等位基因决定的，推测 I^A、I^B 是由 i 经多次突变而形成的，这说明基因突变具有
    A．稀有性
    B．可逆性
    C．有害性
    D．多向性
    E．随机性

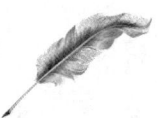

二、名词解释

1．基因　2．割裂基因　3．外显子　4．内含子　5．密码子　6．转录　7．翻译
8．点突变

三、简答题

1．简述基因的功能。

2．简述中心法则的主要内容。

3．何谓基因突变？基因突变有哪些主要类型？基因突变引起哪些后果？

（刘芳兰）

第三章

遗传的细胞基础

第三章数字资源

思政之光

学习目标

1. 掌握人类染色体的形态结构和类型；非显带和显带核型的概念及其描述方法；染色质的概念和性染色质检查的意义；细胞周期的概念、细胞有丝分裂和减数分裂的意义与区别；染色体畸变的类型及其发生机制。
2. 熟悉染色质类型和染色体多态性的特征；生殖细胞的发生。
3. 了解染色质的组成成分、染色质包装的结构模型及 Lyon 假说；Q、R、C 显带核型。
4. 学会运用所学知识识别染色体核型所代表的生物学意义；通过性染色质的学习，引导学生树立正确的医学伦理素养；通过染色体数目确定的课程思政故事培育学生养成实事求是、敢于挑战权威的科研精神和创新意识，实现知识传授、能力培养与价值塑造的同向同行。

案例导入

一位男子，三代都是单传。父母亲把传宗接代的希望全寄托在了儿媳妇身上。但儿媳妇生了个女儿。公婆因此对儿媳妇非常失望和不满，在儿子面前埋怨儿媳没本事，对儿媳妇亦冷言冷语。丈夫也觉得自己的妻子没给自己争气，对妻子多有指责。家庭矛盾日益激化。最终，妻子不堪重负，在女儿不满周岁时和丈夫离了婚。

思考：生儿子或生女儿是由什么决定的？如何运用遗传学知识解决这样的家庭矛盾？

细胞（cell）是生物体结构和功能的基本单位，遗传物质储存在细胞核中。染色体是遗传物质的载体，通过细胞分裂，遗传信息随染色体的传递而遗传，从母细胞传给子细胞，从父母传给子女，构成了亲代和子代之间遗传物质连续的桥梁，是遗传与变异的细胞学基础。1956年，美籍华裔科学家蒋有兴（Joe Hin Tjio）等首先确定人类体细胞染色体数目为46条。随之，染色体非显带和显带技术很快被应用于临床，逐渐形成了一门探索染色体变化与临床疾病关系的新学科——临床细胞遗传学。近几十年来，一些新技术的应用可以更直接地检测染色体的畸变。目前人们已发现了1万多种染色体异常。

第一节　染色质与染色体

染色质（chromatin）和染色体（chromosome）都是由DNA、组蛋白、非组蛋白和少量RNA等组成的核蛋白复合物，是真核生物遗传物质在细胞周期不同阶段的两种不同存在形式，它们的形态结构在细胞周期的不同阶段可以相互转变。在间期细胞核中以染色质形式存在，在

细胞分裂期以染色体形式存在。间期的染色质有利于遗传信息的复制和表达,分裂期的染色体有利于复制后遗传物质平均分配到子代细胞。

$$\text{染色质(间期)} \xrightleftharpoons[\text{松散伸展}]{\text{盘绕折叠}} \text{染色体(分裂期)}$$

一、染色质

染色质是指在间期细胞核中丝状的 DNA 纤维和蛋白质构成的复合结构,是间期细胞遗传物质存在的形式。

(一)染色质的组成成分

染色质的主要成分是脱氧核糖核酸(deoxyribonucleic acid,DNA)和组蛋白,还有非组蛋白及少量核糖核酸(ribonucleic acid,RNA)。其中 DNA 和组蛋白(碱性蛋白)含量较为稳定,两者之比为 1∶1。非组蛋白(酸性蛋白)与 RNA 的含量则随着细胞生理状态的不同而变化。非组蛋白与 DNA 含量之比为 0.2~0.8∶1。RNA 与 DNA 含量之比为 0.1∶1。通常,细胞代谢活动越旺盛,非组蛋白和 RNA 的含量就越高。

(二)染色质的基本结构单位——核小体

1974 年,Kornberg 等人根据染色质的酶切降解和电镜观察,发现核小体(nucleosome)是染色质包装的基本结构单位。

核小体由核心颗粒和连接区两部分构成,包括 200 个碱基对(bp)的 DNA 链、8 个组蛋白分子组成的八聚体及组蛋白分子 H1。核心颗粒为扁圆形,由 4 种组蛋白(H2A、H2B、H3、H4 各 2 个分子)组成的八聚体以及以 1.75 圈缠绕在八聚体周围的约为 146 个碱基对的 DNA 分子组成。在两个核心颗粒之间的 DNA 链为连接区,长度为 50~60 个碱基对,其上结合有一个 H1 组蛋白分子。H1 能锁住核小体 DNA 的进出端,起到稳定核小体的作用。很多核小体通过一条 DNA 分子连起来,形成一条串珠状的纤维,直径为 10~11 nm,其上结合有非组蛋白和 RNA 等(图 3-1)。

(三)染色质包装的结构模型

人类一个体细胞所含 DNA 的碱基序列分布在 46 条染色体上,平均每条染色体 DNA 分子长约 5 cm,一个体细胞中的 DNA 总长度可达 2 m 左右,而细胞核的直径只有 5~8 μm。这么长的 DNA 分子,是如何组装到微小的细胞核中并行使其功能的呢?Bak(1977 年)提出的染色体四级结构模型解释了这一问题。当间期细胞进入分裂期时,染色质纤维经过四级包装(多级螺旋模型)形成染色体(图 3-2)。

1. **染色体的一级结构** 无数个重复的亚单位(核小体)通过一条 DNA 分子串联起来,形成一条串珠状的纤维,为染色体的一级结构。DNA 包装成核小体,其长度大约压缩至 1/7。

2. **染色体的二级结构** 由核小体构成的串珠状纤维进一步螺旋化,形成致密的、直径为 30 nm 的螺线管(solenoid),为染色体的二级结构。由于螺线管的每一圈含有 6 个核小体,因此,DNA 长度又被压缩至 1/6。

3. **染色体的三级结构** 螺线管进一步螺旋化,形成直径为 400 nm 的圆筒状结构,称为超螺线管(super solenoid),为染色体的三级结构。在此过程中,DNA 长度又被压缩至 1/40。

4. **染色体的四级结构** 超螺线管进一步缠绕折叠,形成了有丝分裂中期的染色体,由两条染色单体构成的中期染色体直径约为 1400 nm,为染色体的四级结构,DNA 长度又被压缩至 1/5。

这样,一个长链 DNA 分子经过四级包装形成的染色体,其长度共压缩至原来的近万

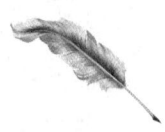

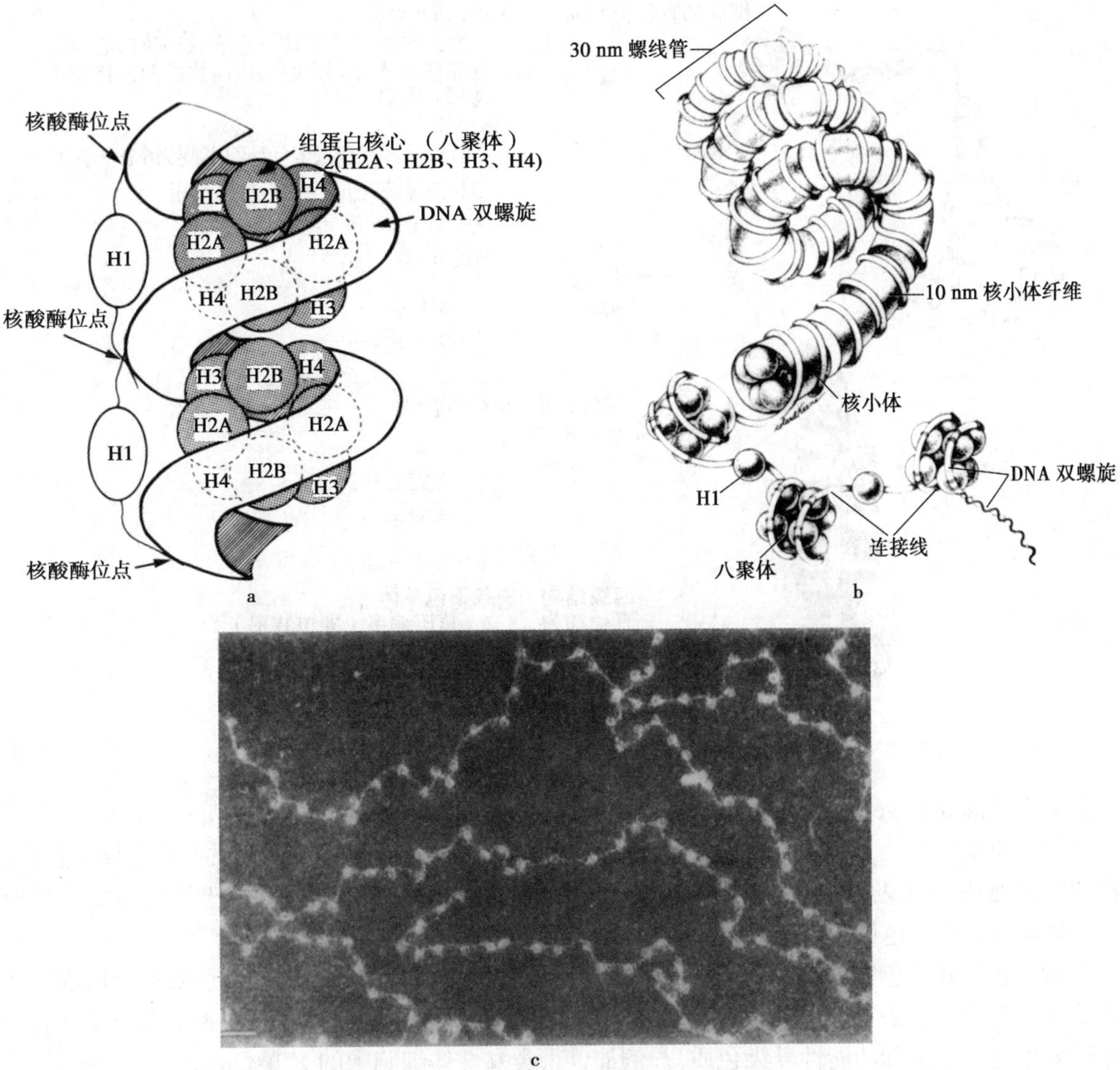

图 3-1　从 DNA 双螺旋到螺线管的结构图解
a. 核小体结构模式图；b. DNA 分子到螺线管的结构图解；c. 核小体形成的串珠状纤维电镜图

分之一。

由直径为 30 nm 的螺线管如何包装形成染色体，近 30 多年来学者们曾提出不少模型，其中较为重要的有多级螺旋模型与骨架-放射环结构模型。两种模型都是以染色体的一级结构（核小体）和二级结构（螺线管）为基础的，前者强调螺旋化，后者强调环化与折叠。

当细胞分裂结束进入细胞间期后，染色体又恢复成染色质形态。

（四）染色质的类型

根据染色质的螺旋化程度及功能，间期细胞核中的染色质可分为两种类型：常染色质（euchromatin）和异染色质（heterochromatin）。

1. 常染色质　指间期细胞核内螺旋化程度低，呈松散状，染色较浅而均匀，具有转录活性的染色质。常染色质含有单一或重复序列 DNA，多位于细胞核的中央部位。因不易着色，所以光镜下看不到，只有在电镜下才能看到。

2. 异染色质　异染色质在间期核中仍呈凝集状态，螺旋化程度较高，着色较深，很少转录或无转录活性，为间期核中不活跃的染色质。多分布在核膜内表面，其 DNA 复制较晚，含有重复 DNA 序列。异染色质又可分为组成性异染色质（constitutive heterochromatin）和兼性

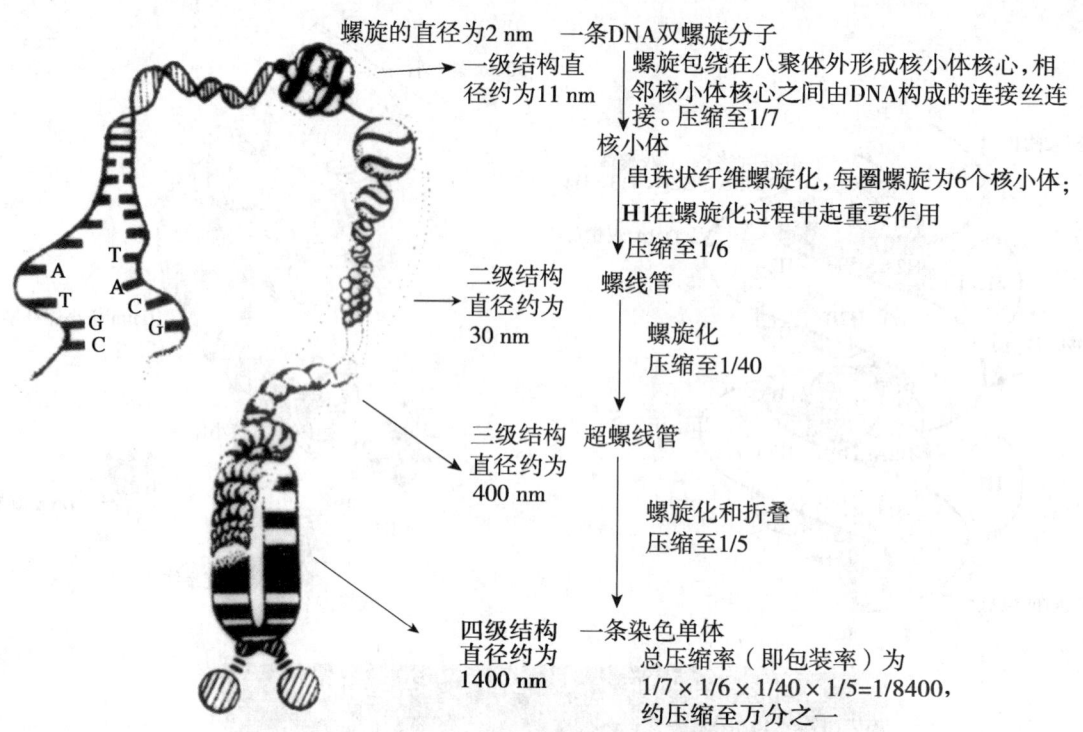

图 3-2 由 DNA 双螺旋到染色单体的压缩过程

异染色质（facultative heterochromatin）两类。

（1）组成性异染色质：是异染色质的主要类型，又称为结构性异染色质、专性异染色质，在所有细胞中呈永久浓缩状态，无转录活性，一般为高度重复序列，常位于染色体的着丝粒区、端粒区、Y染色体长臂远端2/3区段以及次缢痕区等。

（2）兼性异染色质：指在某类型细胞或特殊的发育阶段，由原来的常染色质转变成浓缩状态的异染色质，失去了转录活性；当其处于松散状态时，又恢复活性，转变为常染色质。故称兼性异染色质（又称功能性异染色质）。例如，人类女性体细胞中的X染色质。

（五）性染色质

性染色质（sex chromatin）是指在间期细胞核中染色体的异染色质部分呈现出来的一种特殊结构。人类性染色体有X染色体和Y染色体两种，所以性染色质也有X染色质（X chromatin）和Y染色质（Y chromatin）两种（图3-3）。

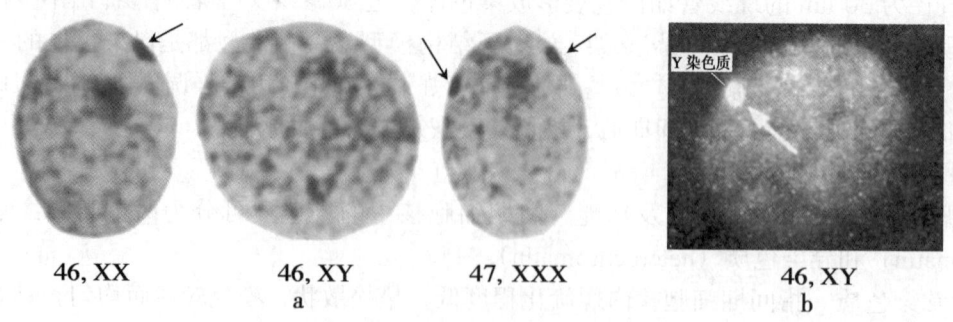

图 3-3 人类间期细胞核示性染色质
a. X染色质（左图1个X染色质；中图无X染色质；右图2个X染色质）
b. 男性间期细胞核的Y染色质

1. **X染色质** 是指正常女性间期细胞核中一条X染色体呈异固缩（圆形、椭圆形、三角形）状态、紧贴核膜内缘形成的约 1 μm 大小的被碱性染料浓染的小体，又称 Barr 小体或 X 小体。正常男性间期细胞核中无 X 染色质。

为什么正常女性有 X 染色质而正常男性没有？1961 年莱昂（Mary Lyon）提出了 X 染色体失活的一种假说，即莱昂假说，其要点如下：

（1）剂量补偿：正常女性（雌性哺乳动物）体细胞内的两条 X 染色体中，只有一条具有转录活性，另一条在遗传上是失活的，即无转录活性。这条失活的 X 染色体在间期细胞核中螺旋化呈异固缩状态，即 X 染色质。正常男性只有一条 X 染色体，具有转录活性，无 X 染色质。正常女性虽然具有两条 X 染色体，但其 X 染色体的转录产物和只有一条 X 染色体的正常男性一样，称为剂量补偿（dosage compensation）。

（2）失活发生在胚胎发育早期：人类大约在胚胎发育的第 16 天，细胞中就有一条 X 染色体失去活性。在一个细胞中，某一条 X 染色体（父源或母源）一旦失活，这个细胞分裂所产生的所有后代细胞中的该 X 染色体均失活，即保持上一代的失活特点。例如，一个细胞中失活的是父源的 X 染色体，那么，由这个细胞分裂形成的后代细胞中，失活的都将是父源的 X 染色体。

（3）随机失活：即失活的 X 染色体可以来自父方也可以来自母方。在形成生殖细胞时，失活的 X 染色体被重新激活。

研究表明，当细胞内 X 染色体的数目超过两条时，仅一条保留活性，其余的都形成失活 X 染色质。一个体细胞中所含 X 染色质数目等于 X 染色体数目减 1。正常男性只有一条 X 染色体，所以 X 染色质数目为 0（图 3-3）。例如，核型为 47,XXY 性发育异常的男性个体，该个体间期细胞内具有 1 个 X 染色质。核型为 47,XXX 性发育异常的女性个体，该个体间期细胞内具有 2 个 X 染色质。核型为 45,X 的女性个体，该个体间期细胞内没有 X 染色质。需要指出的是，失活的 X 染色体上基因并非都失去了活性，有一部分基因仍保持一定活性，因此，X 染色体数目异常的个体在表型上有别于正常个体，出现多种异常临床症状。

2．Y 染色质　是指正常男性的间期细胞用荧光染料染色后，在细胞核内出现的直径约为 0.3 μm 的圆形或椭圆形强荧光小体，又称 Y 小体（图 3-3）。它是 Y 染色体长臂远端约 2/3 区段部分，为男性细胞所特有，在女性细胞中不存在。男性 Y 染色质的数目与其 Y 染色体的数目相等。如核型为 46,XY 和 47,XXY 的人都只有 1 个 Y 染色质，核型为 47,XYY 的人则有 2 个 Y 染色质。

3．性染色质检查的意义　临床上通过口腔上皮细胞、羊水脱落细胞和绒毛细胞等进行 X 染色质和 Y 染色质检查，可以对个体进行性别鉴定，对疑似性连锁遗传病的个体或性发育畸形的个体进行鉴别诊断（表 3-1）。

表 3-1　性染色体疾病与性染色质数目的关系

性染色体疾病	核型	X 染色质数目	Y 染色质数目
Turner 综合征（先天性卵巢发育不全）	45,X	0	0
Klinefelter 综合征（先天性睾丸发育不全）	47,XXY	1	1
XYY 综合征	47,XYY	0	2
X 三体综合征	47,XXX	2	0
超雌综合征	48,XXXX	3	0
真两性畸形（嵌合体）	45,XX/46,XXY	1	1

二、染色体

在细胞分裂期，细丝状的染色质盘绕、折叠、缩短变粗形成高度螺旋化的染色体，染色体

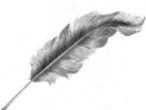

是细胞分裂期间遗传物质的存在形式。

（一）人类染色体的形态结构、数目和类型

1. 人类染色体的形态结构　染色体的形态结构在细胞增殖周期中不断发生变化。一般在有丝分裂中期，染色体的形态最清晰、最典型，可用光学显微镜进行观察，因此，中期染色体常用于染色体的研究和临床上染色体病的诊断。

每一中期染色体均由两条染色单体组成，两条染色单体在着丝粒处相连。同一染色体上的两条染色单体互称姐妹染色单体（sister chromatid），它们各含有一条DNA。人类中期染色体具有如下形态结构特征（图3-4）。

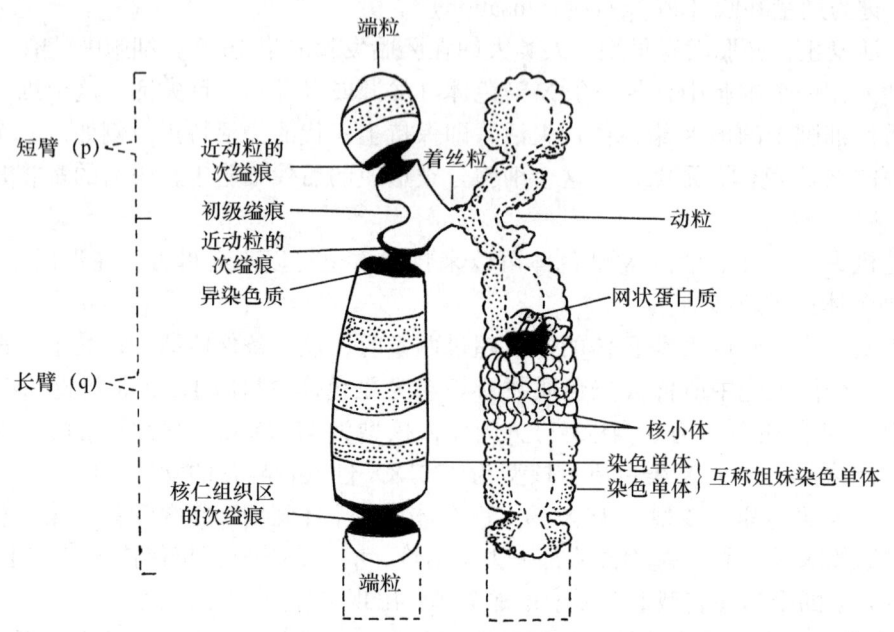

图3-4　中期染色体的形态特征

（1）着丝粒（centromere）：是染色体上凹陷缩窄、连接两条姐妹染色单体的部位，也称为初级缢痕或主缢痕（primary constriction）。着丝粒将染色体分为两部分，短的部分称为短臂（p），长的部分称为长臂（q）。在着丝粒的两侧各有一个由蛋白质构成的三层盘状结构，可以与纺锤丝相连，与染色体的移动有关，称为动粒（kinetochore）。着丝粒在细胞分裂过程中发挥着重要的作用。失去着丝粒的染色体片段，因不能在分裂后期向两极移动而丢失。

（2）次缢痕（secondary constriction）和核仁组织区（nucleolar organizing region，NOR）：指某些染色体的长臂或短臂上存在的浅染凹陷缩窄的区域。它的数目、位置和大小是某些染色体特有的形态特征，可作为鉴别染色体的标志。有的次缢痕与核仁的形成有关，称为核仁形成区或核仁组织区，但不是所有的次缢痕都是核仁组织区。

（3）随体（satellite）：存在于人类近端着丝粒染色体短臂末端的球形或圆柱形小体，常通过次缢痕与染色体主体部相连。

（4）端粒（telomere）：是染色体两臂末端的特化结构，长短不一、形似念珠，是染色体末端必不可少的结构，由DNA和蛋白质组成。端粒对维持染色体形态结构的完整性和稳定性起着重要的作用。在正常情况下，染色体末端彼此之间从不相接，当染色体发生断裂而端粒丢失后，染色体的断端可以彼此黏连相接，形成异常染色体。

知识链接

端粒与人体的衰老

端粒实际上是染色体末端的 DNA 片段。其长度可以用来衡量细胞寿命的长短，因此，端粒又被称为细胞的"生物钟"。科学家研究发现，端粒与细胞老化有关。细胞越老，其端粒长度越短，细胞越年轻，端粒越长。细胞分裂会使端粒变短，分裂一次，缩短一点，就像磨损铁杆一样，如果磨损得只剩下"残根"时，细胞就接近衰老。端粒的长短是由端粒酶决定的。正常人体细胞中一般检测不到端粒酶，但在睾丸、卵巢、胎盘及胎儿细胞中此酶为阳性。值得注意的是，恶性肿瘤细胞具有高活性的端粒酶，端粒酶阳性的肿瘤有卵巢癌、淋巴瘤、急性白血病、乳腺癌、结肠癌、肺癌，等等。人类肿瘤细胞中端粒酶活性普遍较高。

2．**人类染色体的数目**　生物界不同的物种除了在染色体形态特征上有其自身的特异性和稳定性外，染色体数目也各不相同。但同一物种的染色体数目却是相对恒定的。这对维持物种的稳定性具有重要意义。同时，染色体形态特征和数目也是物种鉴定的重要标志之一。

在真核生物中，一个成熟生殖细胞（配子）中所含的全套染色体称为一个染色体组，其中所包含的全部基因称为一个基因组（genome）。具有一个染色体组的细胞称为单倍体（haploid），以 n 表示；具有两个染色体组的细胞称为二倍体（diploid），以 2n 表示。人类正常体细胞为二倍体，染色体数目是 46，即 2n = 46 条。正常生殖细胞（精子或卵子）为单倍体，染色体数目是 23，即 n = 23 条。不同生物的染色体数目不同（表 3-2）。

表 3-2　不同物种的染色体数目

物种	体细胞 2n（条）	生殖细胞 n（条）
人	46	23
大猩猩	48	24
黑猩猩	48	24
狗	78	39
猫	38	19
兔	44	22
大鼠	42	21
小鼠	40	20

3．**人类染色体的类型**　根据着丝粒位置的不同，人类染色体可分为以下几类（图 3-5）：

（1）中着丝粒染色体：着丝粒位于染色体纵轴的 1/2 ~ 5/8，染色体两臂长度相等或近似相等。

（2）亚中着丝粒染色体：着丝粒位于染色体纵轴的 5/8 ~ 7/8，染色体长短两臂长度明显不同。

（3）近端着丝粒染色体：着丝粒靠近一端，位于染色体纵轴的 7/8 ~ 末端，短臂很短。

在一些真核生物体内还有另外一种着丝粒位于染色体末端、没有短臂的染色体，称为端着丝粒染色体。在人类正常细胞中没有这种端着丝粒染色体，但在肿瘤细胞中有时可见。

另外，根据功能的不同，人类染色体可分为常染色体（autosome）和性染色体（sex

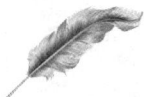

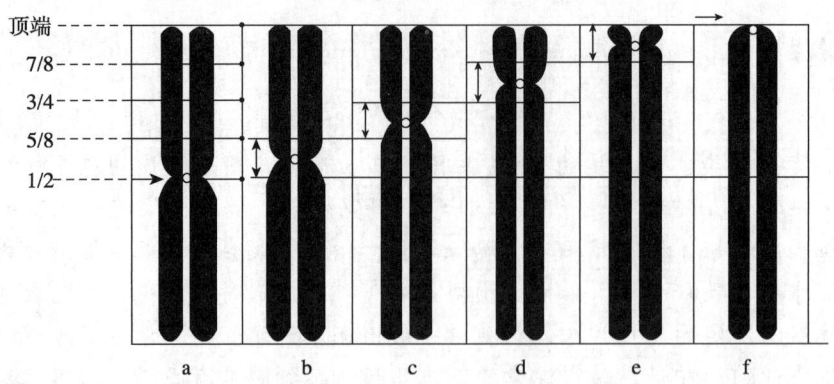

图 3-5 染色体的四种类型

a、b. 中着丝粒染色体；c、d. 亚中着丝粒染色体；e. 近端着丝粒染色体；f. 端着丝粒染色体

chromosome）两种。

（二）人类染色体的核型

核型（karyotype）是指将一个体细胞中的全部染色体，按其大小、形态特征分组编号排列所构成的图形。将待测细胞的核型进行染色体数目、形态结构特征的分析，称为核型分析（karyotype analysis）。通常以分裂中期的染色体作为分析对象。正常情况下，一个细胞的核型可代表该个体的核型。将一个群体中一部分正常体细胞的核型分析综合绘制而成的模式化核型图，称为核型模式图或染色体组型图（idiogram）。它代表一个物种的染色体组成。

1. 非显带染色体核型　20世纪70年代以前，用常规吉姆萨（Giemsa）染料对染色体进行染色的技术，称为非显带染色体技术。得到的染色体标本称为非显带染色体标本。非显带染色体除着丝粒和次缢痕外，整条染色体着色比较均匀。

（1）丹佛体制：为了便于对病例中畸变染色体进行描述和利于国际间的交流，1960年，在美国丹佛（Denver）市召开了第一届国际细胞遗传学会议，讨论并确定了人类染色体的国际标准命名体制——丹佛体制（Denver体制）。这一体制根据染色体的长度和着丝粒的位置，将人类体细胞中的46条染色体分为23对，其中22对为男女所共有，称为常染色体，并按由大到小的顺序依次编为1～22号；另外一对与性别有关，称为性染色体，包括X和Y染色体。23对染色体依据大小和形态特征，从大到小依次分为A、B、C、D、E、F、G七个组，其中X染色体和Y染色体根据大小特征分别归入C组和G组（表3-3，图3-6）。

表 3-3　人类核型分组与各组染色体形态特征

组号	染色体号	大小	着丝粒位置	次缢痕	随体	鉴别程度（非显带）
A	1～3	最大	中（1、3号） 亚中（2号）	1号常见	无	可鉴别
B	4～5	次大	亚中		无	难鉴别
C	6～12；X	中等	亚中	9号常见	无	难鉴别（X位于6、7或7、8号之间）
D	13～15	中等	近端		有	难鉴别
E	16～18	小	中（16号） 亚中（17、18号）	16号常见	无	可鉴别
F	19～20	次小	中		无	难鉴别
G	21～22；Y	最小	近端		有（Y无）	21、22号难鉴别 Y可鉴别（Y两长臂平行靠拢）

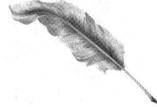

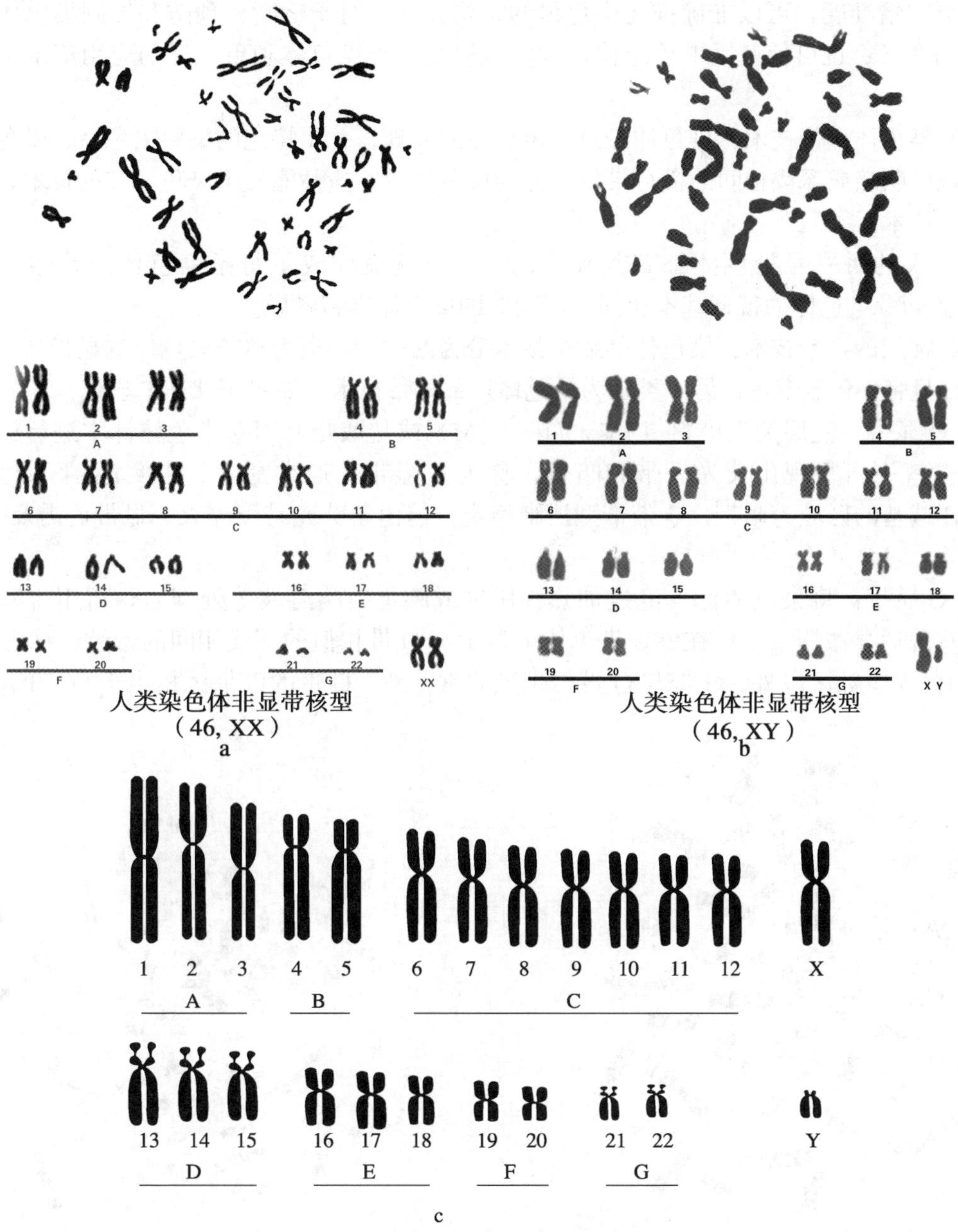

图 3-6　正常人非显带核型图
a. 女性核型；b. 男性核型；c. 人类的模式核型图
a、b 图上为分散相染色体，下为配好的核型

（2）非显带染色体核型的描述：非显带染色体核型的描述包括染色体总数和性染色体两部分内容，两者之间用逗号隔开。例如，46,XX 为正常女性核型；46,XY 为正常男性核型。

如果染色体异常，核型的描述则包括三部分内容：染色体总数、性染色体组成和染色体异常情况。例如，某男性患者比正常人多了一条 21 号染色体，则他的核型描述为 47,XY,+21。

2. 显带染色体核型　非显带染色体除着丝粒和次缢痕外，其余部位均匀着色。我们只能根据明显的外部特征准确识别 1 号、2 号、3 号、16 号和 Y 等几条染色体，其余的只能分辨到组，很难准确鉴别，组内染色体微小的结构畸变更难发现，这使得染色体结构畸变的研究以及染色体病的临床诊断受到很大的限制。1970 年染色体显带技术的问世和发展，提高了染色体核型分析的精准度,可以准确描述染色体的结构异常,对于诊断、预防和控制染色体病有十分重要的意义;也可使基因准确定位,为深入研究人类染色体和更广泛的应用奠定了坚实的基础。

(1) 染色体显带技术:染色体经过一定程序的处理,并用特定的染料染色后,染色体沿其长轴显现出明暗或深浅相间的横行带纹,称为染色体带。这种能显示染色体带的技术,称为染色体显带技术。

由于人的每一号染色体都有其独特的带纹,这就构成了每条染色体的带型(banding pattern)。同源染色体的带型基本相同,不同对的染色体带型各异。

(2) 常用的显带技术:染色体的显带技术分为两类。一类为整条染色体的显带技术,如Q显带、G显带、R显带等;另一类则为染色体局部显带技术,如C显带、T显带、N显带等。

1) Q显带:使用荧光染料氮芥喹吖因(QM)或盐酸喹吖因对染色体标本进行染色,在荧光显微镜下可呈现出荧光亮带和暗带,称为Q显带。通常富含AT碱基的区域为亮带,富含CG碱基的区域为暗带。Q带带型清晰稳定,但由于荧光易于淬灭,显带后需及时观察、分析。

2) G显带:将染色体标本经过加热、用碱或胰蛋白酶溶液等处理后,再用吉姆萨染液染色,在普通显微镜下,可在整条染色体上显示与Q带相似的深浅相间的带纹,称为G显带(图3-7)。除少数区段外,G带与Q带的带型非常一致,G带的深带区相当于Q带的亮带区;

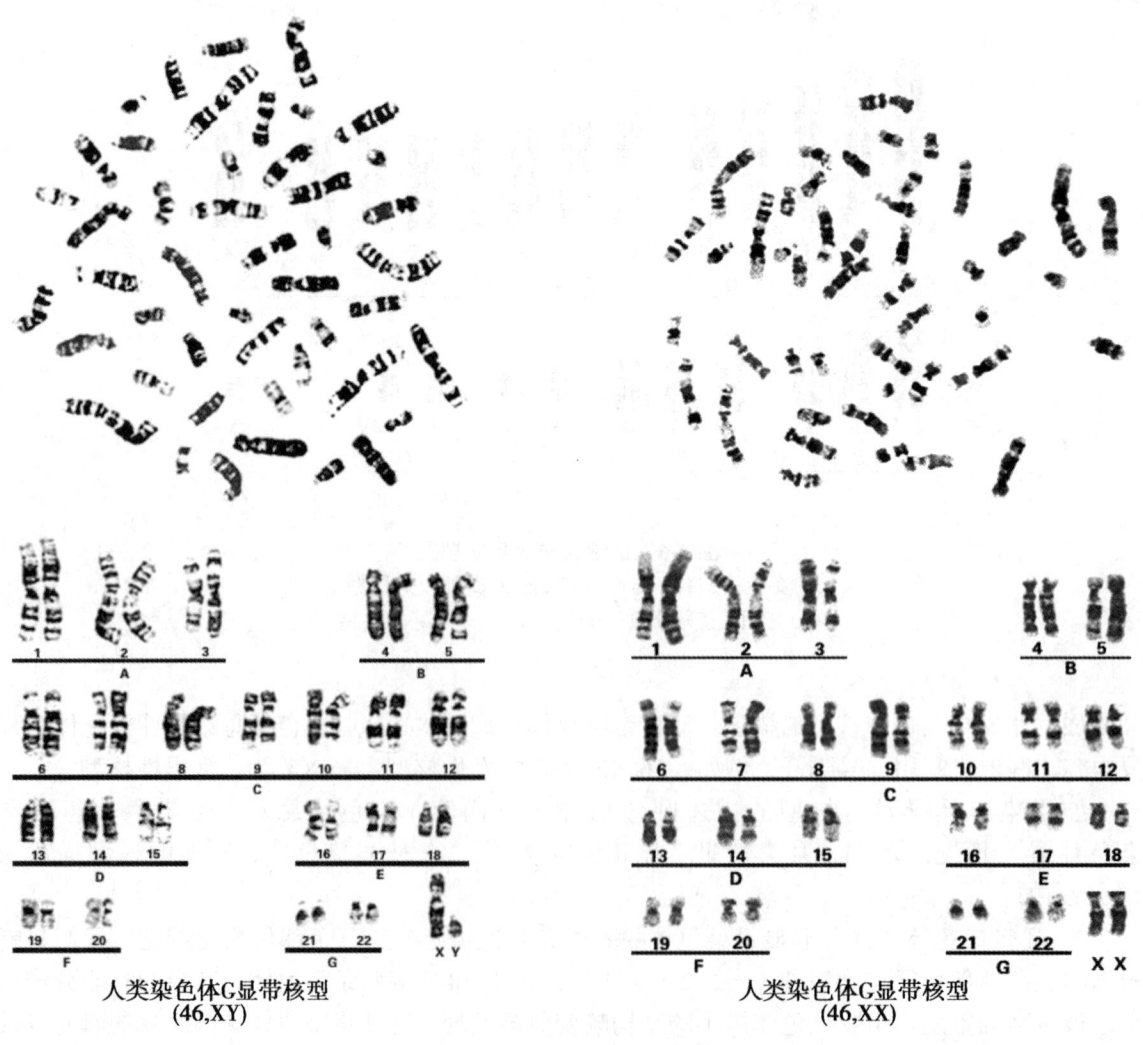

人类染色体G显带核型　　　　　人类染色体G显带核型
(46,XY)　　　　　　　　　　　(46,XX)

图 3-7　正常人 G 显带核型图

G 带的浅带区相当于 Q 带的暗带区。由于 G 显带方法简便、带纹清晰，染色体标本又可长期保存，因此，G 显带核型分析技术被广泛用于染色体病的诊断和研究。

3）R 显带：先用盐溶液预处理染色体标本后，再用吉姆萨染液染色，可显示与 G 带相反的带型，即 G 带深带相应的部位变为浅带，而 G 带浅带相应的部位变为深带，称为 R 带（反带）。R 显带可协同观察 Q 带、G 带浅染区结构上的变化。R 带将染色体两臂末端深染，因此，常用于测定染色体长度及研究染色体末端缺失或结构重排等结构异常。

4）C 显带：用 NaOH 或 $Ba(OH)_2$ 预处理染色体标本后，再用吉姆萨染液染色，可有选择地对着丝粒和次缢痕部位（组成性异染色质）进行深染，称为 C 显带。所以 C 显带技术可用于检测 Y 染色体、着丝粒区和次缢痕区的变化，也是常用的染色体显带技术。

5）T 显带：将染色体标本加热处理后，再用吉姆萨染液染色，可使染色体末端区域（端粒）特异性深染，称为 T 显带。为局部染色，主要用于分析染色体末端结构变化。

6）N 显带：应用硝酸银预处理染色体标本后，再用吉姆萨染液染色，可使染色体的随体及核仁组织区（NOR）呈现出特异的黑色银染物。这种银染色阳性的 NOR 称为 N 带，也叫银染显带（Ag-NOR）。研究表明，Ag-NOR 的可染性取决于它的功能活性，即具有转录活性的 NOR 容易着色，但受染物质不是次缢痕本身，而是其附近与 rRNA 转录有关的一种酸性蛋白。该技术为肿瘤细胞以及减数分裂等方面的研究开辟了新的途径。

(3) 人类显带染色体模式图：应用 Q、G、R 等显带方法，可显示人类染色体 24 种客观存在的特异带型，并为识别每条染色体的异常改变提供了准确的分析依据（图 3-8）。

(4) 染色体显带核型的描述：1971 年，根据在巴黎召开的第四届国际人类遗传学会议以及其后的多次人类细胞遗传学国际会议制定的《人类细胞遗传学命名国际体制》(An International System for Human Cytogenetic Nomenclature，ISCN)，提出了命名每一条显带染色体上各区和带的标准系统。

按照 ISCN 规定的命名方式，可将各条显带染色体划分为若干个区，每个区又划分为若干个带（图 3-9）。

1）染色体的界标、区和带

界标：是识别染色体的重要指标。它是染色体上恒定、有显著形态学特征的部位。主要包括着丝粒，染色体长臂、短臂的末端和某些特殊的带。

区：两相邻界标之间为区。

带：每一条染色体都是由一系列的带组成，没有非带区。

每条染色体的区和带均从着丝粒开始，沿着染色体的长臂和短臂从着丝粒向远端依次编写为 1 区、2 区、3 区……，以及 1 带、2 带、3 带……。界标所在的带归属此界标以远的区，并作为该区第 1 带。

2）显带核型的描述方法：需要写明四项内容，染色体序号、臂的符号、区号、带号。这些符号依次连续书写，不留间隔，也不加标点。例如，1q32 表示 1 号染色体长臂 3 区 2 带（图 3-9）。

3．高分辨显带染色体核型　20 世纪 70 年代后期，由于细胞分裂同步化制片技术的应用和染色体显带技术的改进，人们能够从早中期、前中期、晚前期或更早时期的细胞中得到更长、带纹更加丰富的染色体。处于中期的单倍染色体由于高度浓缩导致带纹数仅有 320 条，而处于早中期、晚前期的单倍染色体带纹数可达 550～850 条。高分辨显带技术的应用，使染色体核型分析更加精确，有助于发现更细微的染色体结构异常。这对于临床染色体病的诊断、染色体及肿瘤的研究、基因定位等具有重要意义。

《人类细胞遗传学命名的国际体制（1978）》[ISCN（1978）] 的模式图，显示了具有 550～850 条带的高分辨带型（图 3-10）。将这种在中期染色体原有的带纹上分出更多、更细

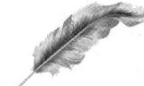

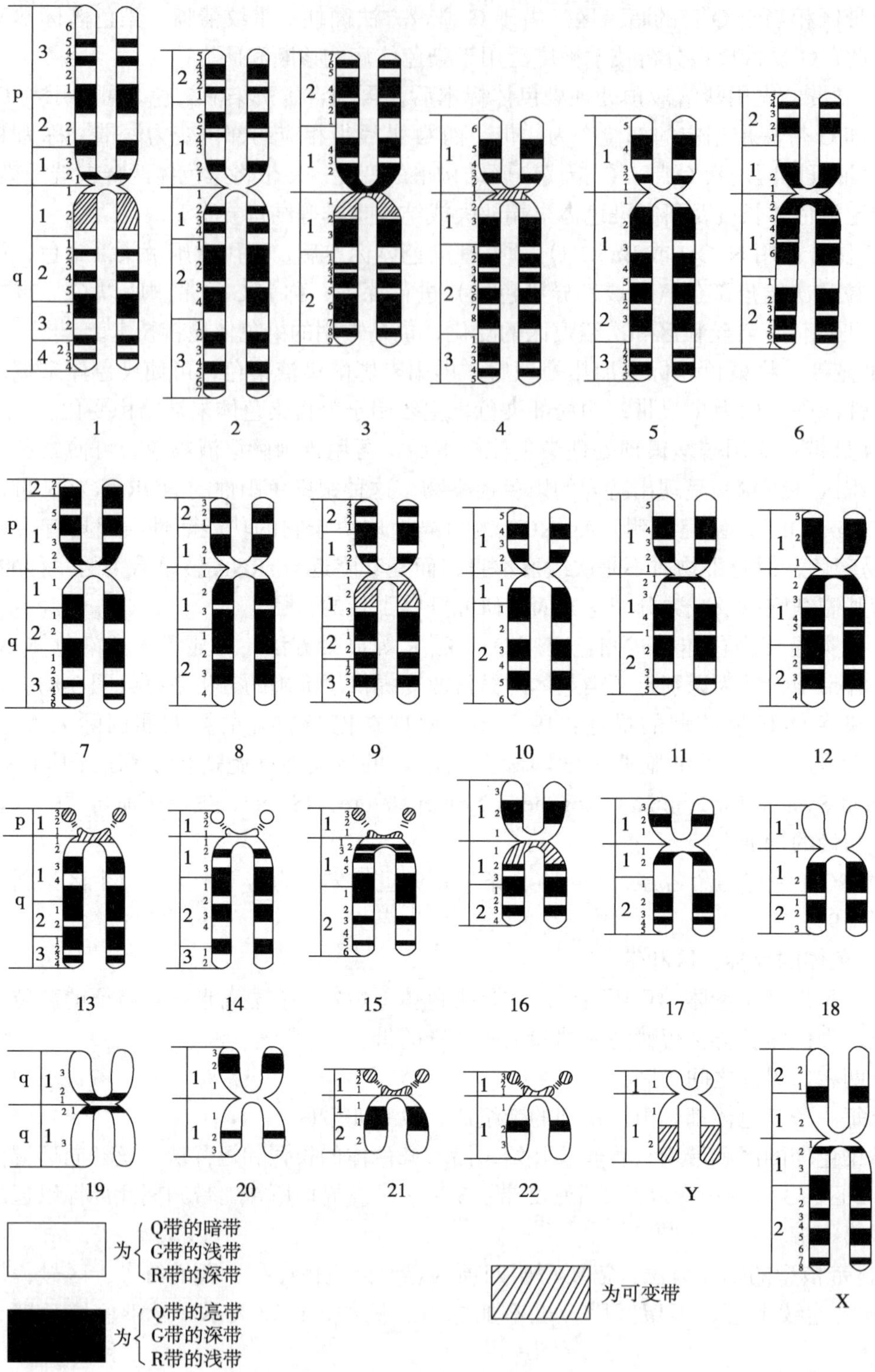

图 3-8　人类显带染色体模式图

的亚带和次亚带的染色体称为高分辨显带染色体。高分辨带的命名遵照 ISCN（1978）所用的编号系统，亚带和次亚带的命名也是由着丝粒一端向远端依次编号，在原带的名称后面加一个小数点，写上亚带和次亚带的号码，亚带和次亚带之间不用标点隔开，如 1p36.32，表示 1 号染色短臂 3 区 6 带 3 亚带的 2 次亚带。

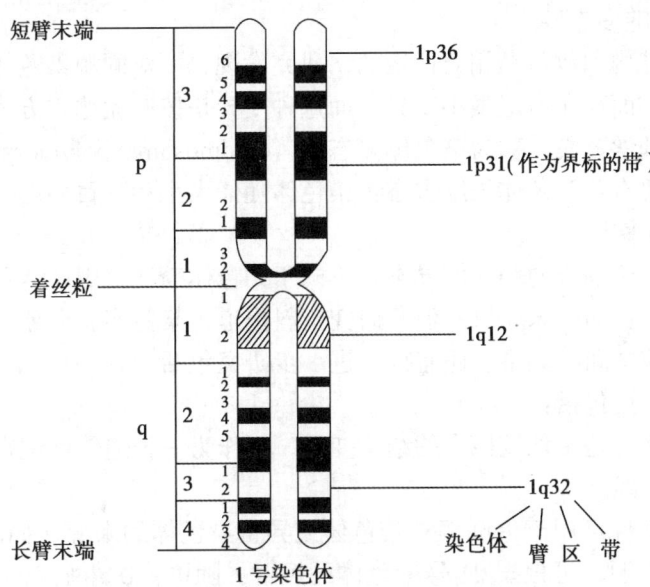

图 3-9　显带染色体区、带命名示意图

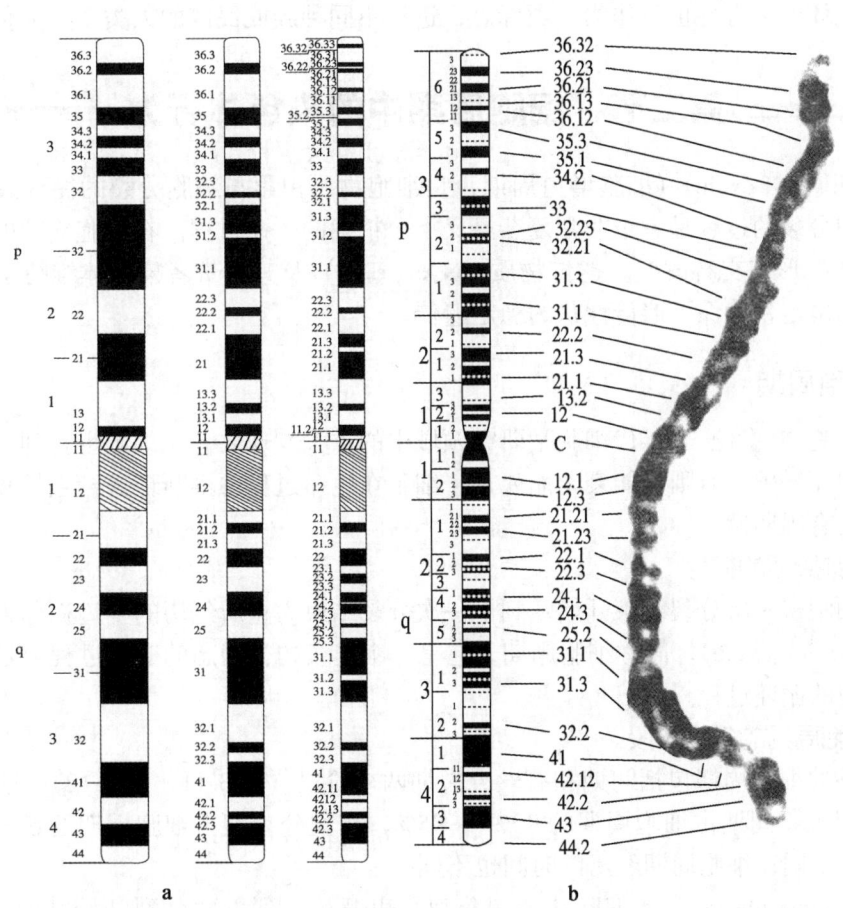

图 3-10　人类 1 号染色体高分辨带

a. 三种不同浓缩程度的正常人 1 号染色体 G 显带带型模式图

左边的染色体相当于巴黎命名法（1971）和 ISCN（1978）中的模式图约 400 条带的带型；中央的染色体是约 550 条高分辨带带型，右边的染色体是约 850 条高分辨带带型

b. 1 号染色体高分辨带的照片和模式图

（三）人类染色体的多态性

人类染色体形态结构和数目是相对恒定的。研究发现，一对同源染色体上的形态结构、带纹宽度和着色强度等方面存在恒定微小变异，而这种变异是按照孟德尔方式遗传的，通常没有明显的表型效应或病理学意义，称为染色体多态性（chromosomal polymorphism）。目前已知的人类染色体的多态主要有：染色体长度多态、染色体随体大小和数目多态、染色体次缢痕大小多态及 Q、G、C 带的多态。

染色体多态性不属于临床的染色体异常，不同于染色体畸变，因此，不具有明显的表型效应和病理学意义，无不良的临床后果。但有研究资料报道，某些多态现象与临床症状有关。染色体多态性与表型效应之间的关系，还有待于进一步研究包括。

染色体多态性的应用包括：

（1）染色体的多态性是一种较稳定的结构变异，可作为一种遗传标记在显微镜下观察并应用于临床研究和临床实践。

（2）染色体的多态性可用于追溯额外染色体或异常染色体的来源。如确定 21 三体综合征患者的额外染色体的来源，可根据 21 号染色体的短臂、随体、次缢痕以及显带着色强度等多态性特征，来追溯额外的 21 号染色体来自父方或母方。

（3）可用以进行亲权认定。通过检查子女、父母（或可能的父母）的染色体，根据染色体多态性标记的异同，来帮助确定子女与其父母的真实关系，进行亲权认定。

（4）染色体的多态性也可作为一项标志，进行不同种族或民族的人类学、遗传学研究。

第二节　细胞周期中的染色体行为

细胞周期（cell cycle）（细胞增殖周期）是细胞物质积累与细胞分裂的循环过程。这种物质准备和细胞分裂的过程是一个非常复杂且又十分精确的生命过程。在细胞周期的变化中，染色质和染色体的形态交替改变。遗传物质 DNA（基因）及其携带者染色体维持了亲代与子代间遗传物质的恒定，确保了遗传性状的稳定遗传。

一、细胞周期

细胞周期是 20 世纪 50 年代细胞学研究领域中的重大发现之一。细胞生长到一定阶段，将通过细胞分裂而增殖，否则可能衰老而死亡。细胞在生命过程中不断地进行生长和分裂，这种生长和分裂具有周期性。

（一）细胞周期的概念

通常把细胞从一次分裂结束开始，到下一次分裂结束为止所经历的全过程称为细胞增殖周期（cell generation cycle），简称细胞周期。它是一个连续的、动态的变化过程，是细胞物质积累与细胞分裂的循环过程。

（二）细胞周期的各个阶段

一个完整的细胞周期包括间期和有丝分裂期两个阶段（图 3-11，图 3-12）。这两个阶段所占时间相差很大，间期占细胞周期的 90%～95%，有丝分裂期占细胞周期的 5%～10%。根据细胞的种类不同，细胞周期经历的时间也不同。

1. 间期（interphase）　是细胞从一次分裂结束开始，到下次分裂开始之前的一段时间。是 DNA 复制和细胞分裂的物质准备和积累阶段，是物质代谢非常活跃的时期。间期又可分为 G_1 期（DNA 合成前期）、S 期（DNA 合成期）、G_2 期（DNA 合成后期）三个时期。

（1）G_1 期：是细胞生长和 DNA 合成准备时期，主要合成细胞生长所需要的 RNA、蛋白质、糖类、脂质等。特别是合成一些重要的蛋白质如周期蛋白、钙调蛋白及与 DNA 合成有关

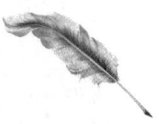

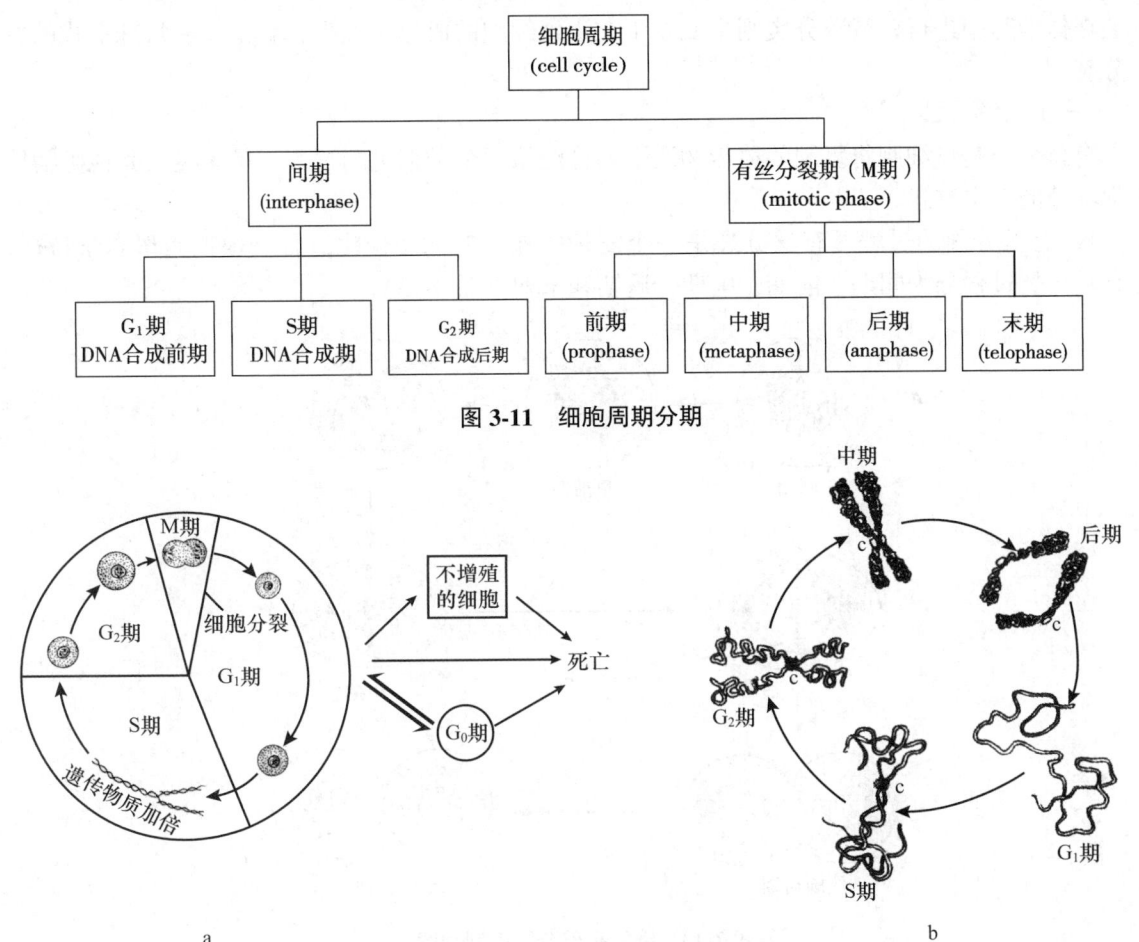

图 3-11　细胞周期分期

图 3-12　细胞周期示意图
a. 细胞周期；b. 细胞周期中的染色体

的酶，为细胞进入 S 期创造必备条件。G_1 期末存在调节细胞周期进程的限制点，是推进细胞周期的关键时刻，也是药物等因素作用于细胞的敏感点。

（2）S 期：为 DNA 合成期，是细胞周期中最关键的阶段。主要是进行 DNA 复制、组蛋白和非组蛋白的合成。DNA 经复制后其含量增加一倍，每条丝状的染色质具有两条 DNA 分子，染色体中的两条染色单体已经形成。此期对肿瘤治疗具有重要意义，临床上使用的一些化疗药物专门作用于 S 期，目的是阻断肿瘤细胞 DNA 合成。

（3）G_2 期：DNA 合成后期，合成 RNA 和蛋白质为细胞进入 M 期进行准备，如组装纺锤体的微管蛋白、促成熟因子（MPF）等的合成。

间期细胞经过 G_1 期、S 期、G_2 期，已经做好了进行有丝分裂的物质准备，细胞增殖由间期进入了有丝分裂期（M 期）。

2．有丝分裂期（mitotic phase）　是从细胞间期结束时开始，到新的间期出现时的一个阶段。此期主要特征是把 S 期已经复制的两套遗传物质（DNA）平均分配到两个子细胞中的过程。最明显的变化是细胞中染色体的变化，确保细胞内遗传物质能精确均等地分配给两个子细胞核，使分裂后的细胞保持遗传上的一致性。它是一个连续的动态变化过程。根据其主要变化特征，可将其分为前期、中期、后期和末期四个时期。

二、细胞分裂与染色体传递

真核细胞的细胞分裂主要包括有丝分裂（mitosis）和减数分裂（meiosis）两种方式。有丝分裂在体细胞中进行，减数分裂则主要发生在生殖细胞的成熟过程中，它是一种特殊形式的有丝分裂。

（一）有丝分裂

有丝分裂是母细胞将复制的遗传物质平均分配给两个子细胞的过程，是人类及其他生物体细胞增殖的基本方式。

1. 有丝分裂的过程　有丝分裂是一个复杂的连续的动态变化过程。根据其形态学特征，将有丝分裂过程分为间期、前期、中期、后期和末期（图3-13）。

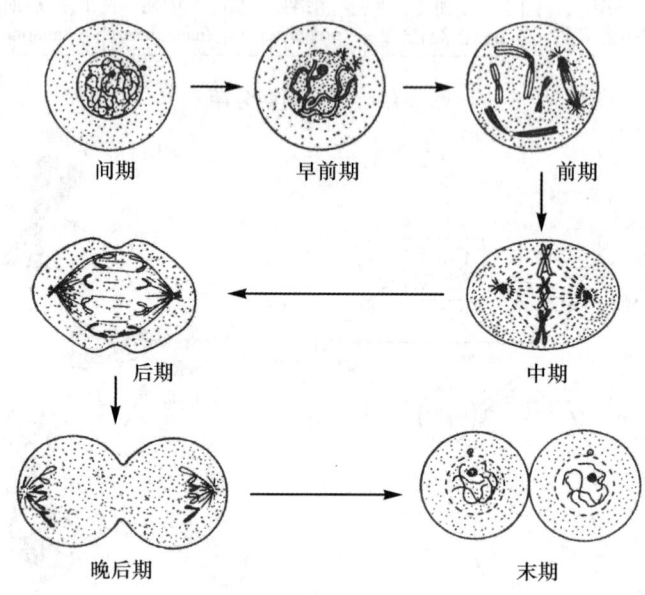

图3-13　细胞有丝分裂各期图解

2. 有丝分裂的生物学意义　通过有丝分裂，染色体复制一次，细胞分裂一次。由于染色体的复制和平均分配，亲代与子代细胞染色体数目相同，确保了遗传物质的连续性和稳定性。

（二）减数分裂

减数分裂是有性生殖的生物体在生殖细胞或配子（gamete）形成时所发生的一种特殊的有丝分裂过程。因分裂后形成的子细胞中的染色体数目减半，故称减数分裂。

1. 减数分裂的分期　减数分裂也是一个复杂的连续的动态变化过程，包含减数分裂Ⅰ期和减数分裂Ⅱ期两次连续的分裂过程（图3-14）。分裂中染色体只复制一次，而细胞连续分裂

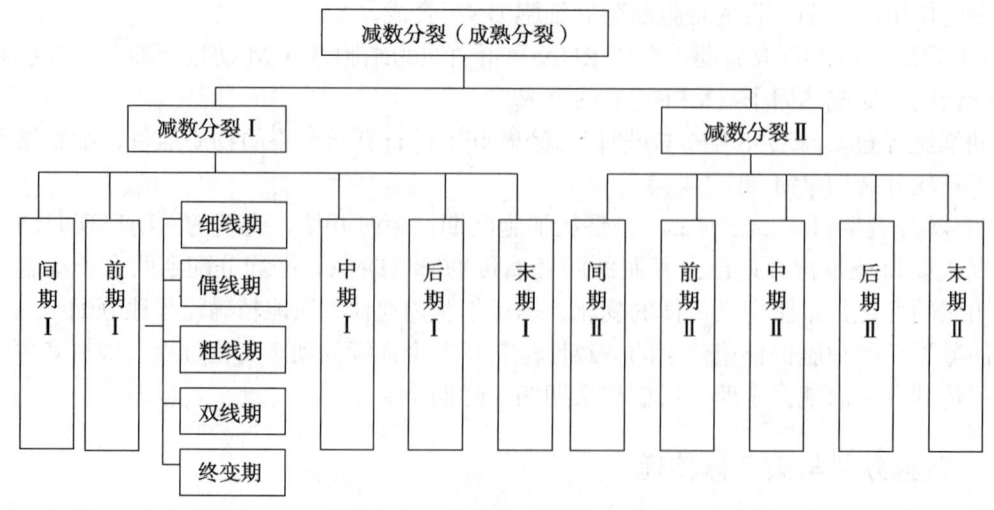

图3-14　减数分裂的分期

两次，结果使染色体数目从体细胞的46条（二倍体）减半为成熟生殖细胞的23条（单倍体）。

(1) 间期：生殖细胞在进行减数分裂之前与一般细胞有丝分裂一样要经历间期，在间期最关键的活动也是DNA复制以及相应染色体的复制，即每条染色体由单体状态变成含有两个染色单体的状态。

(2) 分裂期：减数分裂Ⅰ期主要是由初级精母细胞或初级卵母细胞形成次级精母细胞或次级卵母细胞的过程。减数分裂Ⅱ期主要是由次级精母细胞或次级卵母细胞形成精细胞或卵子和极体的过程，与有丝分裂过程基本相同（图3-15，表3-4）。

减数分裂Ⅰ期的前期Ⅰ与有丝分裂前期相似，染色质变成染色体，核膜、核仁消失；不同的是历时较长、变化复杂，又分为五个时期。

1）细线期：染色质已螺旋化成细而长的线状染色体，彼此交织成网状。每条染色体包含的两条姐妹染色单体紧密相连，在光镜下难以分辨。

2）偶线期：同源染色体相互靠拢，进行配对，称为联会（synapsis）。同源染色体（homologous chromosome）是指大小、形态相同，结构基本相似，一条来自父方、一条来自母方的一对染色体。联会的结果是每对同源染色体形成一个二价体（bivalent），细胞中有几对同源染色体就形成几个二价体。

3）粗线期：染色体进一步螺旋化缩短变粗，光镜下可见每一条染色体由两条染色单体构成，称二分体（dyad）。一个二价体有四条染色单体，称四分体（tetrad）。同一条染色体上的两条染色单体之间称姐妹染色单体。同源染色体的染色单体之间互称为同源非姐妹染色单体（non-sister chromatid）。非姐妹染色单体间有时可以看到交叉，表示它们之间发生了相对应片段的交换，即遗传物质交换。

4）双线期：同源染色体相互排斥，发生分离，交叉点逐渐向染色体末端移动（交叉端化）。二价体继续缩短变粗。

5）终变期：染色体高度螺旋化，变得最短最粗。核膜、核仁消失解体，纺锤体开始形成。

前期Ⅰ完成后，随后的中期Ⅰ、后期Ⅰ、末期Ⅰ和前期Ⅱ、中期Ⅱ、后期Ⅱ、末期Ⅱ与有丝分裂过程基本相同（表3-4）。

表3-4 细胞有丝分裂与减数分裂各期及形态特征

分裂方式、时期、特征		前期	中期	后期	末期
有丝分裂		染色质螺旋化成丝，缩短变粗成染色体，核膜、核仁解体消失，出现纺锤丝等（2n）	纺锤体形成，染色体高度浓缩，在纺锤丝的牵引下，排列到细胞中央的赤道板	着丝粒纵裂，在纺锤丝的牵引下姐妹染色单体分离，向细胞两极移动并集中	染色体解旋为染色质，核膜、核仁出现，形成子核，细胞膜中央横缢，一分为二，形成2个子细胞（2n）
减数分裂	减数分裂Ⅰ	染色质螺旋化成丝，缩短变粗成染色体，核膜、核仁消失，可分为细线期、偶线期、粗线期、双线期和终变期5个时期（2n）	纺锤体形成，在纺锤丝的牵引下，形成四分体的各对同源染色体（二价体）排列到赤道面上	二价体分离，分别移向细胞两极，每极分到每对同源染色体中的一条，染色体数目减半，非同源染色体是以自由组合的方式移向细胞两极	染色体解旋为染色质，核膜、核仁出现，形成两个子核，细胞一分为二，形成两个染色体数目已减半的二分体子细胞（n）
	减数分裂Ⅱ	核膜、核仁消失，二分体凝缩	纺锤体形成，二分体排列到赤道板上	纺锤体形成，二分体着丝粒纵裂，2条姐妹染色单体分离形成2个单分体，移向两极	单分体解旋成染色质，核膜、核仁出现，形成子核。细胞二分为四，产生4个单倍体的子细胞（n）

2．减数分裂的生物学意义

(1) 经过减数分裂产生单倍体的生殖细胞（n=23），再通过受精作用，精子与卵子结合形

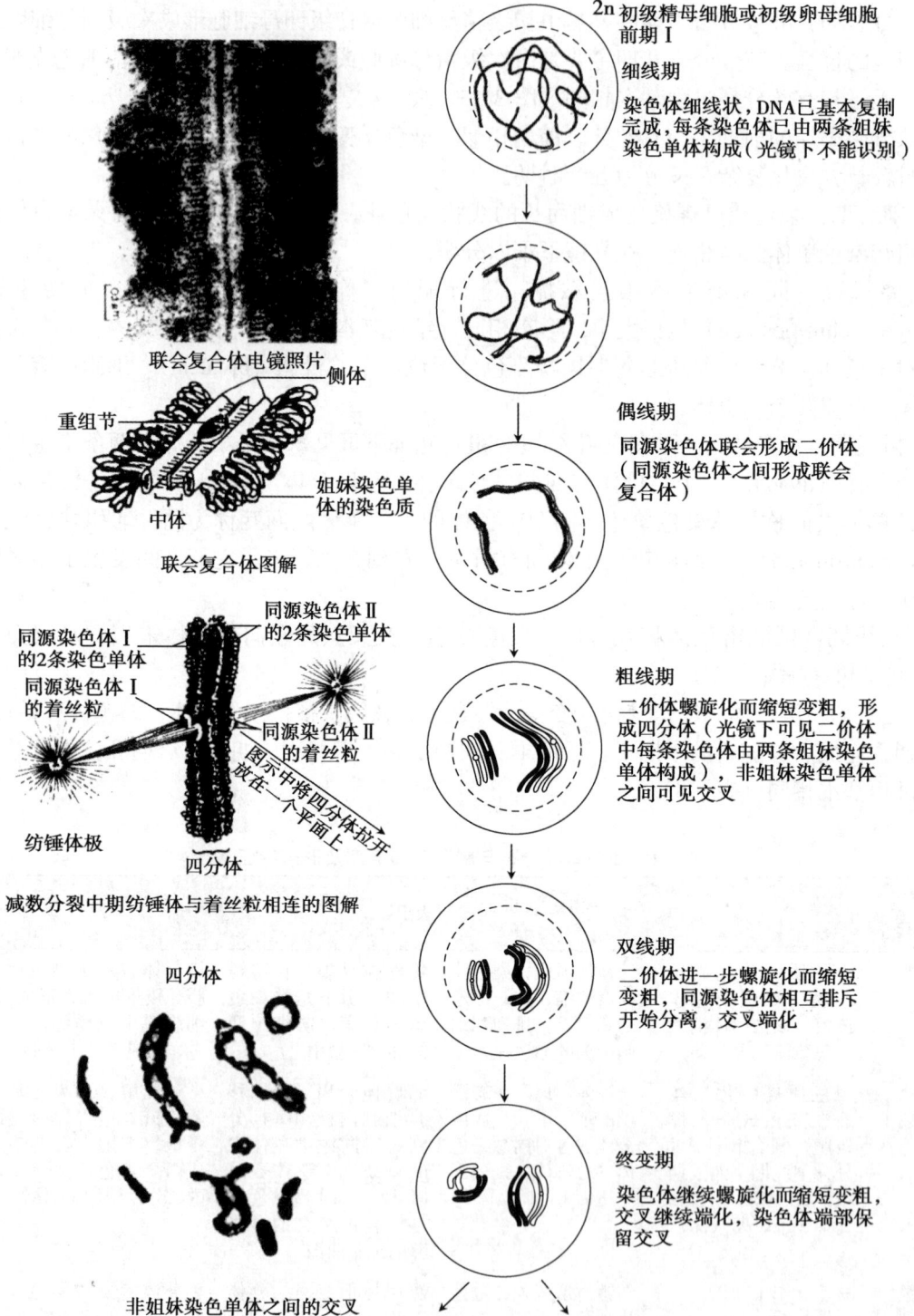

图3-15 减数分裂的过程
两对染色体的细胞，白色和黑色染色体分别代表同源染色体中的父源和母源染色体

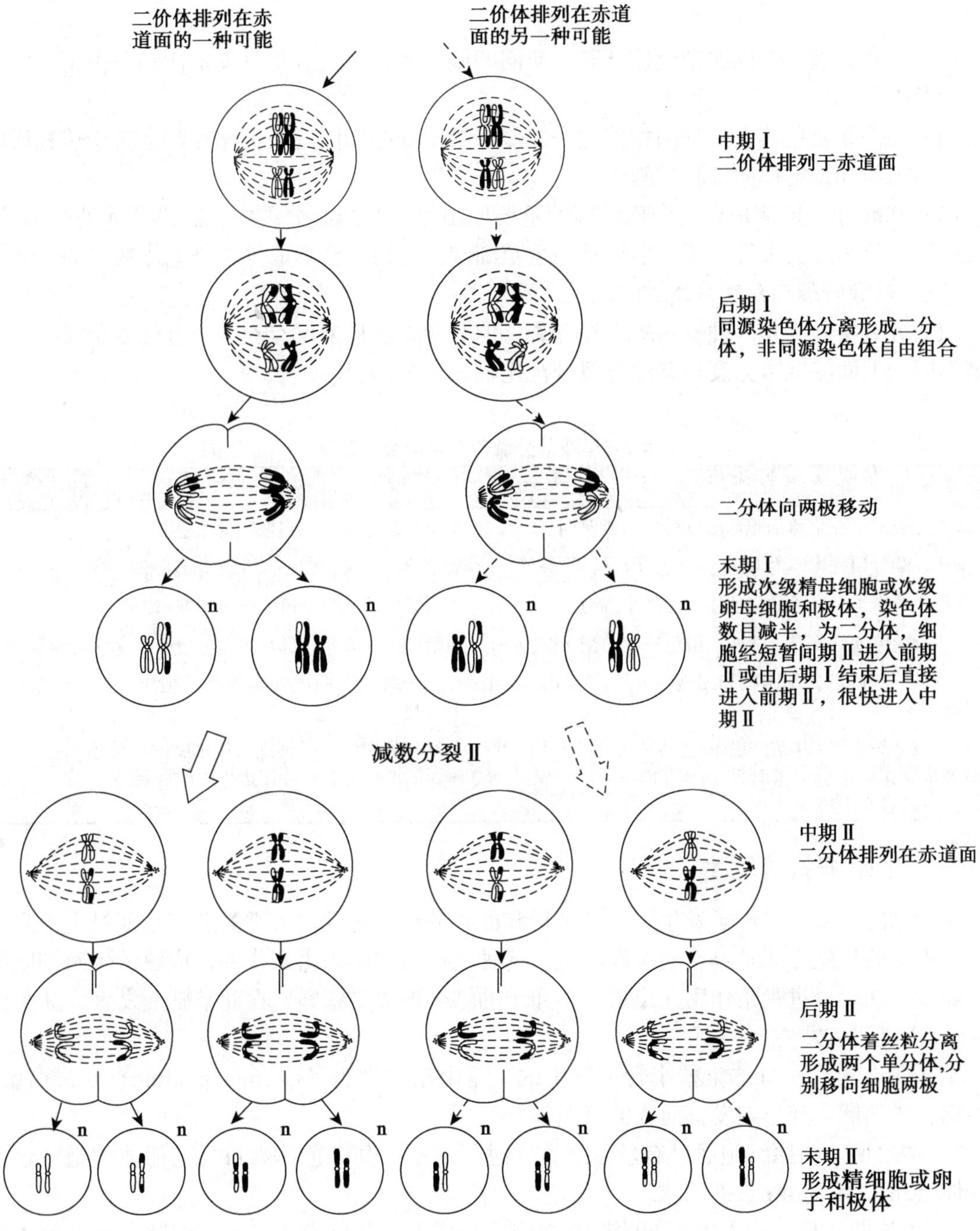

图 3-15 减数分裂的过程（续）
两对染色体的细胞，白色和黑色染色体分别代表同源染色体中的父源和母源染色体

成二倍体的受精卵（2n=46），这是维持物种遗传特性的重要条件，保证了人类亲子代之间的染色体数目相对稳定。

（2）减数分裂中，同源染色体之间发生的局部物质交换以及在分离时非同源染色体之间的自由组合，导致基因重组，使生殖细胞具有多样性，这是生物变异的物质基础，是生物进化的需要。

（3）减数分裂中，同源染色体分离，非同源染色体自由组合是分离定律和自由组合定律的细胞学基础。

（4）同一条染色体上的基因相伴随一起传递给子细胞和同源染色体在联会时遗传物质的交换，是连锁与互换定律的细胞学基础。

（5）减数分裂异常是导致染色体病的重要原因之一。减数分裂中，因染色体的行为异常，如染色体不分离或丢失等，可产生异常的生殖细胞，受精后会形成异常染色体数目的个体。

（三）减数分裂与有丝分裂的区别

减数分裂实际上是一种特殊的有丝分裂，但其分裂过程要比有丝分裂过程复杂得多，且有许多不同。下面将减数分裂与有丝分裂进行比较（表3-5）。

表3-5　减数分裂与有丝分裂的区别

减数分裂	有丝分裂
1．减数分裂发生在生殖细胞形成过程中的成熟期	有丝分裂是真核细胞增殖的主要方式
2．细胞连续分裂两次，而DNA（染色体）只复制一次	细胞分裂一次，DNA（染色体）复制一次
3．所形成的精子、卵子的染色体数目减半（n）	所形成的子细胞染色体数目不变（2n）
4．同源染色体联会配对，非姐妹染色单体间交叉交换	细胞中每条染色体都是独立的，不产生联会和交换
5．减数分裂包括两次细胞核和细胞质分裂，结果产生4个细胞	有丝分裂只有一次细胞核和细胞质分裂，结果产生2个细胞
6．在减数分裂中来自双亲的遗传信息是混合的，每一个单倍体细胞实际上具有独特的基因组合，保证了生殖细胞遗传物质的多样性	有丝分裂形成的子细胞与母细胞的遗传信息完全一致，保证了遗传物质在传递过程中的稳定性

三、生殖细胞的发生

生殖细胞的发生（配子发生）是指精子和卵子的形成过程。人类的遗传是通过生殖来完成的，而人类的生殖方式是典型的有性生殖。这种生殖过程必须由亲代提供成熟的生殖细胞即精子和卵子，然后经过受精作用完成精子与卵子的结合形成受精卵，在此基础上发育成新个体。

（一）精子的发生

精子是在男性睾丸的生精小管中发生的，是由精原细胞（spermatogonium）经过增殖期、生长期、成熟期、变形期发育而成的（图3-16）。

1．增殖期　精原细胞通过有丝分裂方式进行增殖，其染色体数目与其他体细胞一致，为二倍体（2n），含有46条染色体。

2．生长期　部分进入生长期的精原细胞体积增大，分化为初级精母细胞，其染色体数仍为46条，为二倍体（2n）。

3．成熟期　初级精母细胞进行减数分裂，经过减数分裂Ⅰ期形成2个次级精母细胞（secondary spermatocyte），每个次级精母细胞含有23条染色体（二分体），为单倍体细胞（n）。经过减数分裂Ⅱ期，每个次级精母细胞形成2个精细胞（spermatid），每个精细胞含有23条染色体（单分体）。结果1个初级精母细胞（2n）经过减数分裂后，形成4个精细胞（n）。

4．变形期　由圆形的精细胞成熟为蝌蚪形的精子（sperm）。

男性在性成熟之后，精原细胞通过上述四个时期形成大量精子，精子发生的周期为2个月

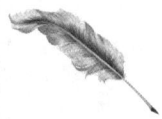

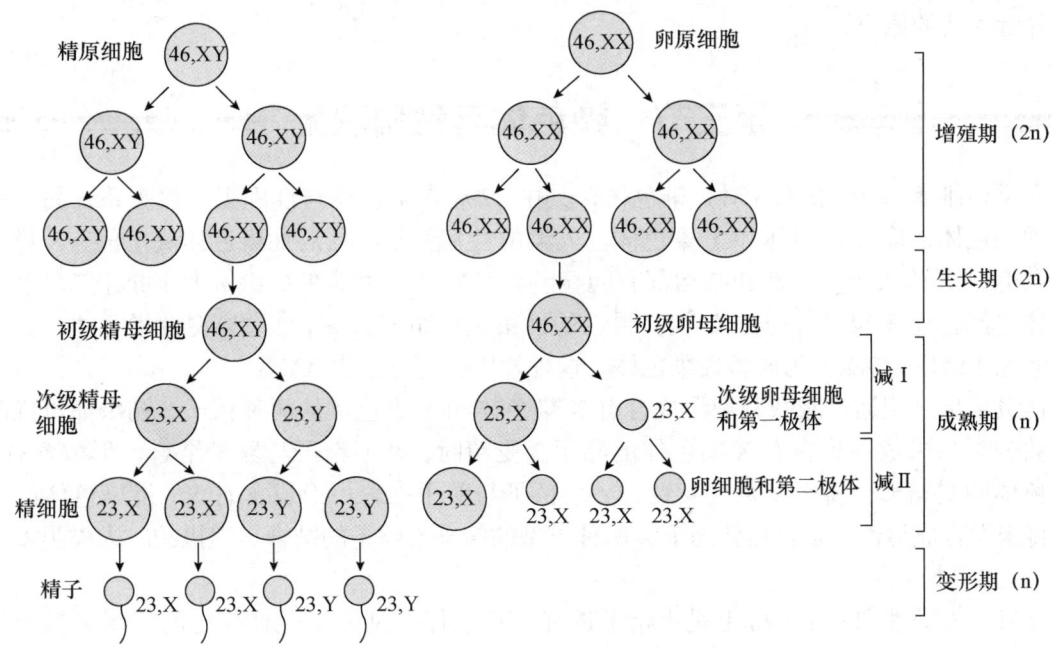

图 3-16　精子和卵子的生成过程

左右，男性一生中产生精子的总数约 1 万亿个。男性老年期仍有精子发生，但具有较高的突变率。

（二）卵子的发生

卵子由女性卵巢中的卵原细胞发育而成，基本过程与精子发生过程相似，但无变形期（图 3-16）。

1．增殖期　卵巢中卵原细胞（oogonium）通过有丝分裂进行增殖，其染色体数目为 46 条，为二倍体（2n）。

2．生长期　进入生长期的部分卵原细胞，体积显著增大并发育成初级卵母细胞（primary oocyte）。其细胞质中积累了大量的卵黄、RNA 和蛋白质等营养物质。初级卵母细胞的染色体仍为 46 条（2n）。

3．成熟期　初级卵母细胞进行减数分裂，经过减数分裂Ⅰ期，初级卵母细胞形成 1 个体积较大的次级卵母细胞（secondary oocyte）和 1 个第一极体（first polar body），细胞内染色体数目减半，含有 23 条染色体（二分体），成为单倍体（n）。经过减数分裂Ⅱ期，次级卵母细胞形成 1 个体积较大的卵子（ovum）与 1 个第二极体（second polar body），第一极体也分裂为 2 个第二极体，仍为单倍体（n），具有 23 条染色体（单分体）。这样，1 个初级卵母细胞经过减数分裂就形成了 1 个卵子和 3 个极体。极体不能继续发育而逐渐退化消失。

在人类的卵子发生过程中，卵原细胞增殖是在胚胎发育早期的卵巢中进行的。卵原细胞发育成初级卵母细胞是在胚胎发育的晚期 6 个月左右，而初级卵母细胞进行减数分裂的过程是间断不连续的。个体出生后能继续得到发育的初级卵母细胞有 400 个左右，且停留在减数分裂前期Ⅰ的双线期。当女性性成熟之后减数分裂继续进行，每月有一个初级卵母细胞形成一个次级卵母细胞和一个极体，次级卵母细胞继续发育并停留在减数分裂中期Ⅱ，同时从卵巢中排出，进入输卵管（周期性排卵）；受精后，才能进入后期和末期，完成完整的减数分裂，形成卵子和第二极体。如果未受精，次级卵母细胞则将退化死亡。由此可见，减数分裂前期Ⅰ双线期的初级卵母细胞在女性体内停留时间较长，可达十余年到数十年之久。随着女性年龄的增长，这些初级卵母细胞将经历更多环境因素的影响而易发生减数分裂的异常，如染色体不分离，形成染色体数目异常的生殖细胞，导致形成染色体数目异常的后代，这就是高龄孕妇更容易生出染色体异常患儿的原因。

第三节 染色体与性别决定

人类体细胞含46条（23对）染色体，其中22对常染色体与性别无直接关系。另外一对就是性染色体，即X染色体和Y染色体，人类的性别就是由这对性染色体决定的。X染色体和Y染色体无论大小、形态和结构都有明显差异。X染色体排在C组，大小介于7号和8号染色体之间，而Y染色体排在G组。男性的性染色体组成为XY，为异型性染色体，而女性的性染色体组成为XX，为同型性染色体。这种性别决定方式为XY型。

初级精母细胞通过减数分裂形成含有X染色体和Y染色体的两种精子，初级卵母细胞通过减数分裂只形成一种含有X染色体的卵子。受精时，X型精子与卵子结合，形成含有XX性染色体的受精卵，将来发育成女性；Y型精子与卵子结合，形成含有XY性染色体的受精卵，将来发育成男性。在自然状态下，两种类型的精子与卵子的结合是随机的，人类男女性别比大致为1:1。

显然，人类性别决定实际上是由精子带有X染色体还是Y染色体决定的，而X染色体和Y染色体在人类性别决定中的作用并不相等。Y染色体对人类的性别有着决定作用，一个个体无论有几条X染色体，只要有Y染色体就将发育成男性。1990年，Sinclair等在Y染色体上发现了Y染色体性别决定区（sex-determining region of Y，SRY）基因，认为它与人类的性别决定密切相关。近年来的研究表明，SRY可能作为睾丸发育的启动者，但不能肯定是否是决定睾丸发育的唯一基因。例如，常染色体三体型患者也常伴有睾丸异常；具有多个X染色体的男性，其雄性激素水平低下并伴有隐睾出现等，说明在性别决定中，除了SRY基因外，可能还有其他基因也影响着性别的决定。

自测题

一、A型选择题

1. 染色质和染色体是
   A. 不同物质在细胞周期不同时期的存在形式
   B. 同一种物质在细胞周期不同时期的两种存在形式
   C. 同一种物质在细胞周期同一时期的两种形态表现
   D. 同一种物质在细胞周期同一时期的两种叫法
   E. 同一种物质在细胞周期同一时期的两种状态

2. 下列关于细胞周期的叙述正确的是
   A. 细胞周期是指细胞从开始分裂到分裂结束
   B. 细胞周期是指细胞从上一次分裂到下一次分裂结束
   C. 细胞周期是指细胞从上一次分裂结束开始到下一次分裂结束为止
   D. 细胞周期是指细胞从上一次分裂开始到下一次分裂开始之前
   E. 细胞周期是指细胞从分裂结束到下一次分裂

3. 有丝分裂染色体加倍和DNA加倍发生的时期分别是
   A. 间期和后期
   B. 间期和末期
   C. 后期和间期
   D. 后期和末期
   E. 间期和前期

4. 染色单体是指
   A. 呈染色质状态的细丝
   B. 复制前的一条染色体
   C. 由一个染色体通过复制纵裂开来的两条染色体

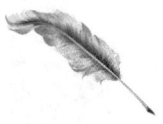

D．复制后暂时由一个着丝点连接没有分开的两条染色体

E．复制后的一条染色体

5．细胞在有丝分裂过程中，纺锤体清晰可见、染色体形态和数目最清晰的时期是细胞分裂的

A．前期

B．中期

C．后期

D．末期

E．间期

6．在细胞周期中，细胞内主要变化恰好相反的两个时期是

A．间期和末期

B．中期和后期

C．前期和后期

D．前期和末期

E．间期和前期

7．假设一细胞的染色体为20条，在连续进行两次有丝分裂后，产生的子细胞中有染色体

A．10条

B．20条

C．30条

D．40条

E．60条

8．在减数分裂过程中，染色体数目减半发生在

A．精原细胞形成初级精母细胞时

B．初级精母细胞形成次级精母细胞时

C．精细胞形成精子时

D．配对的同源染色体彼此分离时

E．联会

9．受精卵中的染色体来源是

A．全部来自卵子

B．一部分来自卵子

C．全部来自精子

D．一半来自精子，一半来自卵子

E．一部分来自精子

10．同源染色体联会发生在

A．细线期

B．偶线期

C．双线期

D．粗线期

E．生长期

11．人类精子的发生过程中，如果减数第一次分裂时一个初级精母细胞发生了同源染色体不分离，则可形成

A．一个异常精子

B．两个异常精子

C．三个异常精子

D．四个异常精子

E．五个异常精子

12．只在减数分裂过程中发生，而在有丝分裂过程中不发生的是

A．DNA的复制

B．染色体的平均分配

C．同源染色体联会

D．纺锤丝的出现

E．染色体的复制

二、名词解释

1．细胞周期 2．有丝分裂 3．减数分裂 4．同源染色体 5．二价体 6．核型

三、简答题

1．简述染色质和染色体的关系。

2．简述细胞周期的过程。

3．简述减数分裂的意义。

（陈利荣）

第四章 单基因病

第四章数字资源

思政之光

学习目标

1. 掌握三大遗传定律及其细胞学基础，单基因遗传病的概念，各类单基因遗传病（AD、AR、XD、XR 和 Y 连锁遗传病）的传递方式、系谱特点以及常染色体显性遗传的类型。
2. 熟悉三大遗传定律的解释与验证方法，具有代表性的单基因遗传病的临床表现，两种单基因病的自由组合、连锁与互换传递的规律。
3. 了解分析单基因遗传病时应注意的问题。
4. 了解孟德尔的事迹，塑造科学奉献精神、工匠精神。

案例导入

有两对刚刚结婚的青年夫妇，甲夫妇的男方是抗维生素 D 佝偻病患者，女方正常；乙夫妇双方都正常，但女方的弟弟是血友病患者（其父母正常）。医生建议这两对夫妇在生育之前进行遗传咨询。

思考：假如你是医生，你认为这两对夫妇的后代患相关遗传病的风险如何？

人类的遗传性状是多种多样的。除了正常基因表达的正常性状外，还有突变基因表达形成的异常性状或遗传病。根据控制遗传性状的基因数目，可将人类遗传性状的遗传方式分为单基因遗传和多基因遗传两大类。单基因遗传性状是指某种性状的遗传主要受一对等位基因的控制，其遗传方式遵循孟德尔定律。由单基因突变所致的疾病称单基因病。目前已知的单基因性状有 6600 多种，并且每年在以 10～50 种的速度递增。单基因遗传病已经对人类健康构成了较大的威胁。

第一节 遗传的基本规律

孟德尔（G. Mendel，1822—1884）从 1856 年开始以豌豆为材料，进行杂交实验。他通过统计学处理实验数据，经过 8 年的艰苦研究，总结出遗传因子在亲代和子代间的传递规律，提出了分离定律和自由组合定律，为遗传学奠定了理论基础。孟德尔提出的分离定律、自由组合定律和摩尔根提出的连锁与互换定律是遗传学的三大基本定律。

生物所具有的形态特征和生理特点，称为性状（character，trait）。如豌豆种子的形状、种皮的颜色等。

一、分离定律

（一）分离现象的发现

孟德尔首先对一对相对性状进行了杂交实验。他将豌豆去掉雄蕊或雌蕊，然后进行人工授粉，以防止花粉混杂。他用纯种圆滑豌豆和纯种皱缩豌豆作为亲本进行杂交，子一代（F_1）都是圆滑的。子一代自花授粉所得的种子为子二代（F_2），既有圆滑又有皱缩，两者呈一定比率（表4-1）。

表4-1 孟德尔豌豆杂交实验结果

性状的类别	亲本的相对性状	F_1性状表现	F_2性状表现（数目）	比率
子叶颜色	黄，绿	黄	黄（6022），绿（2001）	3.01:1
成熟种子形状	圆，皱	圆	圆（5474），皱（1850）	2.96:1
种皮颜色	灰褐，白	灰褐	灰褐（705），白（224）	3.15:1
豆荚形状	饱满，缢缩	饱满	饱满（822），缢缩（299）	2.75:1
未成熟豆荚颜色	绿，黄	绿	绿（428），黄（152）	2.82:1
花的位置	腋生，顶生	腋生	腋生（651），顶生（207）	3.14:1
茎的高矮	高，矮	高	高（787），矮（277）	2.84:1

孟德尔把在子一代表现出来的亲本性状称为显性性状（dominant character），而未表现出来的亲本性状称为隐性性状（recessive character）。杂交亲本的相对性状在子二代的不同个体间又分别表现出来，这种现象称分离（segregation）。子二代表现显性性状和隐性性状的豌豆植株的数量比率接近3:1。

（二）分离现象的解释

根据实验结果，孟德尔提出如下假设来解释分离现象：①遗传性状是由遗传因子控制的。②生物的每一性状受一对遗传因子控制，后者分别来自父本和母本。③遗传因子在形成生殖细胞时相互分离，使配子细胞中只得到成对因子中的一个。配子随机结合成合子，遗传因子又恢复到成对状态。遗传因子各自独立、互不混杂，而对性状发育却相互影响，表现出显、隐性关系。④控制显性性状和隐性性状的遗传因子，分别称显性遗传因子和隐性遗传因子。

1909年，丹麦遗传学家约翰逊将遗传因子改称基因（gene）。通常用大写字母表示显性基因，小写字母表示隐性基因。如豌豆种子圆滑和皱缩这一对可观察的性状，称为表现型（phenotype）或简称表型，与之有关的遗传组成称为基因型（genotype）。同源染色体上同一位点不同形式的基因称等位基因，等位基因控制相对性状的发育。控制圆滑的基因用R表示，控制皱缩的基因用r表示，R和r是一对等位基因，由此可构成RR、Rr和rr三种基因型的个体。基因型RR或rr的个体，一对基因彼此相同，称为纯合子（homozygote）或纯合体。子一代圆滑个体的基因型为Rr，这一对基因彼此不同，称杂合子（heterozygote）或杂合体。在子一代中，因为r对R是隐性，所以皱缩不被表现，子一代全部为圆滑种子。而子一代在形成配子时R和r彼此分开，产生数量相等的R或r两种配子，自交时有四种不同组合。其中1/4为RR，表现圆滑；1/2为Rr，也表现圆滑；1/4为rr，表现皱缩。结果圆滑和皱缩出现了3:1的比率（图4-1）。

（三）分离假设的验证

为了验证上述假设，孟德尔设计了测交实验，即用子一代与纯合隐性的亲本杂交。按假设预测，子二代圆滑和皱缩应出现1:1的比率（图4-2），最终实验结果和预期的完全符合。由

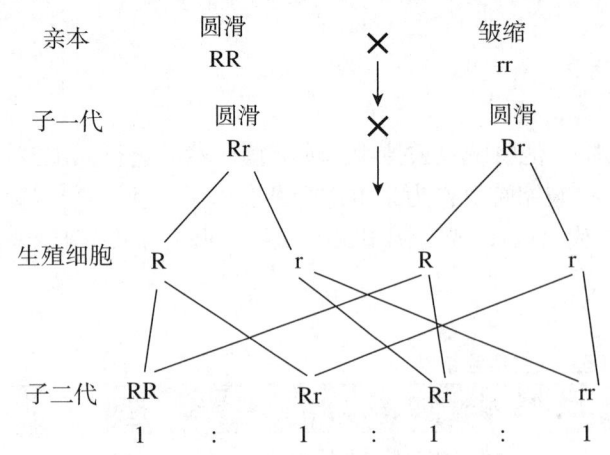
图 4-1　圆滑豌豆和皱缩豌豆杂交图解

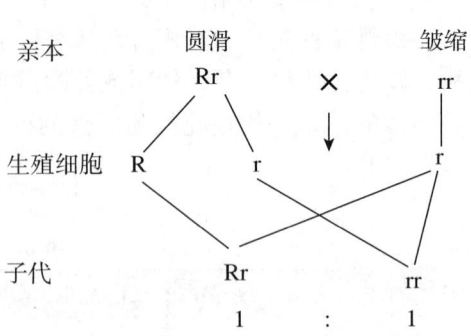
图 4-2　圆滑豌豆和皱缩豌豆测交图解

此孟德尔总结出了分离定律（law of segregation）：一对基因在杂合状态互不干扰，保持相互独立，在生殖细胞形成时，彼此分离分别进入不同的配子中。

分离定律的细胞遗传学基础是：减数第一次分裂时，同源染色体的分离。

二、自由组合定律

（一）自由组合现象的发现

孟德尔在得出分离定律后，继续用黄色圆滑和绿色皱缩的纯种豌豆进行杂交，得到的子一代都是黄色圆滑种子。子一代自花授粉后，得到子二代共计 556 粒种子，表型有四种：黄色圆滑（315）、黄色缩皱（101）、绿色圆滑（108）和绿色皱缩（32），比率接近 9∶3∶3∶1。黄圆和绿皱与亲本性状相同，称亲组合，又称亲本类型；黄皱和绿圆是亲本性状的重新组合，称重组合，又称重组类型。

（二）自由组合现象的解释

在以上两对相对性状的杂交实验中，亲本黄圆的基因型是 YYRR，绿皱的基因型是 yyrr。根据分离定律，分别产生 YR 和 yr 配子。杂交后，合子的基因型是 YyRr，由于 y、r 是隐性基因，所以子一代表型是黄圆。而子一代自交形成配子时，Y 和 y 分离，R 和 r 分离，非等位基因之间随机组合，形成 YR、Yr、yR 和 yr 四种数量相等的配子，所以子二代有 16 种组合类型。其中有 9 种基因型和 4 种表型，4 种表型比例为 9∶3∶3∶1（图 4-3）。

（三）自由组合假设的验证

为了验证自由组合定律，用子一代（YyRr）与隐性亲本（yyrr）进行测交。按照假设预测，子一代形成四种数量相等的配子：YR、Yr、yR 和 yr，而隐性亲本只产生一种配子 yr。经配子随机结合，形成黄色圆滑（YyRr）、黄色皱缩（Yyrr）、绿色圆滑（yyRr）和绿色皱缩（yyrr）四种表型的后代，并且比率为 1∶1∶1∶1。最终实验结果与预期完全一致（图 4-4）。

孟德尔根据实验结果，总结出了自由组合定律：生物在形成成熟生殖细胞时，成对的基因彼此分离，不成对的基因自由组合，以均等的机会进入同一生殖细胞中。

自由组合定律的细胞学基础：减数第一次分裂时，同源染色体分离、非同源染色体自由组合并进入同一子细胞中。

三、连锁与互换定律

美国遗传学家摩尔根（T. H. Morgan）用果蝇进行杂交实验，于 1910 年发现连锁与交换这一遗传现象，确立了连锁与互换的遗传规律。与此同时，摩尔根还根据自己的研究成果创立了

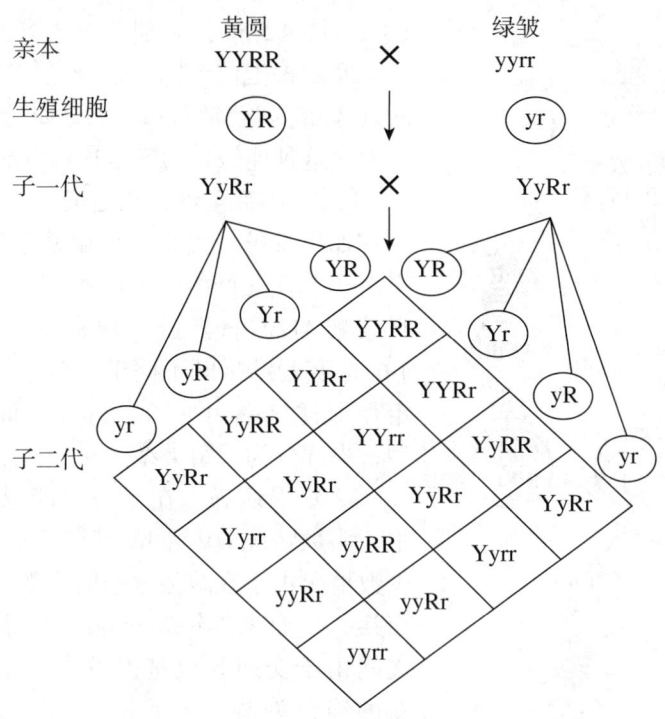

图 4-3 黄圆豌豆和绿皱豌豆杂交图解

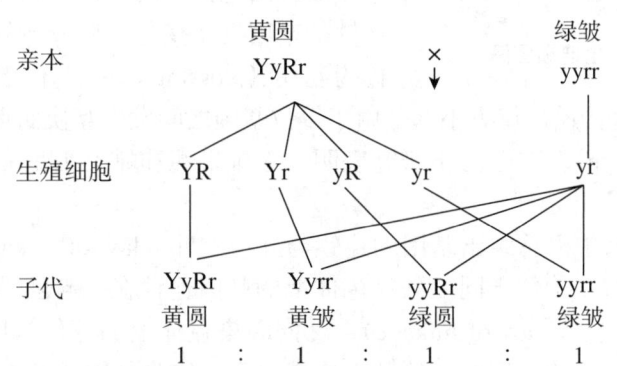

图 4-4 黄圆豌豆与绿皱豌豆测交图解

基因论,提出基因位于染色体上且呈直线排列的经典理论。

(一)完全连锁

野生型果蝇是灰身长翅,摩尔根等在实验饲养中发现了黑身残翅的突变类型。实验表明,灰身对黑身为显性,长翅对残翅为显性。如果灰身长翅纯合子的基因型为 BBVV,那么黑身残翅纯合子的基因型为 bbvv。将灰身长翅和黑身残翅纯合个体进行杂交,子一代全部为灰身长翅(BbVv)。用子一代雄果蝇与黑身残翅的雌果蝇进行回交,按自由组合定律预测,子代应出现灰身长翅、灰身残翅、黑身长翅和黑身残翅四种类型,而且比率为 1∶1∶1∶1。但实际上只出现灰身长翅和黑身残翅两种亲本类型,比率为 1∶1。

为了解释实验结果与理论值的矛盾,摩尔根假设控制果蝇两对相对性状的基因位于同一对同源染色体上。控制灰身(B)和长翅(V)的基因位于一条染色体上,而黑身(b)和残翅(v)的基因位于其另一条同源染色体上,那么在配子形成时,BV 和 bv 只能伴随各自所在的同一条染色体连锁遗传而不能自由组合。因此,雄性的子一代只能产生含 BV 和 bv 两类精子,分别与隐性亲本产生的含 bv 的卵子结合后,形成 BbVv 和 bbvv 两种后代(子二代),比率为

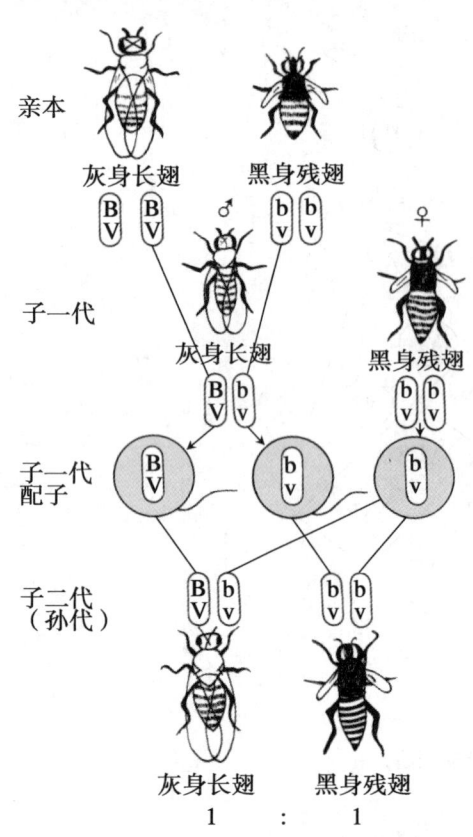

图 4-5　果蝇基因的完全连锁图解

1∶1（图 4-5）。这种遗传方式有别于自由组合定律。

摩尔根把位于同一条染色体上的基因相伴随传递的现象称为连锁（linkage）。如果连锁的基因不发生交换，这种连锁称为完全连锁（complete linkage）。

（二）不完全连锁与互换

如果将子一代雌果蝇和黑身残翅的雄果蝇进行杂交，子二代又产生了四种类型：灰身长翅 41.5%，黑身残翅 41.5%，黑身长翅 8.5%，灰身残翅 8.5%（图 4-6）。实验结果既不同于完全连锁，又不像自由组合定律那样比率为 1∶1∶1∶1，而是大部分为亲本类型，少部分为重组类型。

摩尔根认为，在子一代雌果蝇的卵子发生过程中，多数情况 BV 和 bv 基因仍保持原有的连锁关系，少数情况由于在减数分裂时同源染色体的联会和片段交换，使原来连锁在一起的非等位基因（BV 和 bv）之间由于交换导致基因发生重组，形成了 Bv 和 bV 新的连锁关系，继而形成 BV、bv、Bv 和 bV 4 种配子，受精后形成 4 种子代。

同源染色体上的等位基因之间发生交换，使原来连锁的基因发生变化，构成新的连锁关系，这种现象称为互换（crossing over）。位于同一条染色体上互相连锁的基因大部分联合传递，仅有小部分由于等位基因之间发生互换而重组的现象称为不完全连锁（incomplete linkage）。迄今为止研究表明，除雄果蝇和雌家蚕是完全连锁外，其他生物都是不完全连锁。

根据以上实验，摩尔根总结出基因的连锁与互换定律（law of linkage and crossing over）。在生物形成生殖细胞时：①位于同一条染色体上的基因连锁在一起随同该染色体一起传递的规律称为基因的连锁定律（law of linkage）；②同源染色体上的等位基因之间可以发生交换，使原来连锁的关系发生改变，形成新的基因连锁关系，称为基因的互换定律（law of crossing over）。

连锁与互换定律的细胞学基础是：①基因在染色体上呈线性排列；②减数分裂过程中，同源染色体的非姐妹染色单体间发生交换，导致基因重组。

（三）互换率

同一连锁群内的各对基因之间可以发生互换，通常用互换率（或重组率）表示。互换率（crossover rate）又称为交换率，是指两对等位基因之间发生交换的频率。互换率是杂交子代中重组类型（互换型）数占全部子代总数的百分率。

互换率（%）= 重组类型数 /（重组类型数 + 亲本类型数）×100%

一般来说，同一条染色体上两对等位基因之间距离越远，发生重组的机会越大，互换率越高；相反，基因之间距离越近，互换率越小。因此，互换率可以反映两个基因在同一条染色体上的相对距离。两基因在染色体上的距离可用图距单位来衡量，互换率为 1% 时为 1 厘摩（cM）。

根据互换率，可以将一种生物染色体上的连锁基因的相对位置推测出来，用这种方法绘制的基因位置图称连锁图。例如，果蝇黑身（b）、残翅（v）和朱砂眼（cn）三个基因均位于 2 号染色体上，实验分析得知：b 和 v 之间交换率是 17%，b 和 cn 之间交换率是 8%，v 和 cn 之

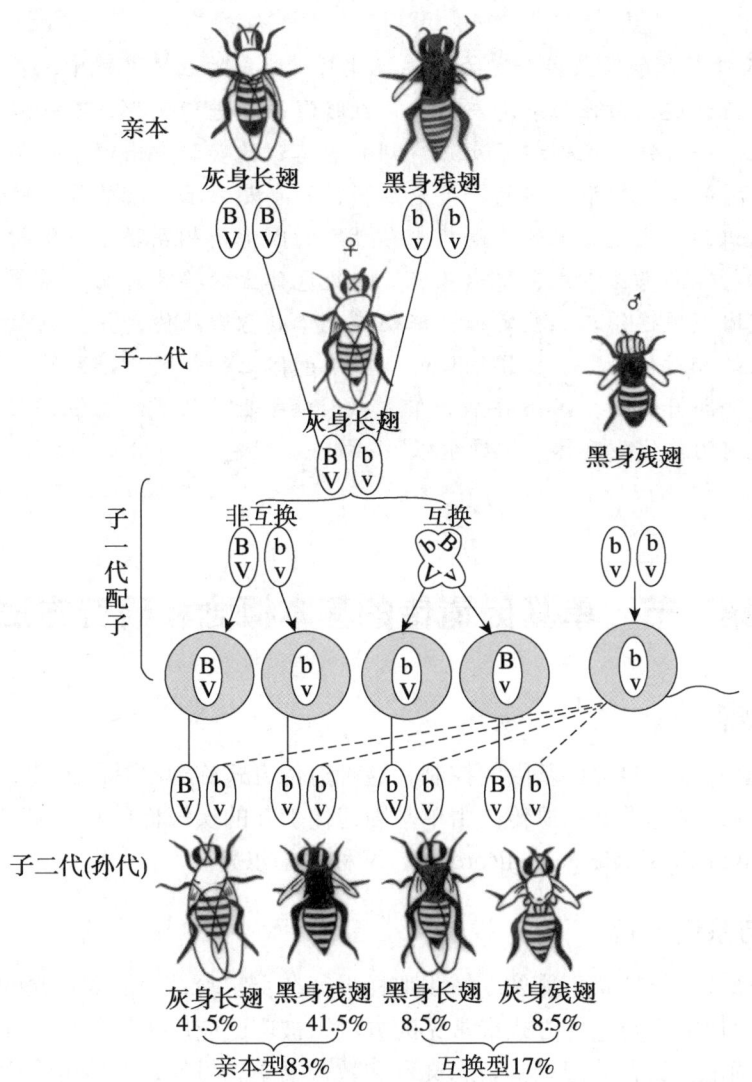

图 4-6 果蝇基因的不完全连锁图解

间交换率是 9%。因此，三个基因的距离分别是 17 cM、8 cM、9 cM，推测它们在染色体上相对位置是 b-cn-v，呈直线排列。摩尔根和他的学生们根据大量实验观察，确定果蝇的几百对基因分别构成 4 个连锁群，并将其相对位置推测出来，绘成了果蝇的基因连锁图。

连锁和互换是生物界普遍存在的遗传规律。凡是位于同一个染色体上的基因彼此间必然是连锁的，这就构成了连锁群（linkage group）。一种生物所具有的连锁群必然与其生殖细胞中的染色体数目或体细胞的染色体对数目相当。

知识链接

摩尔根与小果蝇

摩尔根（T. H. Morgan，1866—1945）出生于美国肯塔基州列克星敦一个名门望族之家，从小受到良好的教育。1886 年，从肯塔基州立学院毕业，并成为约翰斯·霍普金斯大学的研究生，四年后获得了博士学位。后在多家大学和研究所从事生物学研究，并取得了很多成就。写出了遗传学名著《基因论》，荣获了 1933 年诺贝尔生理学或医学奖。

1910年5月，摩尔根在实验室的一群经过射线照射的红眼果蝇中，发现了一只白眼雄果蝇。不久他让这只白眼雄果蝇与另一只红眼雌果蝇进行交配，下一代果蝇无论雌雄全是红眼。让子一代红眼果蝇相互交配得到的子二代的实验中出现了一个有趣现象：子二代的果蝇，雌的全是红眼，雄的一半是红眼，一半是白眼。也就是说所有白眼果蝇全是雄性。他认识到，决定白眼的基因与决定性别的因素是相互联系遗传的，从而发现了伴性遗传这种特殊的遗传方式，得出基因是在染色体上的推论。而后摩尔根又和他的学生通过果蝇实验发现连锁与互换定律，证明染色体是基因载体，并推测出了果蝇各种基因在染色体上的相对位置，画出了果蝇的4对染色体上的基因所排列的位置图，这也是世界上第一张基因排列图。1945年底，摩尔根因病去世，为了纪念他，人们将果蝇染色体图中基因之间的单位距离称为"摩尔根"。

第二节　单基因遗传的基本概念和研究方法

一、基本概念

某种性状的遗传受一对等位基因的控制，这种遗传方式称为单基因遗传，单基因遗传受孟德尔定律制约，所以又称孟德尔遗传。由单基因遗传引起的疾病称单基因遗传病，简称单基因病（monogenic disease，single-gene disorder），又称孟德尔病。

二、系谱与系谱分析

众所周知，研究人类性状不能像动植物那样进行杂交实验，而需要特殊的方法研究其遗传规律。系谱分析是研究人类遗传方式最常见的方法，被广泛应用于遗传性与非遗传性疾病的鉴别、遗传方式的确定、患者的记录、杂志文章和教科书中。另外，遗传咨询中个体患病风险的计算和基因定位中的连锁分析等也常应用系谱分析法。单基因病的确认，也要依靠系谱分析。在调查分析过程中，调查的人数越多越好；全部工作除要求信息准确外，还要注意患者的年龄、病情、死亡原因和是否近亲婚配等。

系谱（pedigree）是指某种遗传病患者与家庭各成员相互关系的图解。系谱中不仅包括患病个体，也包括全部健康的家庭成员。系谱中的先证者是指医师在该家系中最先确定的患者。在绘制系谱时，从先证者开始着手调查研究，然后根据被调查者的亲缘关系和健康状况，用特定的系谱符号绘成系谱图。

绘制系谱要按照一定的格式，并常用一些特定的符号来代表该家系各个成员的情况和关系。系谱中常用的符号见图4-7。

第四章 单基因病

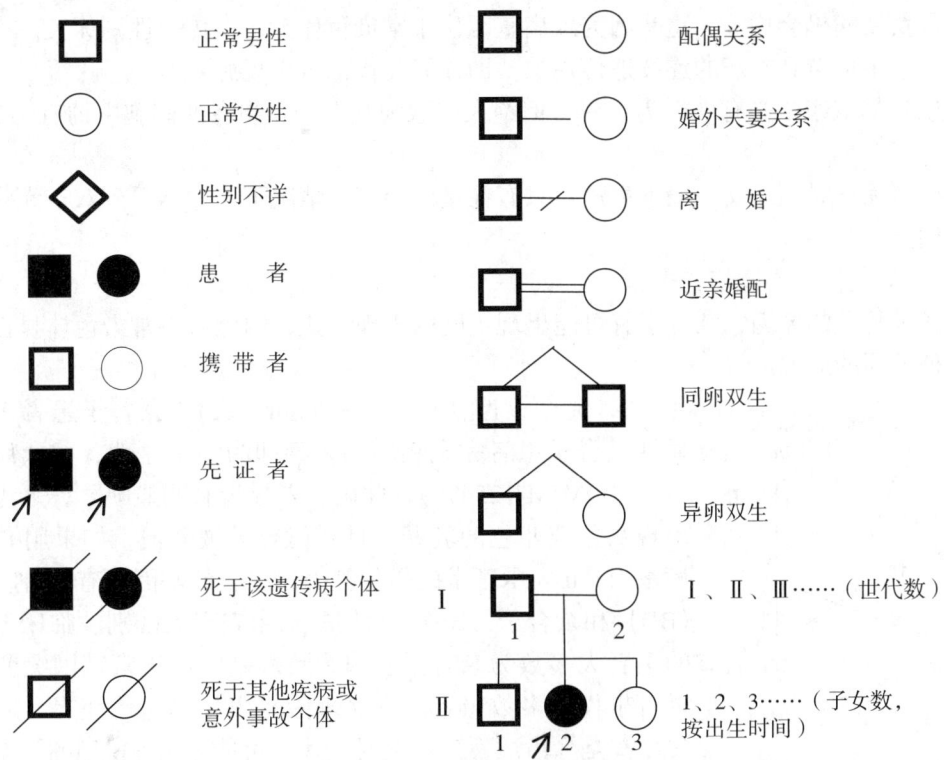

图 4-7 系谱中常用的符号

第三节 单基因病的遗传方式

根据致病基因是在常染色体上还是性染色体上、是显性基因还是隐性基因，可将人类单基因病分为常染色体显性遗传病、常染色体隐性遗传病、X 连锁显性遗传病、X 连锁隐性遗传病和 Y 连锁遗传病五种。

一、常染色体显性遗传病

控制一种遗传性状或疾病的基因位于常染色体上，且为显性基因，其遗传方式称为常染色体显性遗传（autosomal dominant inheritance，AD）。由常染色体上显性致病基因引起的疾病称为常染色体显性遗传病。

（一）常染色体显性遗传病的特点

常染色体显性遗传病的典型系谱（图 4-8）有如下特点：

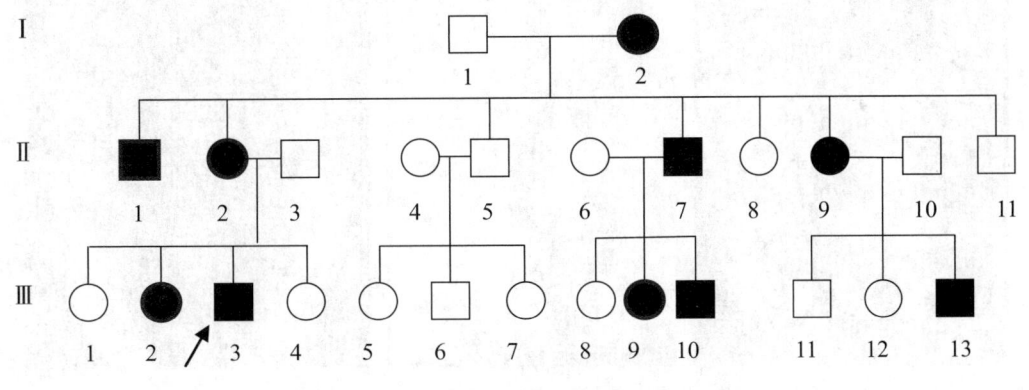

图 4-8 一个常染色体显性遗传病的典型系谱

(1) 男女发病机会均等。这是因为致病基因位于常染色体上，遗传与性别无关。

(2) 系谱中可看到本病的连续遗传现象，即连续几代都可出现患者。

(3) 患者的双亲中必有一个为患者，但绝大多数为杂合子；患者的同胞中约有 1/2 的概率为患者。

(4) 双亲无病时，子女一般不患病；只有在基因突变的情况下，才能看到双亲无病时子女患病的病例。

(二) 常染色体显性遗传的类型

由于各种复杂的原因，杂合子有可能出现不同的表现形式，因此可将常染色体显性遗传分为如下几种不同的形式。

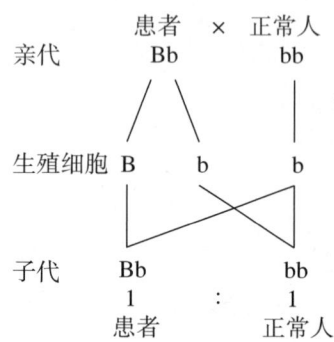

图 4-9 牙齿质发生不全患者婚配图解

1. 完全显性（complete dominance） 杂合子患者表现出与显性纯合子患者完全相同的表型即为完全显性。如牙齿质发生不全（OMIM 125490），此病患者牙齿有明显缺陷，牙齿上往往出现灰色或蓝色的乳光，且牙齿容易被磨损。如果用 B 表示致病基因，b 表示正常的等位基因，患者的基因型有两种，纯合子（BB）和杂合子（Bb），它们的临床表现无区别。临床上所见到的患者大多数为杂合子。因为致病基因由正常基因突变而来是稀有事件，多数患者的致病基因是由父母遗传获得，通常只有父母都是牙齿质发生不全时，才有可能生出 BB 型的子女，而这样的婚配方式少见，故一般很少见到纯合子患者。临床上大多是杂合子患者与正常人婚配，后代将有 1/2 的概率是患者、1/2 的概率是正常人（图 4-9）。

常见的常染色体完全显性遗传病还有短指 I 型、虹膜异色症等。

2. 不完全显性（incomplete dominance） 不完全显性也称为半显性，是指杂合子 Aa 的表型介于纯合显性 AA 和纯合隐性 aa 之间。由于在杂合子 Aa 中隐性基因 a 也有一定程度的表达，所以在不完全显性遗传病中，杂合子 Aa 常为轻型患者，纯合子 AA 为重型患者。当两个轻型患者（Aa）婚配后，后代将有 1/4 的概率为重型患者，1/2 的概率为轻型患者，1/4 的概率为正常人。

例如，软骨发育不全（OMIM 100800）是不完全显性遗传病。本病纯合子（AA）患者病情严重，多在胎儿期或新生儿期死亡；而杂合子（Aa）患者在出生时即有体态异常：四肢短粗、下肢向内弯曲、腰椎明显前突、头大等（图 4-10）。主要是由长骨骨骺端软骨细胞形成及

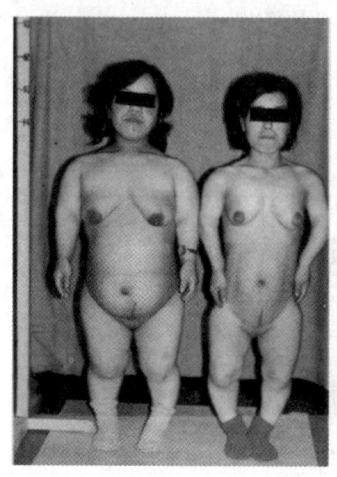
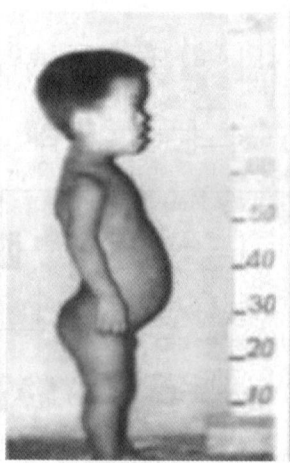
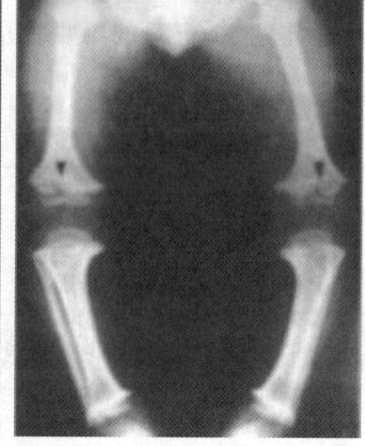

图 4-10 软骨发育不全

骨化障碍，影响了骨的生长所致。

软骨发育不全患者（Aa）与正常人婚配，每生一个孩子有 1/2 的概率是软骨发育不全性侏儒患者（Aa），1/2 的概率是正常人（aa）。如果两个轻型软骨发育不全患者婚配（图 4-11），后代中约 1/4 的概率为正常人（aa），1/2 的概率为杂合子患者（Aa），1/4 的概率为纯合子的重型患者（AA）。重型患者多死于胚胎期或婴儿期。

3. 不规则显性（irregular dominance） 某些常染色体显性遗传病，一些杂合子（Aa）并不发病，或者杂合子（Aa）不同个体表现程度有差异，这种显性遗传称为不规则显性遗传。不规则显性遗传可能是生物体的内外环境对显性基因表达产生不同的影响或不同个体所处不同遗传背景造成的。多指（趾）、成骨不全 I 等属于这种遗传。

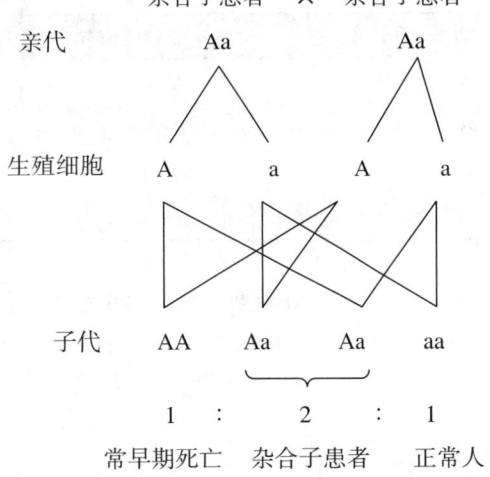

图 4-11 软骨发育不全杂合子间婚配图解

显性基因在杂合状态的不规则显性情况，常用外显率（penetrance）衡量。外显率是指一定基因型的个体在特定的环境中形成相应表型的百分率。例如多指（趾）（OMIM 174200）（图 4-12），在调查某一群体后，推测有 80 人为杂合子多指患者，但实际上只有 64 人表现为多指，则该群体中显性致病基因外显率为 64/80×100% = 80%。当外显率低于 100% 时，称为外显不全或不完全外显。在外显不全情况下，患者同胞及子女的发病风险不再是 1/2，而是 1/2 与外显率的乘积。

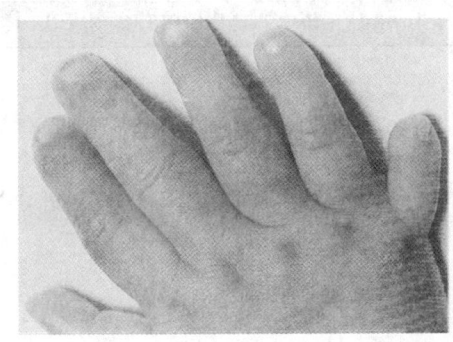 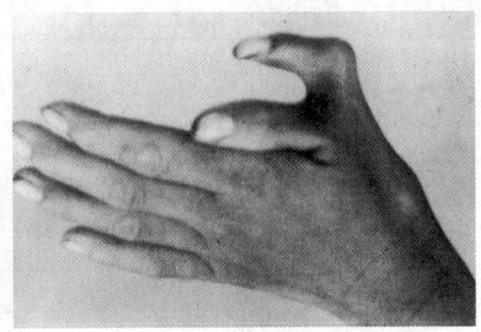

图 4-12 多指

不规则显性产生的原因还不十分清楚。不同个体具有不同的遗传背景和不同的内外环境对基因表达产生的影响，可能是引起不规则显性的重要原因。影响显性基因表达的遗传背景主要是细胞内存在的修饰基因（modifier gene）。有的修饰基因能增强主基因的作用，使主基因所决定的性状表达完全；有的修饰基因能减弱主基因的作用，使主基因所决定的性状不表达或表达不完全。此外，各种影响性状发育的环境因素也可作为一种修饰因子影响主基因的表达，从而起到修饰的作用。

4. 共显性（codominance） 是指一对等位基因之间，没有显性和隐性的区别，在杂合状态下，两种基因的作用同时完全表现出来。人类 ABO 血型由一组复等位基因（multiple allele）决定，它们是 I^A、I^B 和 i。这三种基因位于 9 号染色体长臂的同一位点，互为等位基因。每个人只能具有其中两个基因。像这种位于一对同源染色体上某一特定位点有三种或三种以上的基因称为复等位基因。I^A 决定红细胞表面有抗原 A，I^B 决定红细胞表面有抗原 B，i 决定红细胞表面没有抗原 A 和抗原 B 而有 H 物质。I^A 和 I^B 对 i 是显性基因，基因 I^A 和 I^B 为共显性（表 4-2）。

表 4-2 ABO 血型的特点

血型	红细胞抗原	血清中天然抗体	基因型
A	A	α	I^AI^A、I^Ai
B	B	β	I^BI^B、I^Bi
AB	A、B	—	I^AI^B
O	—	α、β	ii

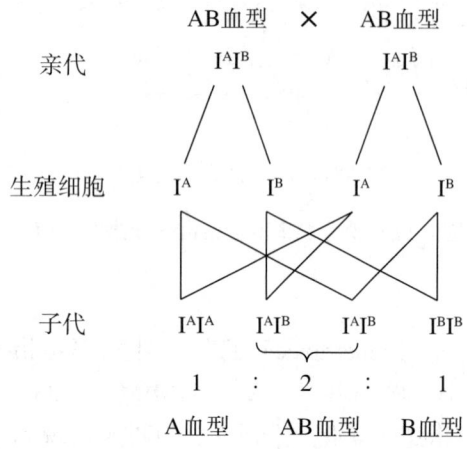

图 4-13 AB 血型者婚配图解

如果纯合子 A 型血（I^AI^A）的人与纯合子 B 型血（I^BI^B）的人结婚，只能生育杂合子（I^AI^B）AB 型血的子女，这是两个等位基因共显性结果。如果两个 AB 型血的人结婚，则他们的子女可能有 A 型、AB 型、B 型三种血型，比率为 1:2:1（图 4-13）。

根据分离定律，已知双亲血型，就可以估计出子女中可能出现的血型和不可能出现的血型（表 4-3），这在法医学的亲子鉴定中有一定意义。

表 4-3 双亲和子女之间 ABO 血型遗传的关系

双亲的血型	子女中可能出现的血型	子女中不可能出现的血型
A×A	A, O	B, AB
A×O	A, O	B, AB
A×B	A, B, AB, O	-
A×AB	A, B, AB	O
B×B	B, O	A, AB
B×O	B, O	A, AB
B×AB	A, B, AB	O
AB×O	A, B	AB, O
AB×AB	A, B, AB	O
O×O	O	A, B, AB

5. 延迟显性（delayed dominance） 是指某些带有显性致病基因的杂合子个体，并非出生后即表现出相应症状，而是发育到一定年龄时，致病基因的作用才表现出来。亨廷顿病（Huntington's disease）（OMIM 143100），又称亨廷顿舞蹈症（Huntington chorea），是一种缓慢起病的神经系统疾病，属于延迟显性的遗传疾病。患者 20 岁前很少发病，20 岁后发病率逐渐增高。发病时，最初表现为情绪波动，随后出现舞蹈性动作、癫痫发作、体力和智力不断减退、进行性痴呆。常于症状出现后的 4~20 年死亡。

家族性结肠息肉病也是延迟显性遗传病。该病患者的肠壁上有许多大小不等的息肉，临床的主要症状为便血伴黏液。患者最早可在 20 岁左右开始发生恶变，结肠上长有大小不等的肉瘤，引起胃肠出血和腹泻，息肉恶变的可能性较大，需进行结肠切除手术。

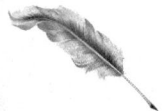

可见，对于某些显性致病基因所决定的性状，年龄可作为一种修饰因子，使显性致病基因所控制的性状出现延迟表达。

（三）常见的婚配类型及子女再发风险的估计

常染色体显性遗传病的系谱中最常见的是杂合子和正常人婚配（Aa×aa）（图4-14）。他们子女中将有1/2个体患病（Aa），1/2个体正常（aa）。

再发风险又称为复发风险，是指曾生育一个或几个遗传病患儿的家族中，该家族成员再生育该病患儿的概率。再发风险一般用百分率（%）或比例（1/2，1/4，…）来表示。

临床上常见的常染色体显性遗传病患者一般为杂合子，再发风险的估计见表4-4。如视网膜母细胞瘤属于常染色体显性遗传病，常表现为外显不全，外显率为70%。一对夫妇婚后生了一个患病的儿子，说明他们中一定有一方带有致病基因，所以他们再生孩子的患病风险为1/2×70%=35%。

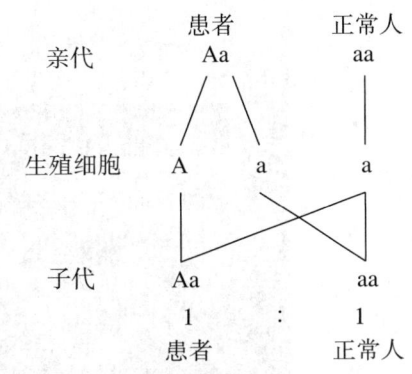

图4-14 常见AD病患者与正常人婚配图解

表4-4 常染色体显性遗传病再发风险

婚配类型	子女再发风险
夫妇一方患病（常见）	1/2
夫妇双方患病（少见）	3/4
夫妇一方患病（外显不全）	1/2×外显率

二、常染色体隐性遗传病

控制一种遗传性状的基因是隐性基因，位于常染色体上，其遗传方式称为常染色体隐性遗传（autosomal recessive inheritance，AR）。由常染色体上隐性致病基因引起的疾病称为常染色体隐性遗传病。

（一）常染色体隐性遗传病的特点

对于常染色体隐性遗传病患者，当个体处于杂合（Aa）状态时，由于有显性基因（A）的存在，致病基因（a）的作用不能表现，所以杂合子不发病。这种表型正常但带有致病基因的杂合子，称为携带者（carrier）。只有当隐性基因处于纯合状态（aa）时，隐性基因所控制的性状才能表现出来。因此，临床上所见到的常染色体隐性遗传病患者，往往是两个携带者婚配的后代。

白化病（OMIM 203100）是一种常见的常染色体隐性遗传病，由于患者体内编码酪氨酸酶的基因发生突变，酪氨酸酶缺乏而导致黑色素的合成发生障碍，从而引起白化症状（图4-15）。患者的虹膜、皮肤、毛发缺乏色素，畏光。

常染色体隐性遗传病的典型系谱（图4-16）有如下特点：

（1）男女发病机会均等。由于致病基因位于常染色体上，因而致病基因的遗传与性别无关。

（2）系谱中看不到连续遗传现象，常为散发病例，有时系谱中只有先证者一个患者。

（3）近亲婚配后代的发病率比非近亲婚配后代的发病率高很多。这是因为近亲之间可能从共同的祖先传来某一相同的基因，所以他们基因相同的可能性较一般人要高。

（4）患者的双亲往往表型正常，但他们都是致病基因携带者。患者的同胞约有1/4的概率患病，3/4的概率为正常；表型正常的同胞有2/3的可能性是携带者。在小家系中有时看不到

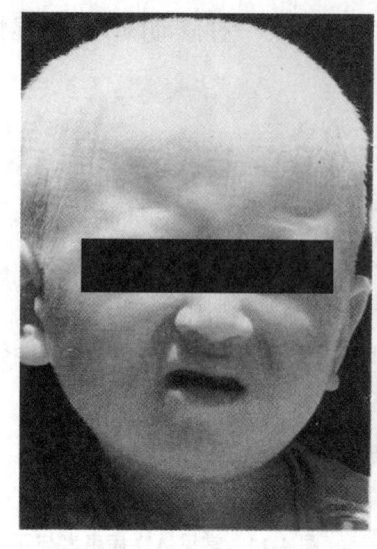
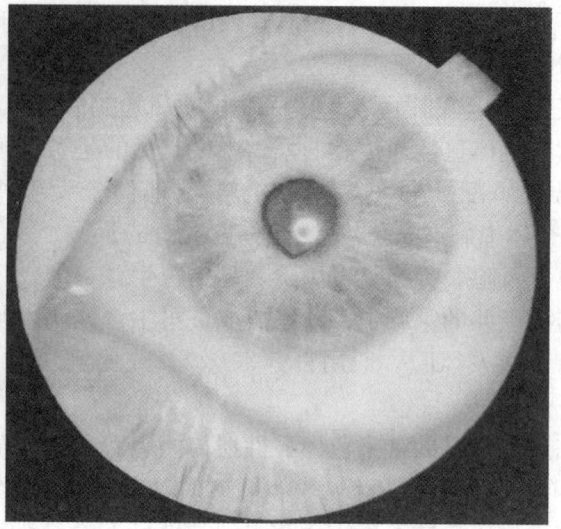

图 4-15　白化病

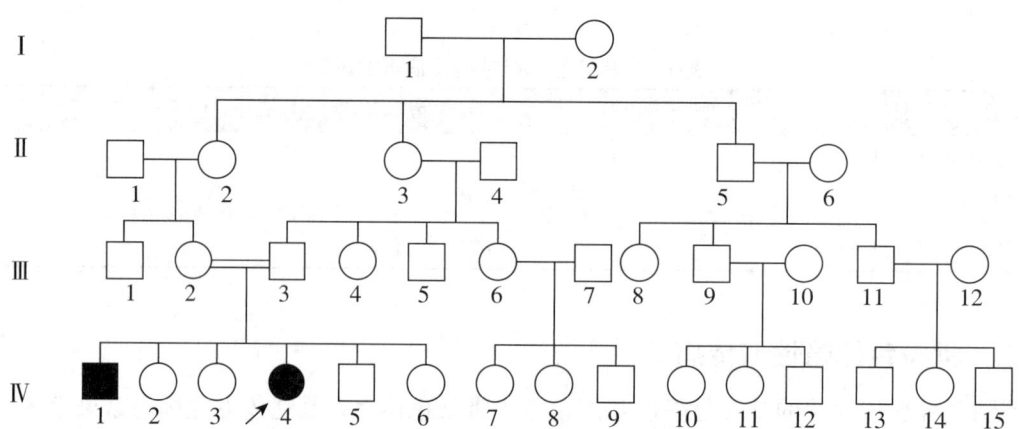

图 4-16　一个常染色体隐性遗传病的典型系谱

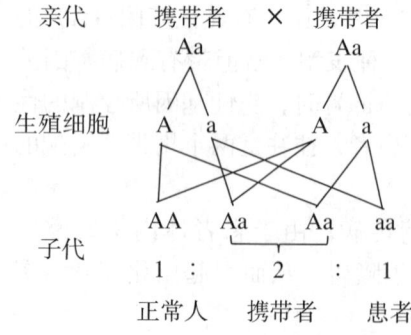

图 4-17　AR 病携带者婚配图解

理论的发病比例；如果将相同婚配类型的小家系合并起来分析，就会看到近似的发病比例。

临床上常见的常染色体隐性遗传病有白化病、苯丙酮尿症、尿黑酸尿症、肝豆状核变性、镰状细胞贫血等。

（二）常见的婚配类型及子女再发风险的估计

常染色体隐性遗传病的系谱中最常见的是两个携带者婚配（Aa×Aa），如图 4-17。

常染色体隐性遗传病患者一定是隐性基因的纯合子（aa），如其父母均为携带者（Aa×Aa），患者同胞再发风险是 1/4 个体患病（aa），在正常的同胞中有 2/3 是携带者（Aa）；如其父母一方为携带者、一方为患者（Aa×aa），患者同胞再发风险是 1/2，且正常的同胞全是携带者。

除此之外，在子女再发风险的估计中还常用到哈迪 - 温伯格定律。

哈迪 - 温伯格定律：对于一个大且随机交配的种群，基因频率和基因型频率在没有迁移、突变和选择的条件下会保持不变。各基因频率和各基因型频率存在如下等式关系并且保持不变：当等位基因只有一对（Aa）时，设基因 A 的频率为 p，基因 a 的频率为 q，则 A+a = p+q = 1，$AA+Aa+aa = p^2+2pq+q^2 = 1$。

（三）近亲婚配的危害

近亲婚配（consanguineous marriage）是指在 3～4 代以内有共同祖先的个体之间的婚配。由于遗传的原因，两个近亲个体可能携带有从共同祖先传来的相同基因，他们后代发生等位基因纯合的可能性明显提高，其中隐性致病基因的纯合将导致隐性遗传病的发生。两个近亲个体在某一基因座上具有相同基因的概率称为亲缘系数（coefficient of relationship）。亲缘关系越近，亲缘系数越大。

亲缘系数的计算：以父母与子女之间及子女之间为例，假如父亲有一个基因 a，父亲的基因 a 有 1/2 可能传递给儿子，父子之间同时含有 a 的可能性为 1/2，因而父子间亲缘系数为 1/2。同理，父女、母女、母子之间亲缘系数均为 1/2，所以父母与子女之间的亲缘系数为 1/2。父亲的基因 a 有 1/2 可能传递给儿子，同时也有 1/2 可能传递给女儿。同胞兄妹二人是否具有父亲的基因 a，是两个独立事件，他们都具有父亲的基因 a 的可能性为 1/2×1/2 = 1/4。同理，同胞兄妹都具有母亲基因 a 的可能性也为 1/2×1/2 = 1/4。一个基因究竟是从父亲还是从母亲传来，是两个互斥事件，所以同胞兄妹之间任何一个基因相同的可能性都是 1/4+1/4 = 1/2。

把亲缘系数为 1/2 的亲属称为一级亲属，如父母、同胞、子女。其他亲属的亲缘系数见表 4-5。

表 4-5　亲属级别、亲缘系数与亲缘关系对应表

亲属级别	亲缘系数	亲缘关系
一级亲属	1/2	父母、同胞、子女
二级亲属	1/4	祖父母、外祖父母、伯、叔、舅、姑、姨、侄儿/女、外甥（女）、孙子女、外孙子女
三级亲属	1/8	表兄妹、堂兄妹

可见，亲缘系数可归纳为 $(1/2)^n$，n 代表亲属级别。

对于某种常染色体隐性遗传病，如果携带者的频率是 1/100，一个携带者随机婚配时出生患儿的风险为 1/100×1/100×1/4 = 1/40 000；若表兄妹结婚，出生患儿的风险为 1/100×1/8×1/4 = 1/3200。两者相差 12.5 倍。同理，如果携带者的频率是 1/1000，那么携带者随机婚配出生患儿的风险为 1/1000×1/1000×1/4 = 1/4 000 000，若表兄妹结婚出生患儿的风险为 1/1000×1/8×1/4 = 1/32 000。两者相差 125 倍。通常，一种常染色体隐性遗传病在群体中携带者的频率越低，近亲婚配生育子女的发病风险越高，危害性越大。因此，一些罕见的常染色体隐性遗传病患者往往是近亲婚配的后代。为了提高人口素质，减少遗传病的发生，《中华人民共和国婚姻法》明确规定：禁止直系血亲及三代以内的旁系血亲之间的婚配。

三、X 连锁显性遗传病

控制一种遗传性状的基因是显性基因，位于 X 染色体上，其遗传方式称为 X 连锁显性遗传（X-linked dominant inheritance，XD）。由 X 染色体上的显性致病基因引起的疾病称为 X 连锁显性遗传病。X 连锁显性遗传病种类较少，如抗维生素 D 佝偻病、奥尔波特综合征、色素失调症等。

（一）X 连锁显性遗传病的特点

X 连锁显性遗传病的致病基因是显性的，因此，不论男性或女性只要 X 染色体上有一个致病基因就会发病。女性细胞中有两条 X 染色体，男性细胞中只有一条 X 染色体，女性获得致病基因的概率约为男性的 2 倍。所以，群体中女性患者多于男性患者。

抗维生素D佝偻病（OMIM 277440）是X连锁显性遗传病。与一般佝偻病不同，其发病原因是由于肾小管对磷的重吸收功能和小肠对钙磷的吸收功能均不健全，造成尿磷增加、血磷降低，使患者的骨质钙化不全而引起的佝偻病。患者可有膝内翻（O形腿）、膝外翻（X形腿）、鸡胸等骨骼发育畸形和生长缓慢等症状（图4-18）。治疗这种佝偻病，采用普通剂量的维生素D和晒太阳均难有疗效，必须使用大剂量的维生素D和磷酸盐才能起到治疗效果，所以通常称之为抗维生素D佝偻病。

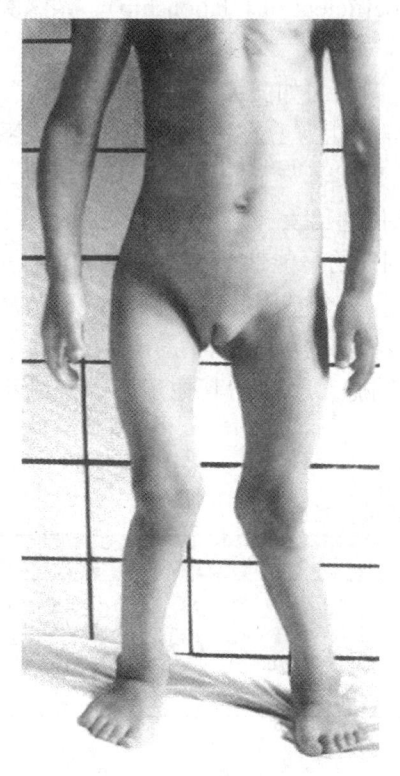
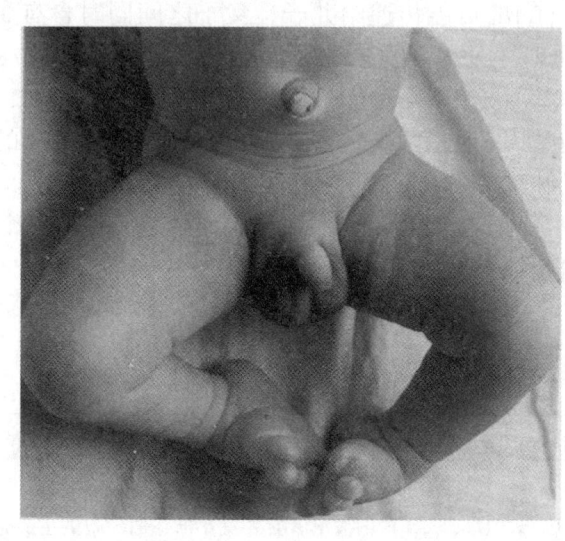

图4-18　抗维生素D佝偻病

X连锁显性遗传病的典型系谱如图4-19所示，其系谱特点如下：

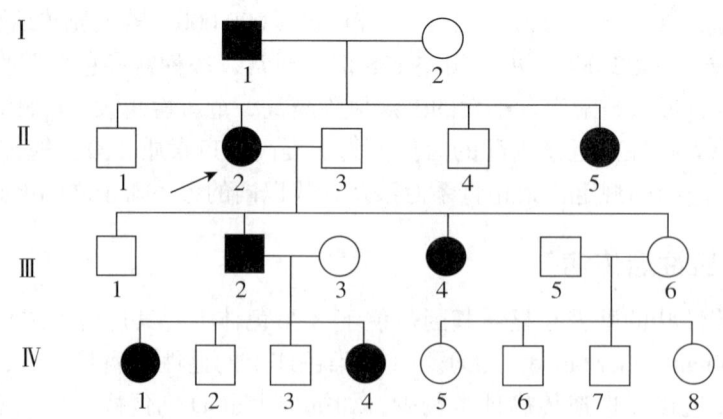

图4-19　一个X连锁显性遗传病的典型系谱

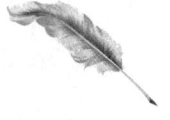

（1）人群中女性患者多于男性患者，前者病情较轻。
（2）系谱中可见连续传递现象，患者的双亲中必有一方是该病患者。
（3）由于交叉遗传，男性患者的女儿全部都为患者，儿子全部正常。

(4)通常纯合子女性患者和男性患者表现为重型,而杂合子女性患者表现为轻型,这是因为杂合子女性患者中正常等位基因可进行功能补偿。由于出现纯合子女性患者的概率较小,总体来说,女性患者一般都是杂合子,所以,女性患者的病情较男性患者轻。

(二)常见的婚配类型及子女再发风险的估计

在系谱中最常见的婚配型是女性杂合子患者和正常男性婚配($X^AX^a × X^aY$),他们的子女中,各有 1/2 的患者(图 4-20)。男性患者与正常女性婚配也常见,他们生育的子代中女儿都患病,儿子都正常(图 4-21)。

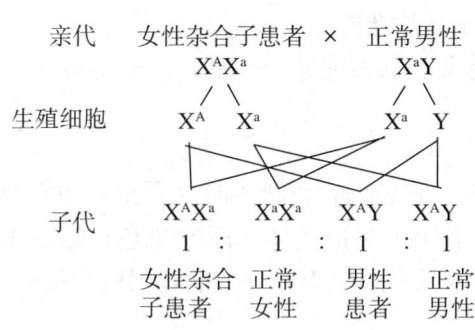

图 4-20 XD 病女性杂合子患者与正常男性婚配图解

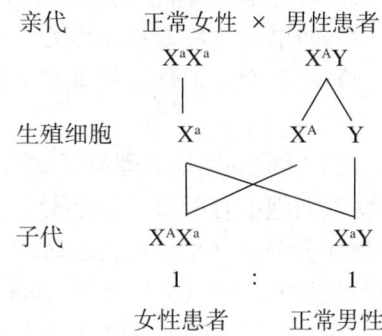

图 4-21 XD 病男性患者与正常女性婚配图解

再发风险的估计:当患儿为男性(X^AY)时,患者母亲一般是杂合子患者(X^AX^a),其同胞再发风险男女各为 1/2。当为女性患者(X^AX^a)时,如父亲患病,其同胞中,女性全患病,男性全正常;如母亲患病,其同胞再发风险男女各为 1/2。

四、X 连锁隐性遗传病

控制一种遗传性状的基因是隐性基因,位于 X 染色体上,其遗传方式称为 X 连锁隐性遗传(X-linked recessive inheritance,XR)。由 X 染色体上隐性致病基因引起的疾病称为 X 连锁隐性遗传病。较为常见的 X 连锁隐性遗传病有红绿色盲、血友病 A、假肥大性肌营养不良等。

(一)X 连锁隐性遗传病系谱

人类的红绿色盲(OMIM 303800)是 X 连锁隐性遗传病,患者不能正确区分红色和绿色,由 X 染色体上两个紧密相连的隐性红色盲基因和绿色盲基因决定,一般将它们综合在一起,总称红绿色盲基因。我国男性色盲的发病率为 7%,女性色盲的发病率为 $(0.07)^2 = 0.49\%$。

对图 4-22 红绿色盲系谱进行分析,系谱中红绿色盲患者全是男性。男性红绿色盲患者 I_1 和正常辨色能力女性 I_2 结婚,他们的女儿全是携带者,儿子全正常。携带致病基因的女性 II_2、II_4 分别与正常男性结婚后,他们的后代男性 2 人患病,2 人正常,比率为 1∶1;女性都

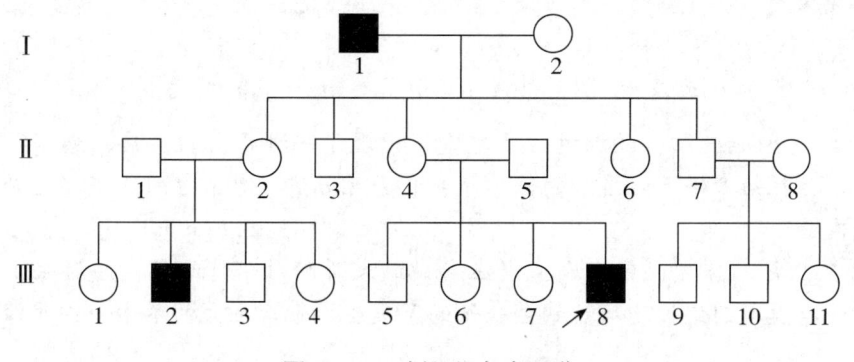

图 4-22 一例红绿色盲系谱

正常（其中 1/2 可能是携带者，1/2 可能是显性纯合子）。先证者Ⅲ$_8$的外祖父患病、姨表兄弟Ⅲ$_2$患病。Ⅰ代有患者、Ⅱ代无患者、Ⅲ代又出现患者，出现明显的隔代遗传。

上述系谱说明了交叉遗传现象，即 X 连锁遗传中男性的致病基因只能从母亲获得，将来只能传给女儿，不存在从男性向男性的传递，称为交叉遗传（criss-cross inheritance）。

综上所述，可归纳 X 连锁隐性遗传病的典型系谱特点如下：

（1）男性患者多于女性患者，系谱中往往只有男性患者，呈散发现象。

（2）双亲无病时，儿子可能发病，女儿则不会发病。儿子如果发病，其致病基因来自携带者母亲，而将来只可能传给其女儿，具有男传女、女传男的交叉遗传特点。

（3）如果女性是患者，其父亲一定是患者，母亲一定是携带者。

（4）由于交叉遗传，男性患者的兄弟、外祖父、舅父、姨表兄弟、外甥、外孙等可能是患者。

（二）常见的婚配类型及子女再发风险的估计

女性细胞中有两条 X 染色体，当她的 X 连锁隐性致病基因为杂合状态时（X^AX^a）是携带者，为纯合隐性（X^aX^a）状态时才患病。男性细胞中只有 1 条 X 染色体，而 Y 染色体缺少相应的等位基因，所以称半合子（hemizygote）。男性只要 X 染色体上有隐性致病基因就会患病。因此，在 XR 病的系谱中常见男性患者，而无女性患者。

在 X 连锁隐性遗传病家系中，最常见的是女性携带者和正常男性婚配（$X^AX^a \times X^AY$），其后代正常女性、女性携带者、正常男性、男性患者的比率为 1∶1∶1∶1（图 4-23）。

男性患者（X^aY）与正常女性（X^AX^A）的婚配也常见，他们的子女男性都正常，女性全部为携带者，比率为 1∶1（图 4-24）。

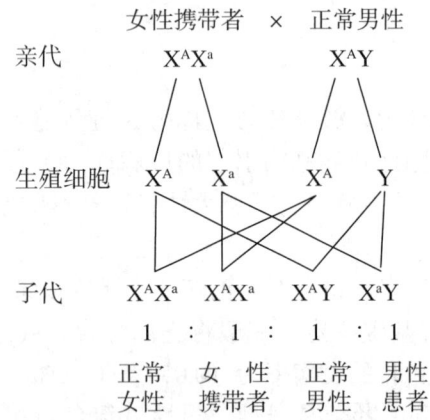

图 4-23 XR 病女性携带者和正常男性婚配图解

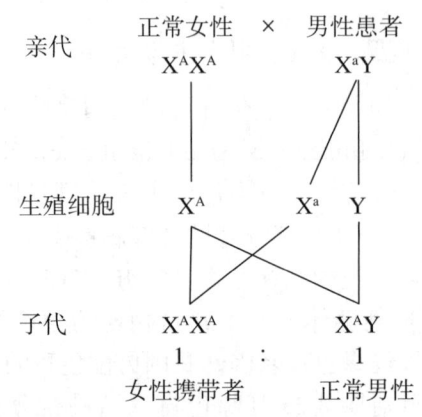

图 4-24 XR 病男性患者与正常女性婚配图解

 知识链接

血友病（OMIM 306900）——"皇家病"

19 世纪—20 世纪初，欧洲的许多皇室里出现了一种奇怪的疾病，患者稍有碰伤便出血不止，往往短命早夭。当时的医学界对此毫无办法，后来经研究证实这是一种遗传病——血友病。

1840 年 2 月，21 岁的维多利亚女王和她的表哥阿尔伯特结婚，婚后生下了四男五女，当时谁也没有想到，这场婚姻会给她的家庭生活带来巨大的不幸。由于维多利亚本

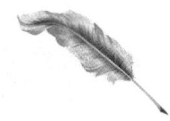

人是血友病基因携带者，女王把这种致病基因遗传给了她的3个子女。幼子利奥波德亲王是血友病患者，次女爱丽斯公主和幼女贝亚特丽丝公主是血友病基因携带者。公主们表面上健康美丽，她们先后嫁到了西班牙、俄国和欧洲的其他皇室，使这一疾病在欧洲皇室中蔓延，所生的小王子及其后代不少患上了血友病，把欧洲许多皇室都搅得惶恐不安，当时称之为"皇家病"。

为了弄清该疾病的确切性质，科学家从俄国Romanov家族的遗骸中提取DNA样本，其中包括患血友病的维多利亚曾孙Alexei王储的DNA样本。研究证实"皇家病"是X染色体上编码凝血因子Ⅸ的基因突变所致，它归属血友病B，呈现X连锁隐性遗传方式。

五、Y连锁遗传病

决定某种性状或疾病的基因位于Y染色体上，其遗传方式称为Y连锁遗传（Y-linked inheritance）。具有Y连锁基因者均为男性，这些基因将随Y染色体进行传递。因为女性没有Y染色体，既不传递有关基因，也不出现相应的遗传性状或遗传病。所以，在Y连锁遗传中，相关基因由男性向男性传递，父传子、子传孙，又称为全男性遗传。

Y染色体是一条很小的染色体，其携带的基因数量是所有染色体中最少的。只有40余个基因位于Y染色体。现已知的Y连锁的性状或遗传病的种类很少，已被确定的有H-Y抗原、睾丸决定因子、外耳道多毛症等。

外耳道多毛症患者（图4-25）到了青春期，外耳道中可长出2~3cm的成丛黑色硬毛，常可伸出耳孔外。

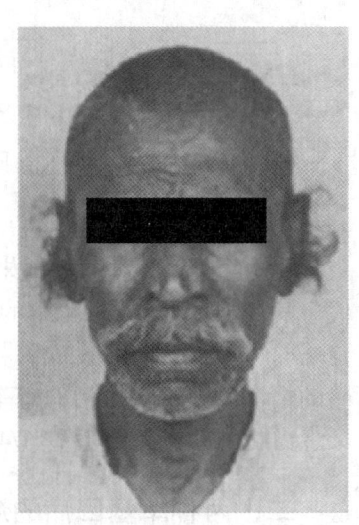

图4-25 外耳道多毛症

第四节 两种单基因病的伴随遗传

当一个家系中同时存在两种单基因病时，预期它们的传递规律，关键问题在于要考虑控制它们的致病基因是否位于同一对染色体上，可分为两种情况。

一、两种单基因病的自由组合传递

在临床上，一个家系如果出现两种单基因病，并且两种单基因病的致病基因位于不同对的染色体上，则其遗传方式既遵循分离定律，又受自由组合定律制约。

例：一个家系中，丈夫短指，妻子正常，婚后生了一个白化病的患儿，这对夫妇若再生第二胎，其子女的发病情况如何呢？

首先确定该夫妇的基因型。已知白化病属于常染色体隐性遗传病，致病基因（a）位于11号染色体（11q14.3）；短指属于常染色体显性遗传病，致病基因（B）位于2号染色体（2q35）。由于两种致病基因位于非同源染色体上，根据系谱特点可以推出：①该夫妇都是白化病基因的携带者，基因型均为Aa；②妻子没有短指基因B，她的基因型为bb，短指的丈夫只带有一个短指基因B（因其孩子没有短指），他的基因型是Bb。这样，丈夫的基因型为AaBb，

妻子的基因型为 Aabb，他们再次生育孩子的发病情况如图 4-26。

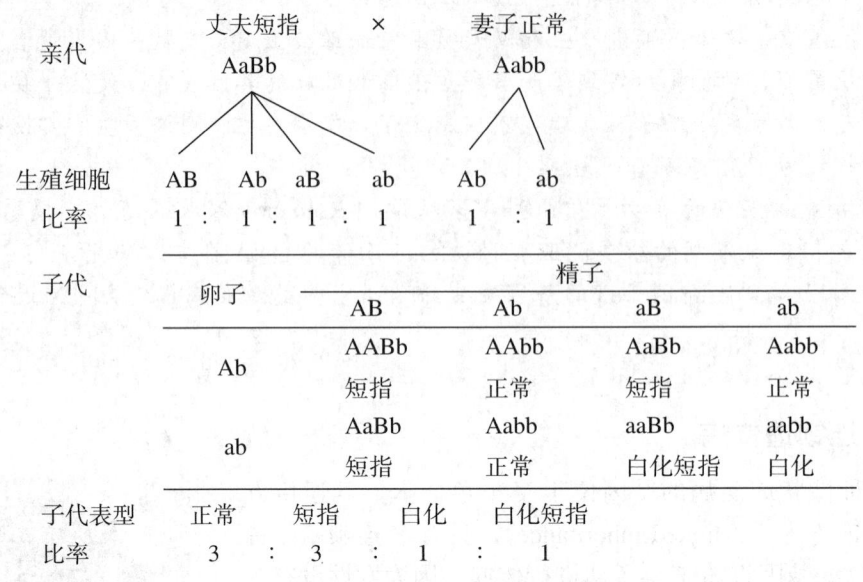

图 4-26 两个单基因病的自由组合遗传图解

也可用概率定律对上述婚配形式后代发病风险作出估计。短指为常染色体显性遗传病，子代患病的概率为 1/2，正常的概率也是 1/2；白化病为常染色体隐性遗传病，子代中患者概率是 1/4，正常的概率是 3/4。将这两种病联合考虑，利用概率的乘法定律，这对夫妇再生第二胎的情况如下：仅短指的概率为 1/2×3/4 = 3/8；仅白化病的概率为 1/4×1/2 = 1/8；既为短指又患白化病的概率为 1/2×1/4 = 1/8；正常的概率为 1/2×3/4 = 3/8。

二、两种单基因病的连锁与互换传递

两种单基因病的致病基因位于同一对染色体时，则其遗传方式遵循连锁与互换定律。子代中重组类型的比率由交换率决定。

例：控制红绿色盲和血友病 A 的基因都位于 X 染色体，而且均为隐性基因，其交换率是 10%。假设父亲是红绿色盲，母亲表型正常，已生出一个女儿患红绿色盲，一个儿子患血友病 A，试问他们再生孩子的情况如何？

现以 b 代表红绿色盲基因，h 代表血友病 A 的基因。由于女儿为红绿色盲患者，所以母亲必然是该病的携带者；从儿子患血友病 A 来看，母亲也必然是该病基因的携带者，且红绿色盲基因和血友病 A 的基因分别位于两条 X 染色体上。从父亲只表现为红绿色盲来分析，父亲具有红绿色盲基因但无血友病 A 基因。由于母亲生殖细胞形成时，X 染色体发生了 10% 的交换，从而形成了四种不同比例的生殖细胞；父亲形成两种精子。精卵结合的情况如图 4-27 所示。

他们所生的女孩中，50% 表型正常，50% 概率患色盲；男孩中，45% 概率患血友病 A，45% 概率患红绿色盲，5% 概率同时患两种病，5% 概率是正常的。

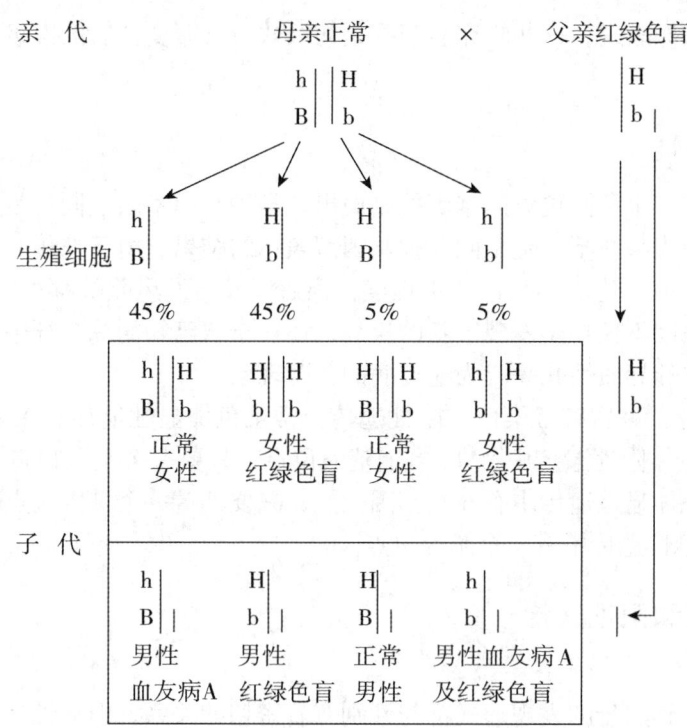

图 4-27　两个单基因病的连锁与互换遗传图解

第五节　单基因病的发病影响因素

一、表现度

表现度（expressivity）是指在环境因素和遗传背景的影响下，具有同一基因型的不同个体在性状或疾病的表现程度上的差异。表现度和外显率均受环境因素和遗传背景的影响，但两者所指的内容是不同的。外显率与表现度是两个不同的概念。前者是说明基因是否表达，即"质"的问题，是群体概念；后者说明的是在基因表达的情况下，表达的程度不同，即"量"的问题，是个体概念。

多指（趾）是一种常染色体显性遗传病，不同的杂合子患者表现出多指（趾）的数目不一，多出指（趾）的长短不一，即表现度不同。如前文所述，多指（趾）也呈现不规则显性，表现为外显不完全。

二、基因的多效性

基因的多效性（pleiotropy）指一个基因可有多种生物学效应。一个基因异常造成的基因产物缺乏常常会在不同的组织内及个体发育的不同阶段产生影响，从而引起多种性状的相应改变。例如苯丙酮尿症属于常染色体隐性遗传病，患者体内由于缺乏苯丙氨酸羟化酶，出现苯丙酮尿、智力发育低下、皮肤毛发颜色变浅等多种症状。

基因产物在机体内复杂代谢的结果造成基因的多效性。可从两个方面进行分析，一是基因产物（蛋白质或酶）直接控制和影响了不同组织和器官的代谢功能，即所谓的初级效应，如半乳糖血症的糖代谢异常。二是在基因初级效应的基础上通过连锁反应引起的一系列次级效应，如半乳糖血症的神经系统异常和消化系统症状等。镰状细胞贫血患者，由于存在异常血红蛋白，引起红细胞镰变，进而使血液黏滞度增加、局部血流停滞、各组织器官的血管梗塞、组织

坏死等，导致各种临床表现。这些临床表现都是初级效应（镰变）后的次级效应，构成了基因的多效性。

三、遗传异质性

由于一种性状受多个不同位点的基因控制而出现多种基因型表达同一表型的现象称遗传异质性。这说明，同一表型并不一定是同一种基因型表达的结果。由于遗传基础不同，它们的遗传方式、发病年龄、病程进展、病情严重程度、预后以及再发风险等都可能不同。研究表明，遗传病病种增多的原因不仅在于发现了新的疾病，还在于从已知的综合征中分出了亚型，即遗传异质性的存在。遗传异质性几乎成为遗传病的普遍现象。

例如遗传性耳聋，该病有常染色体隐性遗传、常染色体显性遗传和 X 连锁隐性遗传三种遗传方式。在常染色体隐性遗传中有 40 多个基因位点，只要一个基因位点的隐性纯合子就可导致患病；在常染色体显性遗传中有 6 个基因位点，只要携带一个基因位点的显性致病基因就可患病；在 X 连锁隐性遗传中有 4 个基因位点。

四、从性遗传和限性遗传

（一）从性遗传

从性遗传和性连锁遗传的表现形式都与性别有着密切的关系，但从性遗传的致病基因位于常染色体，可能是显性或隐性基因。这种常染色体上的基因所控制的性状，在表型上受性别影响而显出男女分布比例或表现程度差异的现象，称为从性遗传（sex-influenced inheritance）。

遗传性早秃是常染色体显性遗传病，一般 35 岁左右开始出现秃顶，是一种从头顶中心向周围扩展的进行性对称性脱发。人群中男性秃顶明显多于女性，这是因为杂合子男性表现秃顶，杂合子女性则不会表现。女性必须是秃顶基因纯合子才表现秃顶。杂合子女性秃顶基因可以传递给后代，她的儿子有可能秃顶。这种受性别影响的表达差异，可能与雄激素的作用有关。研究表明，秃顶基因能否表达受到雄激素的影响。如果携带秃顶基因的女性，体内雄激素水平升高也可出现秃顶。

（二）限性遗传

某种性状或疾病的基因位于常染色体，其性质可以是显性或隐性，但由于性别限制，只在一种性别中表现，另一性别则完全不能表达，但这些基因均可传给下一代，这种遗传方式称限性遗传（sex-limited inheritance）。这主要与两性生理结构的差异有关，例如，女性的子宫阴道积液、男性的尿道下裂等均由常染色体隐性基因决定。男性和女性的隐性纯合子中，虽然都存在致病基因，但某一种性别因缺乏适宜的表达器官而不表达性状。

五、遗传早现

一些遗传病在连续世代传递过程中，其发病年龄一代比一代提前，且病情加重，这种现象称为遗传早现（anticipation）。最典型的例子是强直性肌营养不良（MD Ⅰ 型）（OMIM 160900），该病主要特征为肌无力，从面部开始逐渐遍及全身，并常伴有轻度智力低下。近年来对本病患者的 *DMPK*（强直性肌营养不良蛋白激酶）基因的分析表明，在 3′ 非翻译区存在 CTG 三核苷酸扩展，正常变异拷贝数为 5~35 个，而患病的个体超过 50 个，有时达到 1000 个拷贝以上。该病的发病年龄、病情程度与其 CTG 三核苷酸重复次数相关，拷贝数越多，发病年龄越早，病情越重。

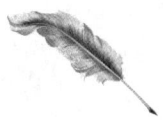

六、遗传印记

越来越多的研究显示，在一个个体中，同源染色体（或等位基因）因分别来自其父方或母方而表现出功能上的差异，故而当它们其中一个发生改变时，所形成的表型也有所不同。这种由于基因来自父方或母方而产生表型差异的现象就称为遗传印记（genetic imprinting）。

在人类，由于印记效应，一些单基因遗传病的表现度和外显率受到突变基因亲代来源的影响。例如，亨廷顿病是一种进行性神经病变，临床主要表现为进行性不自主的舞蹈样运动，平均发病年龄大约在 35 岁。本病致病基因定位于 4p16.31。由于发病年龄延迟，有时携带致病基因的个体在还未出现症状之前，就已经生育并且把致病基因传递给下一代。本病的致病基因如果从父亲传来，患者发病早，可在 20 岁发病且病情严重；如果从母亲传来，则患者发病晚，多在 40 岁以后发病且病情轻。

遗传印记是不同于孟德尔遗传定律的遗传现象。这种现象可能与基因在生殖细胞分化过程中受到不同修饰（如 DNA 甲基化）相关。

自测题

一、A 型选择题

1. 从致病基因传递的角度考虑，X 连锁隐性遗传病典型的传递方式为
   A．男性→男性→男性
   B．男性→女性→男性
   C．女性→女性→女性
   D．男性→女性→女性
   E．女性→男性→女性

2. 当一种疾病的传递方式为男性→男性→男性时，这种疾病最有可能是
   A．从性遗传
   B．限性遗传
   C．Y 连锁遗传
   D．X 连锁显性遗传
   E．共显性遗传

3. 一对糖原贮积症Ⅰ型（AR）携带者夫妇结婚后，其子女可能患病的概率是
   A．1
   B．1/2
   C．1/3
   D．1/4
   E．0

4. 近亲婚配导致发病风险增高最明显的遗传方式是
   A．AD
   B．AR
   C．XD
   D．XR
   E．Y 连锁遗传

5. 一个男孩是血友病 A（XR）的患者，其父母和祖父母均正常，其亲属中不可能患此病的人是
   A．外祖父
   B．舅父
   C．姨表兄弟
   D．姑表兄弟
   E．同胞兄弟

6. 遗传性恶性肿瘤的遗传方式常为
   A．常染色体显性遗传
   B．常染色体隐性遗传
   C．X 连锁显性遗传
   D．X 连锁隐性遗传
   E．Y 连锁遗传

7. 常因形成半合子而引起疾病的遗传病有
   A．AR 病
   B．AD 病
   C．XR 病
   D．XD 病
   E．Y 连锁遗传病

8. 在世代间连续传代并无性别分布差异的遗传病为
   A．AR
   B．AD
   C．XR
   D．XD
   E．Y 连锁遗传

9. 在世代间间断传代并且男性发病率高于女性的遗传病为

A. AR
B. AD
C. XR
D. XD
E. Y 连锁遗传

10. 家族中所有有血缘关系的男性都发病的遗传病为
    A. AR
    B. AD
    C. XR
    D. XD
    E. Y 连锁遗传

11. 子女发病率为 1/4 的遗传病为
    A. 常染色体显性遗传
    B. 常染色体隐性遗传
    C. X 连锁显性遗传
    D. X 连锁隐性遗传
    E. Y 连锁遗传

12. 患者正常同胞有 2/3 为携带者的遗传病为
    A. 常染色体显性遗传
    B. 常染色体隐性遗传
    C. X 连锁显性遗传
    D. X 连锁隐性遗传
    E. Y 连锁遗传

13. 存在交叉遗传和隔代遗传的遗传病为
    A. 常染色体显性遗传
    B. 常染色体隐性遗传
    C. X 连锁显性遗传
    D. X 连锁隐性遗传
    E. Y 连锁遗传

14. 父亲为 AB 血型，母亲为 B 血型，女儿为 A 血型。如果再生育，孩子的可能血型为
    A. A 或 B
    B. B 或 AB
    C. A、B 或 AB
    D. A 或 AB
    E. A、B、AB 或 O

15. 父母为 A 血型，生育了一个 O 血型的孩子。如再生育，孩子的可能血型为
    A. 仅为 A 型
    B. 仅为 O 型
    C. 3/4 为 O 型，1/4 为 B 型
    D. 1/4 为 O 型，3/4 为 A 型
    E. 1/2 为 O 型，1/2 为 B 型

16. 丈夫为红绿色盲，妻子正常且其家族中无该病患者。如果生育，子女患红绿色盲的概率为
    A. 1/2
    B. 1/4
    C. 2/3
    D. 0
    E. 3/4

17. 关于 X 连锁隐性遗传病，下列正确的说法是
    A. 系谱中往往只有男性患者
    B. 女儿患病，父亲不一定是同病患者
    C. 双亲无病时，子女均会患病
    D. 无交叉遗传现象
    E. 母亲无病，父亲正常，儿子都是患者，女儿都是携带者

18. 下列属于单基因遗传病的是
    A. 冠心病
    B. 糖尿病
    C. 血友病
    D. 唇裂
    E. 脊柱裂

19. 引起不规则显性的原因为
    A. 性别
    B. 外显率
    C. 表现度
    D. 外显率和表现度
    E. 性别、外显率和表现度

二、名词解释

1. 外显率　2. 亲缘系数　3. 不完全外显　4. 交叉遗传　5. 限性遗传

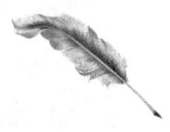

三、简答题

1．一对表型正常的夫妇，婚后生出了一个患有白化病的女儿和一个色盲的儿子，请分析其原因。

2．X 连锁隐性遗传病的遗传特点是什么？

3．为什么近亲婚配中，子代 AR 病发病风险明显增高？

4．Duchenne 肌营养不良 (DMD) 是一种 X 连锁隐性遗传病，一个女性的弟弟和舅舅都患 DMD。试问这个家庭中 *DMD* 基因是由遗传还是突变而来？谁一定是携带者？谁可能是携带者？这位女性婚后所生儿子中，遗传 DMD 的风险如何？

5．白化病 (AR) 群体发病率为 1/10 000，一个人的叔叔患此病。①他与其姑表妹结婚，所生子女的发病风险是多少？②他与无血缘关系的正常女性婚配所生子女发病风险是多少？③二者相比说明什么问题？

（付　红）

第五章 多基因病

第五章数字资源

思政之光

学习目标

1. 掌握质量性状、数量性状、易感性、易患性、发病阈值、遗传度的概念，多基因病再发风险的估算方法。
2. 熟悉多基因遗传的特点，多基因病的特征。
3. 了解常见多基因病研究进展。
4. 培养学生综合分析问题的能力及对预防多基因病发生的责任感。

 案例导入

患儿，女，2岁。第一胎第一产，足月顺产。父母为非近亲婚配，身体健康，其母在孕早期未患过疾病，无服药史。查体：患儿生长发育良好，智力正常。右侧先天性Ⅱ度唇裂，未伴发腭裂，全身检查无其他伴发畸形和异常。临床诊断：先天性单纯性唇裂。家族史：患儿父母、祖父母、外祖父母表型均正常，但患儿祖母的姐姐患有左侧先天性Ⅲ度唇裂，此外其外祖父的父亲患有先天性双侧唇裂（已故）。

思考：先天性唇裂的遗传特点与单基因遗传病有什么不同？先天性唇裂的再发风险如何估计？

人类某些遗传性状或遗传病的遗传基础不是一对基因，而是多对基因，这些性状称为多基因性状。决定多基因性状的每个基因对表型的影响较小，称之为微效基因（minor gene）。多对微效基因累加起来可以形成明显的表型效应。多基因性状除受遗传基础的控制外，还易受多种环境因素的影响，其遗传方式称为多基因遗传（polygenic inheritance），又称多因子遗传（multifactorial inheritance）。

第一节 多基因遗传

一、质量性状和数量性状

生物的遗传性状可分为两大类：质量性状和数量性状。质量性状（qualitative character）间的差别明显，一般中间没有过渡类型，呈不连续变异，具有质的差异。质量性状遗传的基础是一对等位基因。如果是完全显性性状，则群体被明显地分为两群；若为不完全显性性状，则群体被明显地分为三群（图5-1）。在人类性状中，如单眼皮和双眼皮、卷发和直发等正常性状及短指、白化病、血友病、红绿色盲等遗传病都是单基因决定的质量性状。

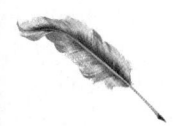

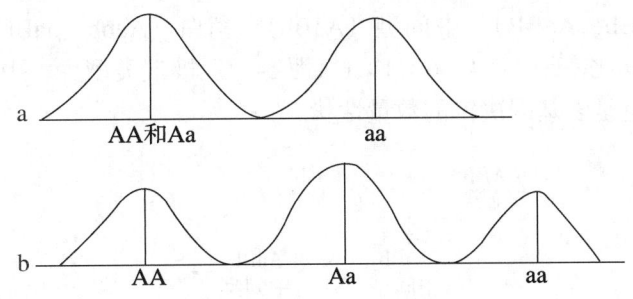

图 5-1 质量性状变异分布图
a．完全显性；b．不完全显性

多基因性状与单基因性状不同，其变异在群体中呈连续分布，变异有一系列的过渡类型，彼此间没有明显质的界限，只有数量的差别。因此，多基因性状也称为数量性状（quantitative character）。数量性状的遗传基础是多对基因。人类的性状多数是数量性状，如智力、体重、身高、肤色等正常性状以及某些先天畸形、高血压、精神分裂症、糖尿病、哮喘、冠心病、消化性溃疡等遗传病。

数量性状的变异在群体中的分布是连续的，只有一个峰，峰值代表平均值。如果随机取样任何一个大的人类群体，测量身高，得到许多大小不同的测量值，将测量值按数值大小排列，就可以发现每两个相邻的数值差异很小，界限不清，很难进行高低分类，说明身高呈连续变异。如把身高相同的数值分别归类分组，并以各组的人数为纵坐标，以各组身高数值为横坐标，制作成分布曲线，就可以看到变异呈正态分布（图5-2）。其中极端变异（很高和很矮）的人占少数，大部分人的身高接近于平均值。

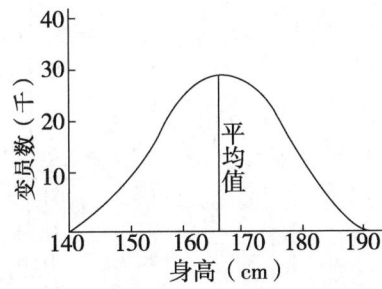

图 5-2 正常人群身高的变异分布图

质量性状符合孟德尔遗传定律。数量性状的遗传虽然较为复杂，但其遗传也受孟德尔遗传定律支配，决定数量性状的基因仍然是按分离定律、自由组合定律及连锁与互换定律传递。

二、多基因假说

1909 年，Nilsson Ehle 通过研究小麦粒色，对数量性状的遗传进行了解释，提出了数量性状的多基因假说，其主要内容为：①数量性状的遗传基础是两对或两对以上的等位基因，而不是一对等位基因。②每对等位基因间没有显、隐性区别，呈共显性。③每个基因对性状产生的影响是微小的，称为微效基因。但是若干对微效基因累加起来可以形成明显的表型效应，称为加性效应。④这些微效基因也是按照孟德尔定律遗传。⑤性状除受微效基因影响外，也受环境因素的影响。

三、多基因遗传的特点

1910 年和 1913 年分别有学者对人肤色的遗传进行了研究。黑种人和白种人皮肤中的色素沉着有着明显的差异，因此，皮肤的颜色黑白分明。对纯种黑种人和纯种白种人婚配后子女的肤色表型及混血儿所生子女的资料进行分析，发现肤色存在的差异可分成五类。根据自由组合定律可知，出现 5 个等级（即 5 种表型）可能是两对非等位基因作用的结果，即肤色的遗传可能涉及两对基因（Aa、Bb）。设 A 和 B 决定黑肤色，a 和 b 决定白肤色。如果一个纯合子黑种人（AABB）和一个纯合子白种人（aabb）婚配，他们子女的肤色为中间型（AaBb）。若两个中间型（AaBb）的人婚配，据分离定律和自由组合定律，则子女的基因型就可能出现纯黑

（AABB）、稍黑（AABb、AaBB）、中间型（AaBb）、稍白（Aabb、aaBb）和纯白（aabb）五种不同肤色的类型。其比率是 1∶4∶6∶4∶1（图 5-3）。极端类型少，中间类型多，变异呈正态分布，因此认为肤色是多基因决定的数量性状。

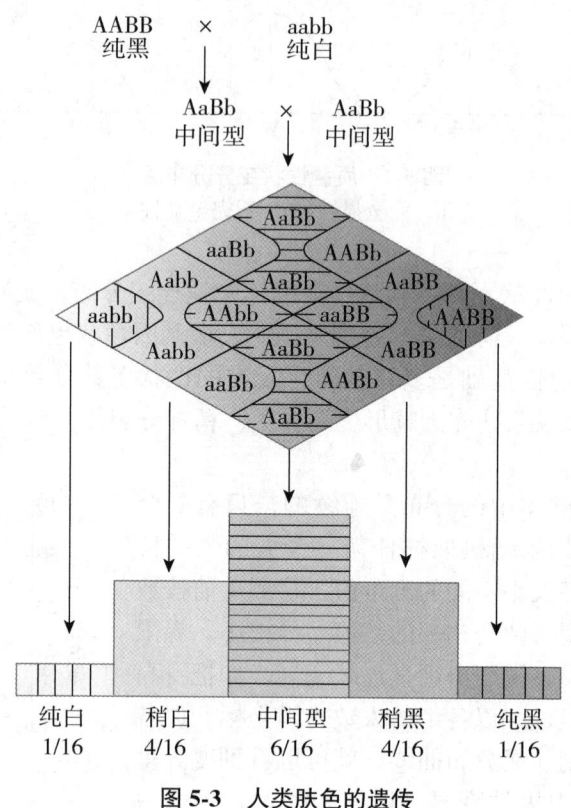

图 5-3　人类肤色的遗传

至今，控制肤色的基因数目仍未定论。有人通过对不同婚姻组合的上百个子代的分析，认为肤色是由 3～5 对等位基因控制的。

通过对数量性状的遗传分析，可以归纳出多基因遗传的特点：

（1）两个极端变异（纯种）的个体杂交后，子一代大多是中间型，但有一定范围的变异，这是环境因素影响的结果。

（2）两个中间型的个体杂交，子代大部分是中间型，但由于多对基因分离和自由组合以及环境因素的影响，变异范围更加广泛，有时会出现极端变异的个体。

（3）在随机交配的群体中，变异范围很广泛，大多数个体接近中间型，极端个体很少。

（4）多基因的遗传基础和环境因素都对个体的表型起作用。

（5）有超亲遗传现象。当双亲不是极端类型时，其子女可分离出高于高亲值或低于低亲值的类型，这种超越双亲表型值的现象称超亲遗传。

英国科学家 Francis Galton 提出，既然数量性状的表型取决于多对共显性微效基因的随机组合，那么数量性状的遗传就会表现出回归（regression）现象，即数量性状在遗传过程中子代将向人群的平均值靠拢。因此，当双亲不是极端类型时，高智商或高身材的父母所生子女的智商或身材的平均值虽然仍会偏高，但可能比其父母的平均值略为降低，即比父母更接近于人群的平均值；同样，智商较低或身材较矮的父母所生子女的智商或身材的平均值比一般人群的平均值低，但可能比其父母的平均值要高。如果进一步考虑他们的二级亲属（祖父母、孙子女等）和三级亲属（表兄妹等），会发现随着亲属级别的降低，智商或身材等数量性状会逐渐地趋向于人群的平均值。回归现象对理解多基因病的易患性在患者亲属中的分布具有指导意义。

第二节 多基因病

常见的多基因病可分成两大类：一类是由遗传因素和环境因素共同影响形成的先天畸形，如脊柱裂、唇裂、腭裂、先天性幽门狭窄、无脑儿、先天性髋关节脱位等。另一类是多基因遗传的常见病和慢性病，如冠心病、动脉粥样硬化、原发性高血压、哮喘、精神分裂症、糖尿病等。这些常见病、慢性病及先天畸形发病率一般都超过 1/1000，有一定的遗传基础，常表现有家族倾向；但不是单基因病，患者同胞的发病率不是 1/2（AD）或 1/4（AR），仅为 1%～10%。近亲婚配时，子女患病风险增高，但不如常染色体隐性遗传病显著。大量研究表明，这些病属于数量性状，具有多基因遗传基础，称为多基因病（polygenic disease）。

知识链接

精神分裂症

精神分裂症是一种多基因病，其中遗传因素起了很大的作用。该病具有家庭指向，若双亲之一是患者，其子女发病风险为 15%～50%；若双亲都是患者，其子女发病风险为 35%～75%。该病的临床表现较为复杂，多起病于青壮年，主要特征是性格的分裂，即精神生活脱离实际、情绪和行为互不协调、联想散漫、情感淡漠、言行怪异等多方面的障碍。一般无意识及智力障碍，病程多迁延。精神分裂症的症状，可因疾病类型、发病阶段的不同有很大差异。在急性阶段，以幻觉和妄想等症状为主；在慢性阶段，则以思维贫乏、情感淡漠、意志缺乏和孤僻内向等症状为主。

一、易感性、易患性与发病阈值

（一）易感性

在多基因病中，若干微效致病基因的累加作用，使带有致病基因的个体有患病的遗传基础。这种由多基因遗传基础决定的患某种多基因病的风险称为易感性（susceptibility）。易感性仅指个体的遗传基础；在一定的环境条件下，易感性高低可代表易患性高低。

（二）易患性与发病阈值

在多基因病中，遗传基础和环境因素共同作用，决定了一个个体是否容易患病，称为易患性（liability）。易患性是多基因遗传中使用的一个特定概念。易患性高，患病的可能性就大；易患性低，患病的可能性就小。易患性的变异和多基因遗传性状一样，在群体中呈正态分布，即群体中大多数个体的易患性接近平均值，而易患性很低和很高的个体相对比较少。当一个个体的易患性达到一定限度时，这个个体就会患病，这个易患性的限度或指标就称为阈值

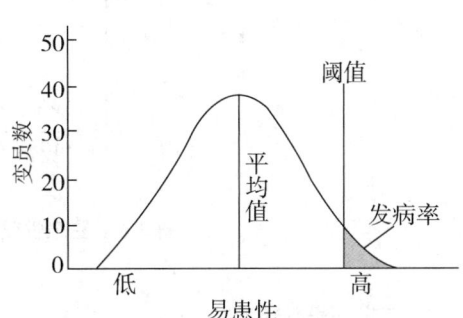

图 5-4　群体中易患性变异与阈值

（threshold）。这样，连续分布的易患性变异就被阈值区分为两部分，即正常个体和患者，使连续变异的数量性状在阈值部位发生质的变化。低于阈值的为正常个体，高于阈值的为患者。患者与群体总人数的比率即为群体发病率。在一定的环境条件下，阈值代表发病所必需的致病基因的最低数值（图 5-4）。上述内容即为阈值假说（threshold hypothesis）。

（三）易患性变异与群体的发病率

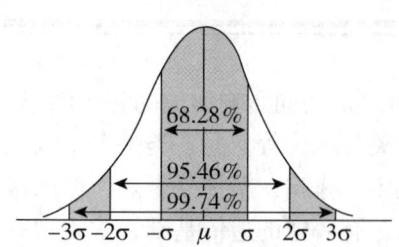

图 5-5　正态分布曲线中标准差的界限

一个个体的易患性高低是无法测量的，但一个群体的易患性平均值可从该群体的发病率作出估计。利用正态分布平均值与标准差的已知关系，可由发病率估计群体的阈值与易患性平均值之间的距离，此距离即以正态分布的标准差作为衡量单位。已知正态分布曲线下的总面积为1（即100%），可推算得到均数加减任何数量标准差的范围内，曲线与横轴之间所包括面积占曲线下全面积的比例。正态分布数据均数（μ）和标准差（σ）与正态分布曲线下面积（S）的关系如图5-5。

在 $\mu \pm \sigma$ 范围内，面积占正态分布曲线下总面积的68.28%；此范围以外的面积占31.72%，左侧和右侧各占约16%。

在 $\mu \pm 2\sigma$ 范围内，面积占正态分布曲线下总面积的95.46%；此范围以外的面积占4.54%，左侧和右侧各占约2.3%。

在 $\mu \pm 3\sigma$ 范围内，面积占正态分布曲线下总面积的99.74%；此范围以外的面积占0.26%，左侧和右侧各占约0.13%。

多基因病的易患性阈值与平均值距离越近，反映其群体易患性的阈值越低，或平均值越高，则群体发病率也越高。反之，两者距离越远，其群体易患性的阈值越高，平均值越低，则群体发病率越低（表5-1）。因此，可从群体发病率的高低计算出阈值与平均值之间的距离，估计群体易患性的高低（图5-6）。

表 5-1　易患性阈值和平均值距离与发病率的关系

易患性阈值和平均值距离	阈值	平均值	发病率
越近	越低	越高	越高
越远	越高	越低	越低

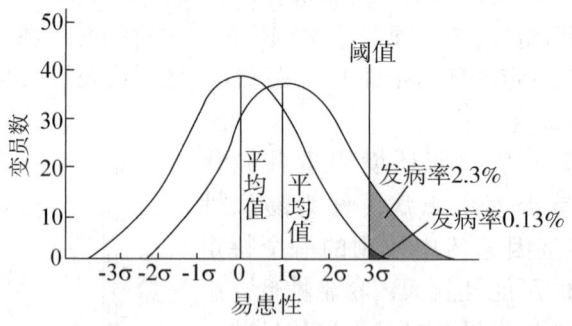

图 5-6　易患性阈值、平均值之间的距离与发病率的关系

二、遗传度

多基因病是基因型和环境条件相互作用的结果，其中遗传基础即致病基因在多基因病中所起作用的大小，称遗传度或遗传率（heritability），一般用百分率（%）来表示。一种遗传病如果完全由遗传因素决定，遗传度就是100%，这种情况是非常少见的。在遗传度高的疾病中，遗传度可达70%～80%，这表明遗传因素在决定易患性变异和发病上有重要作用，环境因素的作用较小；在遗传度低的疾病中，遗传度可为30%～40%，这表明环境因素在决定易患性变异和发病上有重要作用，遗传因素的作用较不明显。遗传度的表示符号是 h^2，计算多

基因病遗传度的高低在临床实践上有重要意义。在人类遗传中，估算遗传度的方法有两种，即Falconer 公式和 Holgiger 公式。在此介绍一种利用双生子发病一致率来估算遗传度的方法，即 Holgiger 公式。所谓发病一致率是指双生子中一个个体患某种疾病、另一个体也患同样疾病的频率。这种方法是根据遗传度越高的疾病，单卵双生发病一致率与双卵双生发病一致率相差越大的原理而建立的。这种方法可用下面的 Holgiger 公式计算：

$$h^2 = \frac{\text{单卵双生发病一致率（\%）} - \text{双卵双生发病一致率（\%）}}{100\% - \text{双卵双生发病一致率（\%）}}$$

例如，在 25 对单卵双生子中，共同患精神分裂症的有 20 对，即单卵双生发病一致率为 20/25 = 0.8，即 80%；在 20 对双卵双生子中，共同发病的有 2 对，即双卵双生发病一致率为 2/20 = 0.1，即 10%。代入公式：

$$h^2 = \frac{80 - 10}{100 - 10} = 0.78 = 78\%$$

以上计算结果表明，精神分裂症的遗传度为 78%。

应当指出，遗传度估计值是由特定环境中特定人群的患病率估算出来的，不宜外推到其他人群和其他环境。同时，遗传度是群体统计量，对个体无意义。如果某种疾病的遗传度为 50%，不能认为某个患者的发病一半由遗传因素决定，一半由环境因素决定，而应该理解为在这种疾病的总变异中，一半与遗传变异有关，一半与环境变异有关。遗传度的估算仅适合于没有遗传异质性，而且也没有主基因效应的疾病。表 5-2 是一些多基因病的遗传度、群体发病率和患者一级亲属发病率的举例。

表 5-2　一些常见多基因病和先天畸形的发病率和遗传度

疾病名称	群体发病率（%）	患者一级亲属发病率（%）	男：女	遗传度（%）
唇裂 ± 腭裂	0.17	4	1.6	76
精神分裂症	0.5 ~ 1.0	10 ~ 15	1	80
先天性髋关节脱位	0.1 ~ 0.2	男性先证者 4；女性先证者 1	0.2	70
先天性幽门狭窄	0.3	男性先证者 2；女性先证者 10	5.0	75
先天性畸形足	0.1	3	2.0	68
先天性巨结肠	0.02	男性先证者 2；女性先证者 8	4.0	80
腭裂	0.04	2	0.7	76
脊柱裂	0.3	4	0.8	60
先天性心脏病（各型）	0.5	2.8	—	35
无脑儿	0.5	4	0.5	60
糖尿病（青少年型）	0.2	2 ~ 5	1	75
原发性高血压	4 ~ 10	15 ~ 30	1	62
冠心病	2.5	7	1.5	65
消化性溃疡	4	8	1	37
哮喘	4	20	0.8	80
原发性肝癌	0.05	5.45	3.5	52
原发性癫痫	0.36	3.9	0.8	55
强直性脊柱炎	0.2	男性先证者 7；女性先证者 2	0.2	70

三、多基因病的特点

虽然多基因病的致病基因在家系中没有单基因病那么明显的传递特征，但符合数量性状遗传，具有如下特点：

(1) 发病率均高于 0.1%。

(2) 家庭患者越多，病情越重，再发风险越大，这说明遗传因素起着重要作用。

(3) 有明显的家族聚集倾向。患者亲属的发病率为 1%~10%，高于群体发病率，但无明显的遗传方式，不符合单基因遗传的所有方式，患者同胞的发病率远远低于 1/2 或 1/4。

(4) 随着亲属级别的降低，患者亲属的发病风险迅速降低。群体发病率越低的多基因病，这一特征越明显。这表明随着一代一代的遗传，后代从亲代得到的致病基因越来越少，发病可能性也越来越小（图 5-7）。

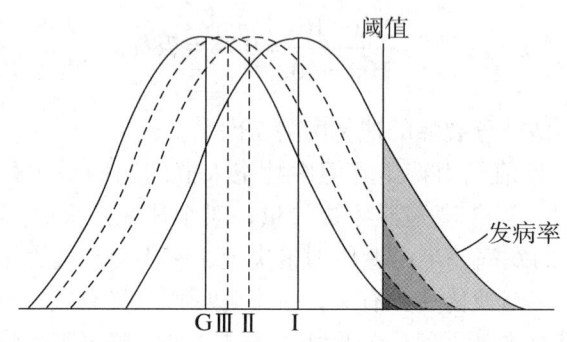

图 5-7　一般群体和患者一、二、三级亲属多基因病发病率的比较
G：一般群体易患性平均值；Ⅰ：一级亲属易患性平均值；
Ⅱ：二级亲属易患性平均值；Ⅲ：三级亲属易患性平均值

(5) 近亲婚配时，子女患病风险也增高，但不如常染色体隐性遗传病明显，这可能是致病基因或易患性基因的积累造成的。

(6) 发病率有种族（或民族）差异，这表明不同种族（民族）的基因库是不同的。

四、多基因病再发风险的估计

多基因病涉及多种遗传和环境因素，发病机制比较复杂，难以像单基因病那样准确推算其发病风险。在估计多基因病的再发风险时，应综合考虑以下几个方面。

（一）群体发病率和遗传度与再发风险的关系

在相当多的多基因病中，一般群体发病率为 0.1%~1%，遗传度为 70%~80%，患者一级亲属的发病率约等于群体发病率的平方根，即可用 Edward 公式来计算：

$$f = \sqrt{P}$$

f 为患者一级亲属发病率，P 为群体发病率。

例如我国唇裂的群体发病率为 0.17%，其遗传度为 76%，患者一级亲属发病率 $f = \sqrt{0.17/100} \approx 4\%$。

如果群体发病率和遗传度高于或低于上述范围，则患者一级亲属发病率将高于或低于群体发病率的平方根，Edward 公式即不适用。要了解一般群体发病率、遗传度和患者一级亲属发病率的关系，需要查看由这三者组成的关系图（图 5-8）。

图 5-8 中，横坐标为群体发病率，斜线为遗传度，纵坐标为患者一级亲属发病率。当已知群体发病率和遗传度时，从此图很容易查出患者一级亲属的发病率。唇裂的群体发病率为 0.17%，遗传度为 76%，从纵坐标上看，患者一级亲属发病率约为 4%。消化性溃疡的群体发

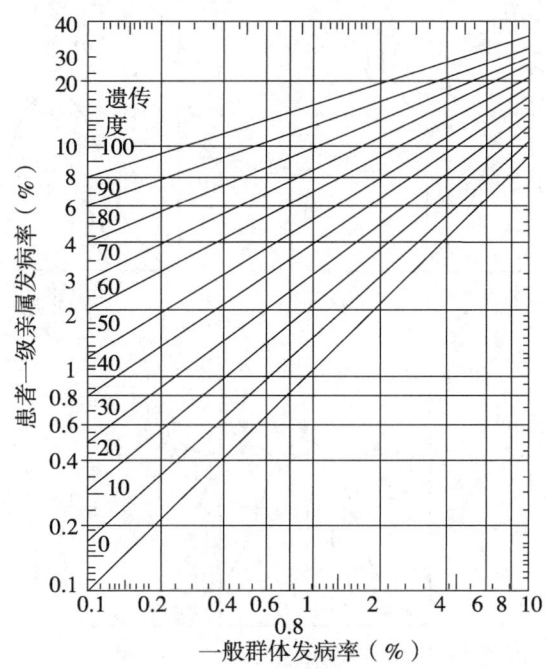

图 5-8　一般群体发病率、遗传度与患者一级亲属发病率的关系

病率为 4%，遗传度仅为 35%，如果按照 Edward 公式来计算，患者一级亲属的发病率应为 20%，但实际上远比这个发病率要低，从图 5-8 查知，一级亲属发病率仅约为 8%。

（二）家庭中患病人数与再发风险的关系

一个家庭中患病人数越多，则发病风险也越高。例如，当一对表型正常的夫妇已生出一个唇裂患儿后，再次生育后代的再发风险为 4%，如果他们生过两个该病患儿，再次生育后代的再发风险就增高 2～3 倍，即近于 10%。生育患儿越多，越说明这对夫妇带有较多导致唇裂的致病基因，虽然他们都未发病，但其易患性更接近发病阈值，后代再发风险相应增高。这是多基因病中基因累加效应所致。

（三）病情严重程度与再发风险的关系

多基因病中，基因的累加效应还表现在病情的严重程度上。因为病情严重的患者必定带有更多的易感性基因，其父母也会带有较多的易感性基因，易患性更接近阈值。所以，再次生育时其同胞的再发风险也增高。例如，只有一侧唇裂的患者，其同胞的再发风险为 2.46%；若一侧唇裂并发腭裂，其同胞的再发风险为 4.21%；而两侧唇裂并发腭裂的患者，其同胞的再发风险则高达 5.74%。

（四）发病率有性别差异时的再发风险

某些多基因病发病率有性别差异，这表明不同性别的发病阈值（发病所需最少的致病基因数量）不同（图 5-9）。发病率低的性别其阈值高，该性别个体一般不易患病，一旦发病就表明这个患者一定携带有较多的致病基因，才能超过较高的阈值而发病，因此，其后代将会得到较多的致病基因，导致发病风险增高（尤其是与其性别相反的后代）。相反，发病率高的性别其阈值低，该性别个体携带较少的致病基因时，易患性就可能超过阈值而发病，所以后代的发病风险较低（尤其是与其性别相反的后代）。例如，先天性幽门狭窄的男性发病率为 0.5%，女性发病率为 0.1%，男性发病率高于女性 5 倍。男性患者的儿子发病率为 5.5%，女儿的发病率为 1.4%；女性患者的儿子发病率为 20%，女儿的发病率为 7%。以上说明女性患者比男性患者有更多的易感基因（致病基因）。

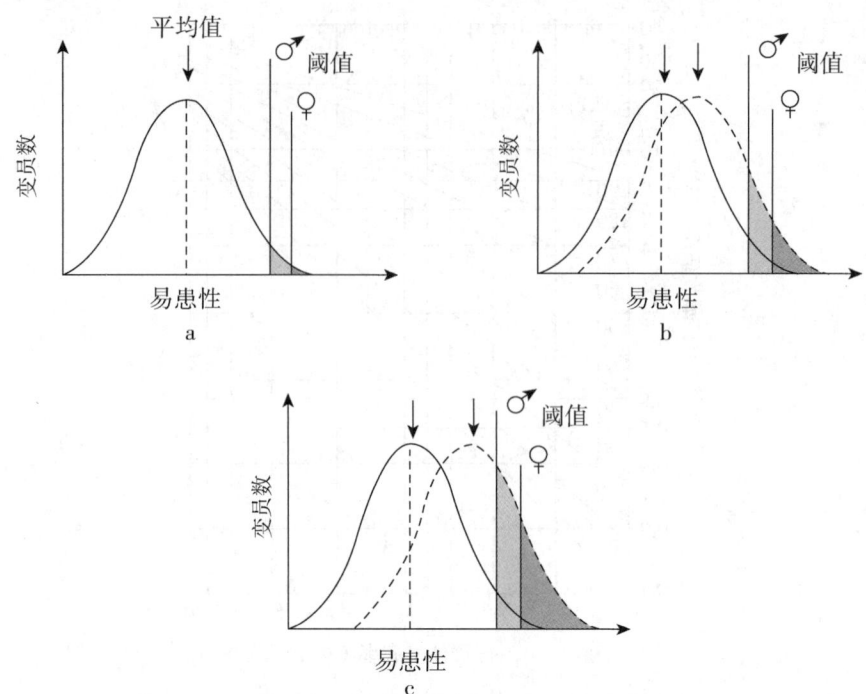

图 5-9　阈值有性别差异的易患性分布（先天性幽门狭窄）
a. 群体；b. 男性患者一级亲属；c. 女性患者一级亲属

第三节　多基因病的研究进展

多基因病是微效基因加性效应与环境因素的相互作用导致的，由于病因复杂，这类疾病常称为复杂性疾病（complex disease）。多基因病是一类患病率较高、发病较为复杂的疾病，因此危害更加严重。对一些常见的多基因病，如原发性高血压、糖尿病、冠心病、哮喘、精神分裂症、阿尔茨海默病等的研究进入了基因水平。目前绝大多数多基因病的致病基因尚不明确，众多候选基因正在筛查研究中。

一、原发性高血压

原发性高血压（essential hypertension，EH）（OMIM 145500）是以血压升高为主要临床表现，伴有或不伴有多种心血管危险因素的综合征，占高血压的 90%～95%，是常见的心血管疾病，也是脑卒中、心肌梗死和晚期肾衰竭等致死性疾病的独立危险因素。近年，高血压的发病率呈逐年上升趋势，成为危害人们身体健康最严重的疾病之一。

EH 发病有明显的家族聚集倾向，患者的一级亲属更易患高血压。双亲无高血压、双亲一方有高血压或双亲有高血压，其子女高血压发生概率分别为 3%、28%、46%。单卵双生的同胞血压一致性较双卵双生同胞更为明显。EH 发病亦有种族差异性。研究显示，黑种人更易患高血压，具有高血压的种族素质。

EH 为多基因共同作用的产物，这一观点已得到广泛认同。目前，国内外研究涉及多种 EH 候选基因，研究主要集中在以下几个方面。

（一）血管紧张素原基因

血管紧张素原（angiotensinogen，AGT）基因位于 1q42.2，全长 12 kb，由 5 个外显子和 4 个内含子组成。AGT 基因核心启动区域位于 TATA 框与转录起始点之间，对该基因转录表达起重要调控作用。目前发现 AGT 基因存在 15 种多态性，尤其是 M235T 变异体（基因突变

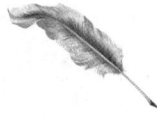

导致第 235 号氨基酸由甲硫氨酸转变为苏氨酸）与高血压相关联。然而，M235T 多态性与高血压的关系在不同人群的结果不同。在中国汉族人群的研究中发现，该变异体的 TT 基因型和 EH 明显相关，M235T 多态性是中国汉族高血压的危险因素。但是，对欧洲人群、新加坡人群和墨西哥人群的研究发现，M235T 多态性与 EH 无明显相关性。

（二）血管紧张素转换酶基因

血管紧张素转换酶（angiotensin converting enzyme，*ACE*）基因位于 17q23，全长 21 kb，由 26 个外显子和 25 个内含子组成。近年研究证实该基因第 16 个内含子上有一段 287 bp 的缺失 / 插入（D/I）多态性与 EH 的发生有关。血清 ACE 浓度与 *ACE* 基因多态性密切相关，DD 型血浆 ACE 的水平和活性明显高于 II 型和 ID 型。可见，*ACE* 基因多态性变异可能是高血压的危险因子。

（三）血管紧张素受体基因

血管紧张素 II（Ang II）必须通过与靶细胞表面的受体结合才能起作用。目前已知的人类血管紧张素受体（angiotensin receptor，AGTR）有 1 型（AGTR1）和 2 型（AGTR2）两种亚型。*AGTR1* 基因位于 3q21-q25，基因长度为 60 kb，有 5 个外显子和 4 个内含子。现已发现的 *AGTR1* 基因多态性有 50 多种。多数研究集中于该基因 3' 端的 A1166C 多态性。Bonnardeaux 等发现在高血压患者中，*AGTR1* 基因 C1166 突变频率明显高于正常者。对高加索人群和中国人群的研究发现，*AGTR1* 基因 A1166C 多态性和高血压相关。也有人进行 *AGTR2* 基因与 EH 相关性的研究。

二、糖尿病

糖尿病（diabetes mellitus，DM）是以长期高血糖为主要特征而导致各种组织，特别是眼、肾、心、血管、神经的慢性损害、功能障碍的一组代谢综合征。分为 1 型糖尿病（type 1 diabetes，T1DM）和 2 型糖尿病（type 2 diabetes，T2DM），其中 T2DM 约占 90%。2013 年国际糖尿病联盟（International Diabetes Federation，IDF）公布，全球 20～79 岁成年人的糖尿病患病率为 8.3%，患者人数已达 3.82 亿。目前，我国糖尿病的患病人数已超过 1 亿，居全球首位。糖尿病已成为威胁人类健康的第三大杀手。

（一）1 型糖尿病

T1DM（OMIM 222100）是由于机体免疫系统破坏胰岛 B 细胞，导致胰岛素产生受阻所引起的一种疾病。研究显示，T1DM 的发病率存在地域差异、种族差异以及家庭聚集性等现象，揭示了遗传因素和环境因素在其发病过程中的重要作用。T1DM 患者一级亲属的平均患病率为 6%，明显高于普通人群的 0.4%。单卵双生子 T1DM 的一致率最高可达 70%。

T1DM 是一种严重危害人类健康的多基因病，其防治主要通过饮食干预、自身抗原疫苗接种及单克隆抗体治疗等措施来诱导自身免疫耐受，改善免疫调节，减少胰岛 B 细胞凋亡。目前研究发现 10 多个基因的变异可增加 T1DM 的易感性，除定位于 6p21 的人类白细胞抗原基因（*IDDM1*）和位于 11p15 的胰岛素基因（*IDDM2*）为 T1DM 的主要易感基因外，又新发现 *SH2B3*、*PTPN2*（*TC-PTP*）和 *RGS1* 等基因与 T1DM 明确相关，这 3 个基因分别定位于 12q24、18p11 和 1q31。

（二）2 型糖尿病

T2DM（OMIM 125853）主要是由于胰岛素抵抗或胰岛素分泌不足引起的以高血糖为特征的代谢性疾病。T2DM 的病因较为复杂，受不可调因素（遗传因素、年龄、先前的妊娠期 DM）和可调因素（肥胖、体力活动、营养因素、吸烟、饮酒等）的双重影响。

尽管 T2DM 的发病机制复杂多样，但其发病的家族聚集性及民族差异性均提示除环境因素外，遗传因素也起了重要作用。T2DM 患者一级亲属糖尿病发病风险是一般人群的

3.5 倍；双生子分析显示，单卵双生子发病一致率为 41%～55%，双卵双生子发病一致率为 10%～15%。此外，T2DM 的发病情况还存在较大的种族差异，研究显示美国亚利桑那州印第安人的 T2DM 的患病率可高达 60%；相对而言，中国人该型糖尿病患病率明显低得多（9.7%）。

2007—2010 年，国际上关于 T2DM 的 GWAS 的研究显示，在欧洲裔、亚洲裔等不同种族人群累计共发现了 40 多个基因（区域）的单核苷酸多态性与 T2DM 相关（表 5-3）。这些 T2DM 易感基因及易感位点的确定，对 T2DM 高危人群的筛查、早期预警，阐明发病机制，甚至开发新药以及个体化防治等均具有重要意义。

表 5-3　T2DM 相关基因（区域）

年份	研究人群	基因/区域
2007	高加索人	KCNJ11、PPARG、TCF7L2、CDKN2A/2B、FTO、HHEX/IDE、IGF2BP2、CDKAL1、SLC30A8
2008	欧洲人	NOTCH2、ADAMTS9、THADA、JAZF1、CDC123/CAMK1D、TSPAN8/LGR5
2008	日本人、欧洲人	KCNQ1
2009	欧洲人	IRS1
2010	中国人	PTPRD、SRR、SPRY2、C2CD4B
2010	欧洲人	RBMS1/ITGB6（2q24）
2010	欧洲人	BCL11A、HNF1A、HMGA2、CENTD2、KAF14、PRC1、TP53INP1、ZBED3、ZFAND6、CHCHD9、DUSP9、KCNQ1

知识链接

冠心病——威胁人类生命健康的头号杀手

心脏疾病是威胁人类生命健康的头号杀手，世界心脏联盟把每年 9 月的最后一个星期日定为"世界心脏日"。《2020 世界卫生统计》显示，2016 年，全球约有 1790 万人死于心脑血管疾病。中国心血管疾病患者人数已高达 2.9 亿，每年死亡约 350 万人，死亡人数位列世界第二。心脏猝死 80% 由冠心病及其并发症引起。

冠心病（coronary artery heart disease，CHD）即冠状动脉粥样硬化性心脏病，是由于冠状动脉循环改变引起冠状动脉血流对心肌供给不足而导致的心肌损害。症状表现为胸腔中央发生压榨性的疼痛，并可迁延至颈部、下颌、手臂、背部及胃部。休息或舌下含服硝酸甘油可缓解。

CHD 是一种复杂性疾病，受不可调因素（遗传因素、年龄、性别等）和可调因素（高血压、糖尿病、肥胖、体力活动、营养因素、吸烟、饮酒等）的共同影响。针对 CHD 易感基因的研究一直备受重视。目前已发现的 CHD 相关基因从功能上可分为：脂代谢相关基因、炎症相关基因、内皮细胞功能相关基因和血栓形成相关基因。这些基因的相继发现加深了人们对 CHD 发病机制的认识。

近年来，心脏疾病年轻化趋势严峻，在过去 15 年里，中国 35~44 岁年龄组患冠心病的人数增长了 150%。预防心血管疾病的最佳方案是保持健康的生活方式，如科学膳食、适度锻炼、良好心态。

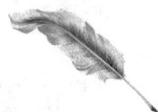

自测题

一、A 型选择题

1. 遗传度是指
   A．遗传性状的表现程度
   B．致病基因危害的程度
   C．遗传因素对性状的影响程度
   D．遗传病发病率和高低
   E．遗传性状的异质性
2. 由遗传基础和环境因素决定的发生某种多基因病的风险大小称为
   A．遗传度
   B．易感性
   C．易患性
   D．阈值
   E．表现度
3. 多基因病中阈值是指造成发病的
   A．最低的易患性基因数量
   B．最高的复等位基因数量
   C．最低的共显性基因数量
   D．最高的易患性基因数量
   E．最高的共显性基因数量
4. 下列关于多基因病的特点叙述正确的是
   A．近亲结婚时，子女患病风险增高，且比常染色体隐性遗传病显著
   B．具有家族聚焦倾向，有明显的遗传方式
   C．易患性具有种族差异
   D．随着亲属级别的降低，患者亲属发病风险明显增高
   E．畸形越轻，再发风险越大
5. 先天性幽门狭窄是一种多基因病，男性发病率为 0.5%，女性的发病率为 0.1%。亲属中发病率最高的是
   A．女性患者的儿子
   B．男性患者的儿子
   C．女性患者的女儿
   D．男性患者的女儿
   E．男性患者的儿子及女儿
6. 精神分裂症的群体发病率为 1%，遗传度为 80%。患者一级亲属的发病率为
   A．1%
   B．10%
   C．25%
   D．50%
   E．60%
7. 下列疾病不属于多基因病的是
   A．原发性高血压
   B．糖尿病
   C．唐氏综合征
   D．哮喘
   E．唇裂

二、名词解释

1．易患性　2．易感性　3．质量性状　4．数量性状　5．微效基因

三、简答题

1．简述多基因病的特点。
2．已知某种多基因病在男性的发病率为 0.2%，在女性的发病率为 1%。试问哪种性别的患者婚后所生子女发病率高？为什么？

四、案例讨论

先天性髋关节脱位是一种多基因病，女性发病率高于男性。有两个家庭，父母表型均正常，其中一个家庭生了一个女患儿，另一个家庭生了一个男患儿。讨论：这两个家庭若都再生育，哪一个家庭患此病的风险更高？为什么？

（尚喜雨）

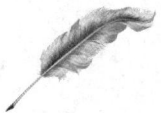

第六章

染色体畸变与染色体病

第六章数字资源

思政之光

> **学习目标**
>
> 1. 掌握染色体畸变的类型及其发生机制，染色体病的概念。
> 2. 熟悉染色体畸变的概念；唐氏综合征（21三体综合征）、Klinefelter综合征（先天性睾丸发育不全）、Turner综合征（先天性卵巢发育不全）的发病原因及临床表现。
> 3. 了解其他染色体病的发病原因及临床表现。
> 4. 引用唐氏综合征患者的励志故事，引导学生敬畏生命，热爱生活，拥有不轻言放弃的人生态度；通过向学生宣传"世界唐氏综合征日"公益活动及组织，培养学生的社会责任感和人文关怀精神。

 案例导入

患儿，男，4岁，因发育异常、智力低下就诊，由其母代述病史。出生时体重3 kg，身长35 cm，无窒息，无损伤，外观正常。患儿出生时母亲年龄36岁，父亲40岁。患儿1周岁时，父母发现有以下问题：①语言障碍：1岁多仍不会说简单的词汇，如爸爸、妈妈等，与同龄儿童相比，差距较大。②行动迟缓：与同龄儿童相比，患儿翻身、爬行、站立困难，肌肉无力。③智力低下：多方面的认知能力，如认物、认数、认人等能力大大低于同龄儿童。④体质差：出生后易感冒发热，曾因肺炎住院治疗。⑤面部有典型特征：如眼距较宽、舌大外伸、常流口水等。

思考：根据病史及临床表现，患儿该做哪些实验室诊断？初步判断该患儿为何种病症？

染色体是遗传物质基因的载体，当染色体发生畸变时，由于涉及的基因较多，因此受累个体将出现先天性多发畸形、智力发育障碍、生长发育迟缓以及流产或死胎等临床症状。这类由染色体异常所导致的疾病称为染色体病（chromosomal disease）。由于染色体病多表现为多种临床症状的综合征，故又称为染色体异常综合征（chromosomal aberration syndrome）。染色体病可分为常染色体病和性染色体病，也可按畸变类型分为染色体数目畸变引起的疾病和染色体结构畸变引起的疾病。

第一节 染色体畸变

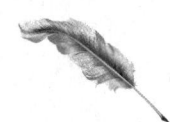

染色体畸变（chromosomal aberration）是指体细胞或生殖细胞内染色体发生异常的改变。畸变的类型和可能引起的后果在细胞不同周期和个体发育不同阶段不尽相同。染色体畸变可分为数目畸变和结构畸变两大类。其中染色体的数目畸变又可分为整倍性改变和非整倍性改变两种。结构畸变主要有缺失、重复、插入、易位和倒位等。无论数目畸变，还是结构畸变，其实

质都涉及染色体上基因群的增减或位置的转移，使遗传物质发生了改变，从而导致染色体异常综合征或染色体病。

一、染色体畸变发生的原因

引起染色体畸变的因素有多种，归纳起来大致分为以下几类：化学因素、物理因素、生物因素、年龄因素和遗传因素。

1．化学因素　许多化学药物可以导致染色体畸变，包括一些烷化剂、核酸的类似物、嘌呤、抗生素、硝酸或亚硝酸类化合物、抗癌药物（如环磷酰胺、氮芥、氨甲蝶呤等）、农药（有机磷杀虫剂、除草剂和砷制剂）等；还包括各种食品添加剂、防腐剂、保鲜剂及工业废物，如苯、甲苯、砷等。

2．物理因素　各种射线是造成染色体畸变的重要诱因，如 X 射线、γ 射线、α 和 β 粒子、中子等在细胞周期的任何时期都可造成染色体的断裂。

3．生物因素　生物因素导致的染色体畸变包括两个方面：一是由生物体产生的生物类毒素所致；二是病毒一类生物引起的畸变。霉菌毒素如黄曲霉毒素具有致癌作用，同时也可以引起染色体畸变；致癌病毒可引起宿主细胞染色体畸变（主要影响 DNA 合成），如人体感染麻疹病毒后，可导致患者靶细胞染色体重排或粉碎、染色体丢失。

4．母亲年龄　流行病学调查显示，母亲的生育年龄与发病率密切相关。高龄孕妇生育患儿的概率明显增高。这是因为母亲年龄偏大，卵母细胞老化不能正常进行减数分裂，形成异常卵子；另外，合子早期所处的子宫环境欠佳。

5．遗传因素　某些遗传因素与染色体畸变有关。例如，染色体断裂易发生在遗传性染色体脆性部位；不同的个体对射线和化学诱变剂的敏感性存在很大差异；一些常染色体隐性遗传病患者的染色体常自发断裂，称为染色体不稳定综合征。近年来的研究表明，可能存在染色体不分离易感基因，使某些个体易分娩三体型后代。

二、染色体数目异常及其产生机制

人类正常生殖细胞（精子或卵子）中有 23 条染色体，称为一个染色体组。含有一个染色体组的细胞或个体称为单倍体（n）；人类正常的体细胞中有 46 条染色体，含有两个染色体组，称为二倍体（2n）。以二倍体为标准，体细胞中染色体数目超出或少于 46 条的称为染色体数目畸变，包括整倍性改变和非整倍性改变两种机制。

（一）整倍性改变

整倍性改变指体细胞内染色体数目在二倍体的基础上整组的增加或减少，发生整倍性改变的个体称为整倍体（euploid）。在二倍体的基础上，如果增加一个染色体组，也就是增加一个 n，则为 3n，即三倍体（triploid）。若在二倍体的基础上增加两个 n，则为 4n，即四倍体（tetraploid），以此类推。三倍体以上的又统称为多倍体。如果在 2n 的基础上减少一个染色体组，则称为单倍体（haploid）。

在人类中已知有三倍体和四倍体的个体，但只有极少数三倍体的个体能存活到出生，存活者多为二倍体和三倍体（2n/3n）的嵌合体。有调查资料表明，在自发流产的胎儿中，有染色体畸变者约占 42%，其中，三倍体占 18%，四倍体占 5%。可见在流产的胎儿中三倍体是常见的类型。一般认为，三倍体胎儿易于流产的原因是在胚胎发育过程的细胞有丝分裂中，形成三极纺锤体，因而造成染色体在细胞分裂中期、后期时的分布和分配紊乱，最终导致子细胞中染色体数目异常，从而严重干扰了胚胎的正常发育而导致流产。四倍体比三倍体更为罕见，往往是四倍体和二倍体（4n/2n）的嵌合体，或在流产的胚胎中发现。

1．三倍体　体细胞中有三个染色体组。染色体总数为 69 条。人类全身性三倍体是致死

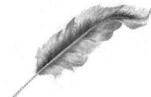

的，以流产而告终。

三倍体产生的机制：

（1）双雄受精（diandry）：一个正常的卵子同时与两个正常的精子发生受精。由于每个精子都带有一个染色体组，所以当两个精子同时进入一个卵子时，就将两个染色体组同时带入了这一卵子，所形成的合子内则含有三个染色体组，即三倍体。可形成 69,XXX、69,XXY 和 69,XYY 三种类型的受精卵（图 6-1）。

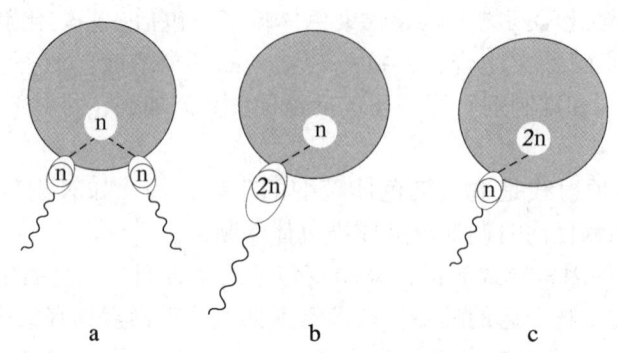

图 6-1　双雄受精和双雌受精
a、b. 双雄受精；c. 双雌受精

（2）双雌受精（digyny）：一个二倍体的异常卵子与一个正常的精子发生受精，从而产生一个三倍体的合子。在卵子发生的第二次减数分裂过程中，次级卵母细胞由于某种原因未形成第二极体，因此本应分给第二极体的染色体组仍留在卵子中，使该卵子成为异常卵子。当它与一个正常的精子结合后，就将形成含有三个染色体组的合子，即三倍体。可形成 69,XXX 或 69,XXY 两种核型的受精卵（图 6-1）。

2．四倍体　体细胞中有四个染色体组，即每号染色体都有四条。临床上只见到 92,XXXX 和 92,XXYY 两种核型，且多为它们和正常二倍体的嵌合体。

四倍体形成的原因：

（1）核内复制（endoreduplication）：在一次细胞分裂时，DNA 不是复制一次，而是复制了两次，而细胞只分裂了一次。这样形成的两个子细胞都是四倍体。这是肿瘤细胞常见的染色体异常特征之一。

（2）核内有丝分裂（endomitosis）：在细胞分裂时，染色体正常复制一次，但分裂中期时，核膜未消失，无纺锤体形成和细胞质分裂，结果形成四倍体的细胞。

（二）非整倍性改变

一个体细胞的染色体数目在二倍体基础上增加或减少了一条或数条，称非整倍体（aneuploid）。这是临床上最常见的染色体畸变类型。发生非整倍性改变后，会产生亚二倍体（hypodiploid）、超二倍体（hyperdiploid）等。

1．亚二倍体　在二倍体的基础上，减少了一条或数条染色体，称为亚二倍体。

（1）单体型（monosomy）：某号染色体少了一条，使细胞内染色体总数只有 45 条，如 21 单体：45,XX(XY),-21；X 单体：45,X。常染色体单体型难以存活，仅见十余例报道，但常在流产儿和死婴中见到。少数 X 染色体单体型能够发育到出生后。

（2）缺体型（nullisomy）：缺少一对同源染色体，细胞内染色体总数 44 条。

2．超二倍体　在二倍体的基础上，增加了一条或数条染色体，称为超二倍体。

（1）三体型（trisomy）：某号染色体增加了一条，细胞内染色体数目为 47 条，是最常见的一种染色体数目异常类型，如 21 三体：47,XX(XY),+21。在常染色体病中，除了 17 号染色体尚未有三体型的病例报道外，其余的染色体三体型均有报道，但是由于染色体的增加，特别是较大染色体的增加,将造成基因组的严重失衡而破坏或干扰胚胎的正常发育,故绝大部分常染色体三体型核型只见于早期流产的胚胎。少数三体型病例可以存活至出生,但多数寿命不长,并伴有各种严重畸形。

(2) 多体型(polysomy):三体型以上的统称为多体型。临床上只能看到性染色体多体型个体,如 48,XXXX。

3．嵌合体(mosaic)　一个个体同时存在两种或两种以上核型的细胞系,这种个体称为嵌合体,如 46,XX/47,XXY；45,X/46,XX 等。嵌合体可以是数目异常之间、结构异常之间以及数目和结构异常之间的嵌合。

4．非整倍体的产生机制　非整倍体的产生原因,多数是在性细胞成熟过程或受精卵早期卵裂中,发生了染色体不分离(chromosome non-disjunction)或染色体丢失(chromosome loss)。

(1) 染色体不分离:在细胞分裂进入中、后期时,如果某一对同源染色体或姐妹染色单体彼此没有分离,而是同时进入一个子细胞,结果所形成的两个子细胞中,一个将因染色体数目增多而成为超二倍体,另一个则因染色体数目减少而成为亚二倍体,这个过程称为染色体不分离。染色体不分离可以发生在细胞的有丝分裂过程,也可以发生在配子形成时的减数分裂过程。

①染色体不分离发生在受精卵的卵裂早期的有丝分裂过程中:卵裂早期某一染色体的姐妹染色单体不分离,可导致产生由两种细胞系或三种细胞系组成的嵌合体。嵌合体各种细胞系类型及所占的比例取决于发生染色体不分离时间的早晚。若发生在第一次卵裂时,形成的超二倍体细胞系(47)和亚二倍体细胞系(45)各占 50%；若发生在第二次卵裂,形成的三种细胞系(45、46、47)所占比例分别为 25%、50%、25%。也就是说,不分离发生越晚,正常细胞系所占比例越大,临床症状相对较轻。若异常细胞系比例低于 3%,一般没有临床症状。亚二倍体细胞系由于缺少一条或几条染色体,特别是丢失常染色体,细胞活力下降,易被淘汰而消失,不形成细胞系,所以临床上常见的是二倍体/三体的嵌合体。

②减数分裂时发生染色体不分离:染色体不分离发生在减数分裂Ⅰ期,使得某一对同源染色体不分离,同时进入一个子细胞核,所形成的配子中,一半有 24 条染色体(n+1),另一半有 22 条(n-1)。与正常配子受精后,将形成超二倍体或亚二倍体。若在减数分裂Ⅱ期发生姐妹染色单体不分离,所形成配子的染色体数将有以下几种情况:1/2 为 n,1/4 为(n+1),1/4 为(n-1)。它们与正常配子受精后,得到相应的二倍体、超二倍体、亚二倍体(图 6-2)。

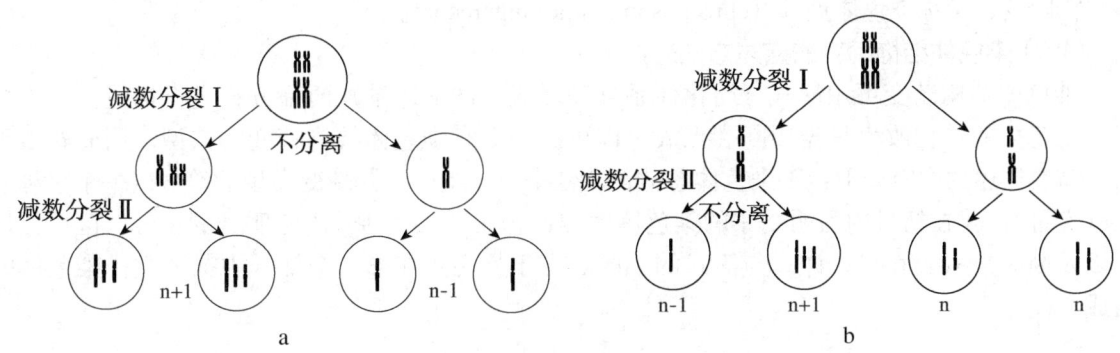

图 6-2　减数分裂中染色体不分离
a.减数分裂Ⅰ期同源染色体不分离；b.减数分裂Ⅱ期姐妹染色单体不分离

(2) 染色体的丢失:又称染色体分裂后期延滞(anaphase lag),指在细胞有丝分裂过程中,某一染色体未与纺锤丝相连,不能移向两极参与新细胞的形成；或者在移向两极时行动迟缓,滞留在细胞质中,造成该条染色体的丢失而形成亚二倍体。染色体丢失也是嵌合体形成的一种方式。

按照 ISCN（1978），非整倍体的描述方法为"染色体总数，性染色体组成，+（-）畸变染色体序号"。例如某一核型中的 18 号染色体多了一条，可描述为：47,XX（XY），+18；少了一条 22 号染色体则描述为 45,XX（XY），-22；若是少了一条 X 染色体，可描述为 45,X。

知识链接

习惯性流产与染色体异常

习惯性流产是指连续自然流产三次或以上，流产过程与一般流产相同，每次流产多发生在同一妊娠月份。在早期流产的胚胎中，有 60%～80% 是由于染色体异常引起的，流产夫妇中约有 33% 存在染色体异常。染色体检查常见以下几种情况：一是精子细胞非整倍体。非整倍体的存在会导致异常胚胎或者胎儿的生长发育异常，容易诱发流产。二是染色体平衡易位。平衡易位的患者一般本人不发生畸形和智力低下，但其生育正常儿、平衡易位携带者、畸胎儿、死胎的概率各为 1/4，而且是随机的，后两种情况往往会导致流产。须引起重视的是，这类流产至少有一半的概率是由丈夫引起的。因为胎儿的染色体一半来自母亲，另一半来自父亲。所以妻子流产，丈夫也必须进行染色体检查。这类流产一般不提倡保胎。且妊娠 16～20 周时，习惯性流产孕妇须进行羊水染色体检查。三是染色体同源易位。简单地说，同源易位就是两条同号染色体之间的易位。这种易位使受精后所形成的胚胎 100% 是异常胎儿。因为多一条染色体的胎儿能生下来的全是严重痴呆畸形儿；少一条染色体的胎儿，除 X 单体外，全是死胎，因此，不建议染色体同源易位患者生育。四是染色体正常。虽然夫妻双方染色体正常，但胎儿也有发生染色体异常的可能，因为很多染色体异常是早期胚胎突变引起的。所以建议习惯性流产孕妇在未做羊水染色体检查之前，不要盲目保胎。

三、染色体结构畸变及其产生机制

在外界因素的作用下，人类的染色体可发生断裂（breakage）。如果断裂的片段在原来的位置上重新接合，称为愈合或重合（reunion），即染色体恢复正常，不引起遗传效应。如果染色体断裂后未在原位重接，也就是断裂片段移动位置与其他片段相接或者丢失，则可引起染色体结构畸变，又称染色体重排（chromosomal rearrangement）。

（一）染色体结构畸变的描述方法

染色体结构畸变可用简式（简化体系）和详式（详细体系）两种方式进行描述。对于简式，染色体的结构改变只需用断裂点表示即可。一个有染色体结构畸变的核型，用简式表示时，需要描述的内容如下：①染色体总数；②性染色体组成；③畸变类型的符号（一个字母或三联字母）；④在括号内写明受累的染色体序号；⑤在第二个括号内注明臂的符号、区号、带号以及断裂点（表 6-1）。详式与简式的不同点在于，还要在第二个括号中描述重排染色体的组成。

表 6-1 核型分析中常用符号和术语

符号术语	意义	符号术语	意义
A～G	染色体组的名称	1～22	常染色体序号
→	从……到……	/	表示嵌合体
ace	无着丝粒断片（见 f）	cen	着丝粒
chi	异源嵌合体	:	断裂

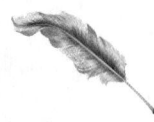

续表

符号术语	意义	符号术语	意义
::	断裂与重接	ct	染色单体
del	缺失	der	衍生染色体
dic	双着丝粒染色体	dir	正位
dis	远侧	dmin	双微体
dup	重复	e	交换
end	（核）内复制	f	断片
fem	女性	mal	男性
fra	脆性部位	g	裂隙
h	副缢痕	i	等臂染色体
ins	插入	inv	倒位
mat	母源的	?	染色体分类或情况不明
min	微小体	mn	众数
mos	嵌合体	p	短臂
pat	父源的	ph	费城染色体
pro	近侧	psu	假
q	长臂	qr	四射体
r	环状染色体	rcp	相互易位
rea	重排	rac	重组染色体
rob	罗伯逊易位	s	随体
t	易位	tan	串联易位
ter	末端	tr	三射体
tri	三着丝粒	var	可变区
mar	标记染色体	+ 或 -	在染色体和组号前表示染色体或增加或减少；组内染色体在染色体臂或结构后面，表示这个臂或结构的增加或减少

（二）染色体结构畸变的类型及其产生机制

临床上常见的染色体结构畸变有：缺失、重复、倒位、易位、环状染色体和等臂染色体等。

1. 缺失（deletion，del） 指染色体发生断裂后，形成有着丝粒和无着丝粒的断片，无着丝粒断片在细胞分裂时不能与纺锤丝相连，而滞留在胞质中，一次分裂后丢失。而保留下的染色体则丢失了相应节段的遗传物质。缺失又可分为中间缺失和末端缺失。

（1）末端缺失：指染色体臂的近末端断裂，造成染色体缺失远侧端的现象。如图 6-3a 所示，3 号染色体在长臂的 2 区 1 带（q21）处发生断裂后，由 q21 到长臂末端的这一片段丢失。

简式：46，XX(XY)，del(3)(q21)。

详式：46，XX(XY)，del(3)(pter → q21:)。

（2）中间缺失：指在染色体臂发生两处断裂，中间片段丢失，近侧段和远侧段的断端彼此连接。例如 3 号染色体在长臂的 2 区 1 带与 2 区 5 带发生两次断裂，并丢失两断裂点之间的节段（图 6-3b）。

简式：46，XX(XY)，del(3)(q21q25)。

详式：46，XX(XY)，del(3)(pter → q21::q25 → qter)。

2. 重复（duplication，dup） 是指一条染色体上某一片段有 2 个或 2 个以上拷贝的现象。它是由于染色体或染色单体发生断裂后形成的断片插入到同源染色体或染色单体中，或者姐妹染色单体发生不等交换而形成的畸变。

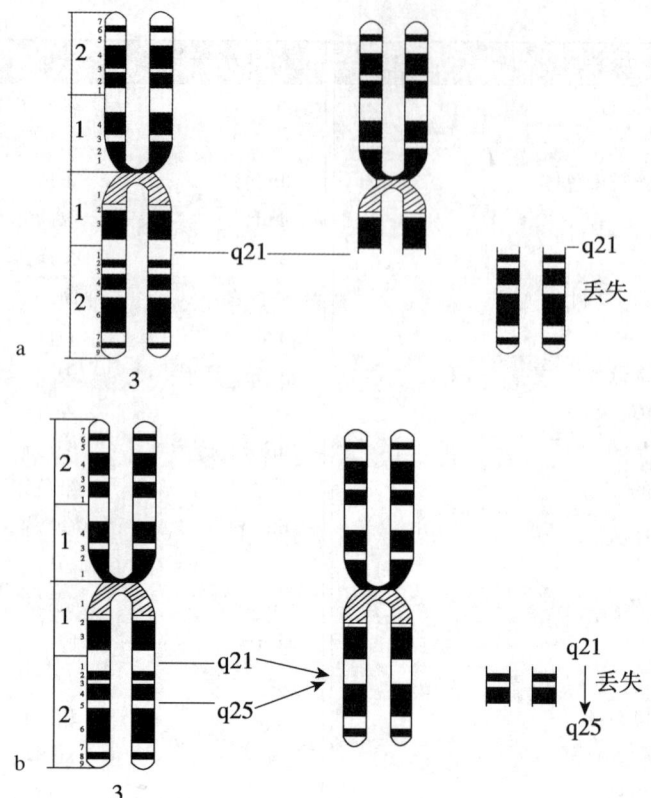

图 6-3 缺失
a. 末端缺失；b. 中间缺失

3. 倒位（inversion，inv） 是指某一染色体同时发生两处断裂，中间的断片旋转 180°后重接。根据倒位的片段是否涉及染色体着丝粒区域可分为臂内倒位和臂间倒位。

（1）臂内倒位：指一条染色体的长臂或短臂内发生两次断裂后，中间片段旋转 180°重接的倒位。例如 3 号染色体长臂在 2 区 1 带和 2 区 5 带发生两次断裂，中间的片段旋转 180°后重接（图 6-4a）。

简式：46,XX(XY),inv(3)(q21q25)。

详式：46,XX(XY),inv(3)(pter → q21∷q25 → q21∷q25 → qter)。

（2）臂间倒位：一条染色体长臂和短臂各发生一处断裂，断片旋转 180°后重接。例如 3 号染色体在短臂 1 区 4 带和长臂 2 区 1 带发生断裂，含着丝粒的片段旋转 180°后重接（图 6-4b）。

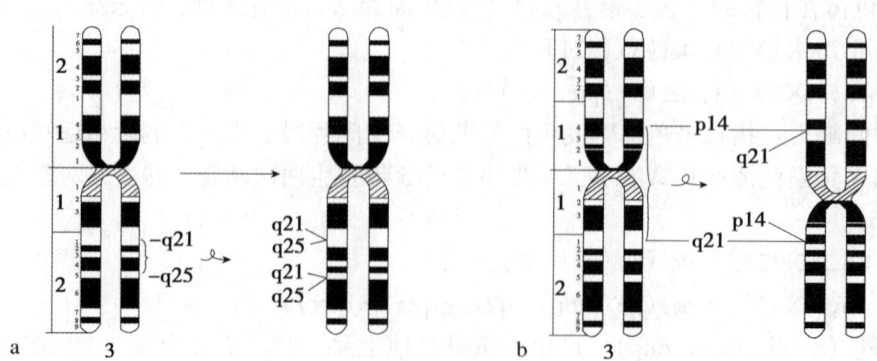

图 6-4 倒位
a. 臂内倒位；b. 臂间倒位

简式：46,XX(XY),inv(3)(p14q21)。

详式：46,XX(XY),inv(3)(pter→p14::q21→p14::q21→qter)。

4．易位（translocation，t） 一条染色体的断片移接到另一条非同源染色体的臂上，这种结构畸变称为易位。常见的易位方式有相互易位、罗伯逊易位和插入易位等。

（1）相互易位（reciprocal translocation）：两条非同源染色体发生断裂后，相互交换无着丝粒片段形成两条新的衍生染色体，称相互易位。如 2 号染色体长臂的 2 区 1 带与 5 号染色体长臂 3 区 1 带同时发生断裂，互换无着丝粒片段后重新连接（图 6-5）。

简式：46,XX(XY),t(2;5)(q21;q31)。

详式：46,XX(XY),t(2;5)(2pter→2q21::5q31→5qter;5pter→5q31::2q21→2qter)。

相互易位是比较常见的结构畸变，各号染色体间都可发生，在新生儿中的发生频率约是 1/1000～2/1000。相互易位仅有位置的改变，没有可见的染色体片段的增减，它通常没有明显的遗传效应，称为平衡易位。然而平衡易位携带者与正常人婚配，在配子发生过程中，却有可能得到一条衍生异常染色体，导致某一易位节段的增多（部分三体型）或减少（部分单体型），最终导致流产、死胎或畸形儿的出现。

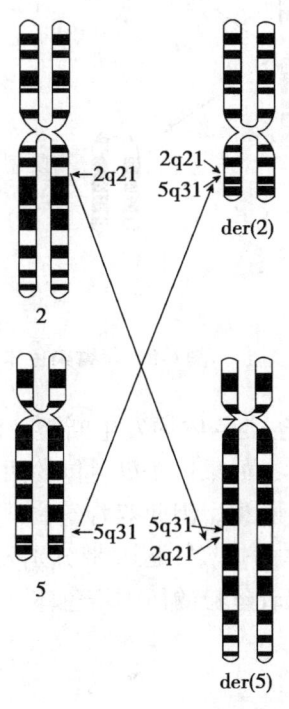

图 6-5 相互易位

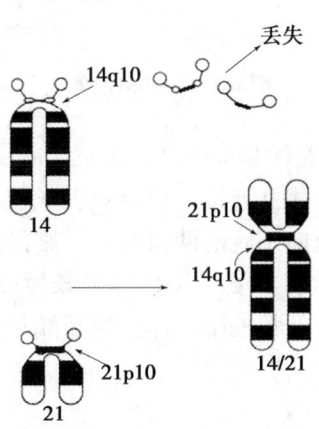

图 6-6 罗伯逊易位

（2）罗伯逊易位（Robertsonian translocation）：两条近端着丝粒染色体均在着丝粒处断裂后形成两条衍生染色体。一条由两者的长臂构成，另一条由两者的短臂构成。后者由于缺乏着丝粒或因几乎全由异染色质组成，故常丢失。罗伯逊易位又称着丝粒融合（centric fusion）。如 14 号染色体在长臂的 1 区 0 带断裂与 21 号染色体在短臂的 1 区 0 带断裂后形成罗伯逊易位（图 6-6）。

简式：45,XX(XY),-14,-21,+t(14;21)(q10;p10)。

详式：45,XX(XY),-14,-21,+t(14;21)(14qter→14q10::21p10→21qter)。

（3）插入易位（insertional translocation）：两条非同源染色体同时发生断裂，但只有其中一条染色体的片段插入到另一条染色体的非末端部位。只有发生三次断裂时，才可能发生插入易位。

5．环状染色体（ring chromosome，r） 一条染色体的长臂和短臂同时发生一次断裂，有着丝粒的断端相接，形成环状染色体。如 2 号染色体的短臂 2 区 1 带（p21）和长臂 3 区 1 带

(q31)分别发生了断裂,断点以远的片段丢失,含有着丝粒的中间片段两断端 p21 与 q31 相接形成环状染色体(图 6-7)。

简式:46,XX(XY),r(2)(p21q31)。

详式:46,XX(XY),r(2)(p21→q31)。

6. 等臂染色体(isochromosome,i) 是指染色体在着丝粒处横裂,形成两条只有一种染色体臂的染色体,复制后形成由两条短臂和两条长臂组成的染色体,所以其在形态结构上完全相同。如图 6-8 所示 X 染色体在着丝粒处断裂后形成的长臂、短臂等臂染色体。

简式:46,X,i(Xq);46,X,i(Xp)。

详式:46,X,i(Xq)(qter→cen→qter);46,X,i(Xp)(pter→cen→pter)。

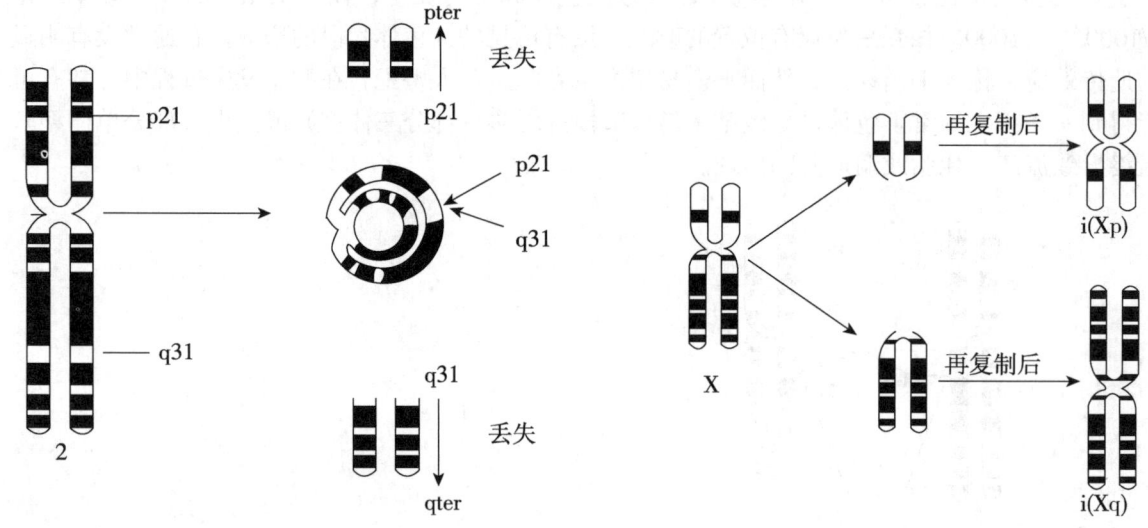

图 6-7 环状染色体　　　　　　　　　　　图 6-8 等臂染色体

7. 双着丝粒染色体(dicentric chromosome,dic) 两条染色体均发生断裂,两个带有着丝粒的断片相互连接,形成双着丝粒染色体。在细胞分裂时,如果这条染色体的两个着丝粒分别被纺锤丝向细胞的两极牵引,则形成染色体桥,容易发生断裂。因此双着丝粒染色体是一种不稳定结构。如 6 号染色体的长臂 2 区 2 带和 11 号染色体的短臂 1 区 5 带分别发生了断裂,两个具有着丝粒的染色体片段断端相互连接,形成了一条双着丝粒的衍生染色体(图 6-9)。

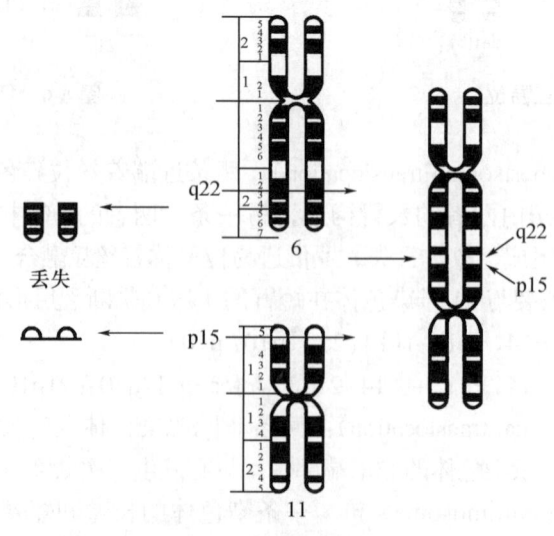

图 6-9 双着丝粒染色体

简式：45, XX, dic (6; 11)(q22; p15)。

详式：45, XX, dic (6; 11)(6pter → 6q22::11p15 → 11qter)。

8．插入（insertion, ins） 是指某条染色体发生两处断裂，其中间的节段转移到同一染色体或另一染色体的断裂处重接。插入一般涉及两条染色体的三处断裂，可分为正位插入和倒位插入。

第二节　常染色体病

常染色体病（autosomal disease）是指由常染色体的数目或结构异常所引起的疾病。常染色体病有着共同的临床表现，如智力低下，生长发育迟缓，可伴有五官、四肢、内脏及皮肤等方面的异常。临床上常见的有唐氏综合征（21三体综合征）、18三体综合征和13三体综合征等。

一、唐氏综合征

唐氏综合征（Down syndrome）（OMIM 190685）又称21三体综合征（trisomy 21 syndrome）、Down综合征或先天愚型。1866年英国医生Langdon Down首先描述了此病，故称Down综合征。1959年法国细胞学家Lejeune证实此病的病因是多了一条G组染色体（后来确定为21号染色体），故此病又称为21三体综合征。

21三体综合征是人类最常见的一种染色体病。据报道，新生儿中21三体综合征的发病率约为1/800。21三体综合征患者的主要临床特征为：有明显的智力障碍，智力低下，智商在20～25；生长发育迟缓，出生时身长、体重低于正常儿；特殊面容，小头、耳位低、眼距宽、外眼角上斜、鼻梁低平、口常张开、舌大且常伸出口外，又称"伸舌样痴呆"（图6-10）；多发畸形，约50%患先天性心脏病，也有胃肠道畸形；趾间距宽，通贯掌频率高（图6-11）。

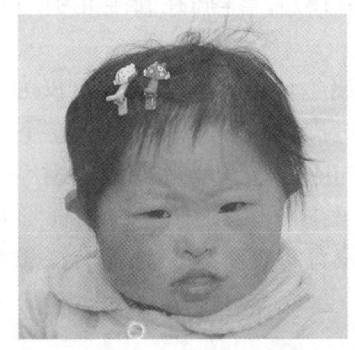

图6-10　21三体综合征患者特殊面容

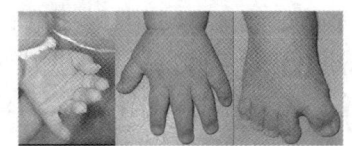

图6-11　21三体综合征患者畸形

21三体综合征主要的发病原因是多了一条21号染色体，即21三体。该综合征的核型有三种类型：完全型21三体、易位型21三体和嵌合型21三体。

1．完全型21三体　该型是21三体综合征最常见的类型，患者的核型为47, XX(XY), +21。它的发生与母亲的年龄密切相关，有较为典型的临床表现。

2．易位型21三体　该型与母亲年龄的相关性不大。其核型有多种，最常见的是D/G易位，如14q21q，核型为46, XX(XY), -14, +t(14q21q)；其次为G/G易位，包括21q21q和21q22q，其核型分别为46, XX(XY), -21, +i(21q)和46, XX(XY), -22, +t(21q22q)。上述这些异常染色体都是由于罗伯逊易位而形成的易位染色体。这类患者的细胞内除具有两条完整的21号染色体外，还有一条由21号染色体易位到另一条D组或G组染色体上而形成的易位染

色体。所以虽然患者细胞内是46条染色体，但仍是多了一条21号染色体的组成，故仍表现出先天愚型的症状。

易位型21三体有的是由于新的突变形成的，有的是亲代遗传而来的。例如，患者的母亲为易位染色体的携带者，核型为45,XX,-14,-21,+t(14q21q)，那么在卵子形成时，由于减数分裂过程中同源染色体特殊的联会和分离，可能产生六种类型的卵子：①含有一条完整的14号和一条完整的21号染色体；②含有一条14q21q易位染色体；③含有整条14q21q易位染色体和一条完整的21号染色体，该卵子多一条21号染色体；④仅含有一条完整的14号染色体的不平衡卵子；⑤含有一条14q21q易位染色体和一条完整的14号染色体的不平衡卵子；⑥仅含有一条完整的21号染色体的不平衡卵子。这六种卵子与正常精子结合后，后代会因此而出现相应如下结果：①正常人；②14q21q易位携带者；③易位型21三体患儿；④⑤⑥均具三体或单体而致死（流产）。

另外，当母亲是由21号染色体长臂所形成的一条等臂染色体，即21q21q的平衡易位携带者时，就不可能娩出表型正常的后代，因为她只能产生两种配子：①含有21q21q；②不含有21号染色体。第一种配子与另一正常配子结合后，其后代将会发生易位型21三体综合征；第二种配子与正常配子结合后，将产生21单体的合子。由于常染色体单体常常是致死性的，所以第二种情况的胚胎难以存活，因此当双亲之一是21q21q的携带者时，后代发生21三体的概率几乎为100%。

3．嵌合型21三体　该型的核型通常为46,XX(XY)/47,XX(XY),+21，其临床症状可以很典型，也可很轻，主要取决于正常细胞与异常细胞之间的比率。

二、18三体综合征

1960年Edwards首先报道了本病，发现其病因是多了一条E组染色体，故称Edwards综合征（Edwards syndrome）。1961年Patau证实了多出的一条染色体为18号染色体，将此病定名为18三体综合征（trisomy 18 syndrome）（OMIM 601161）。本病在新生儿中的发病率为1/5000~1/4000，女婴发病高于男婴（3:1）。

18三体综合征的主要临床特征为：生长发育障碍，出生体重低，平均体重仅为2243g左右；智力低下；肌张力亢进；眼裂小，眼距宽，有内眦赘皮，眼球小，耳位低；下颌小，后枕骨突出，胸骨短小；95%患者伴有先天性心脏病，室间隔缺损及动脉导管闭锁不全。具有特殊握拳姿势，第3、4指紧贴手掌，第2、5指压在其上，1/3为通贯掌、摇椅形足等（图6-12）。男性患者常见隐睾，女性患者常为大阴唇或阴蒂发育不良。18三体综合征患者的核型多为三体型，核型为47,XX(XY),+18（图6-13）。

三、13三体综合征

1960年Patau等首先报道本病病因是多了一条D组染色体，故称Patau综合征（Patau syndrome）（OMIM 264480）。1966年Yunis等用显带技术证实了增多的是一条13号染色体，因此定名为13三体综合征（trisomy 13 syndrome）。本病发病率为1/7000~1/5000，女性发病率高于男性。13三体综合征常见的核型为47,XX(XY),+13。

13三体综合征的主要临床特征为：出生时体重低，生长发育障碍，有严重的智力低下。严重畸形如小头、前额低斜、前脑发育缺陷（无嗅脑）、眼球小或无眼球。指（趾）畸形，多指（趾），足内翻，有与18三体综合征相同的握拳姿势和摇椅形足，通贯掌等。2/3有唇裂、腭裂。耳位低，耳廓畸形，常有耳聋。80%以上伴有先天性心脏病。常有多囊肾，无脾。男性患者多为隐睾，女性患者有阴蒂肥大、卵巢发育不全、双阴道、双角子宫等。

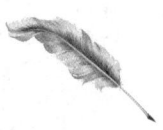

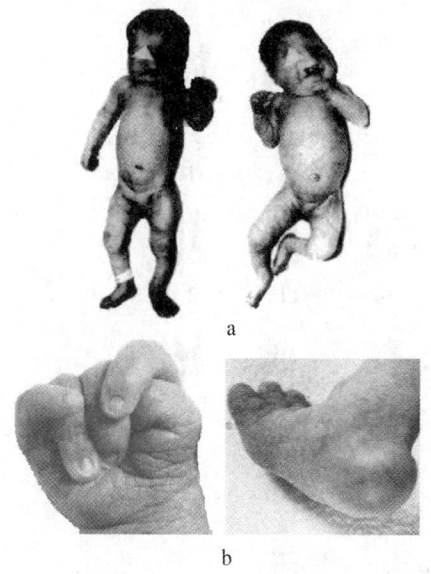

图6-12 18三体综合征
a. 患者；b. 手、脚特征

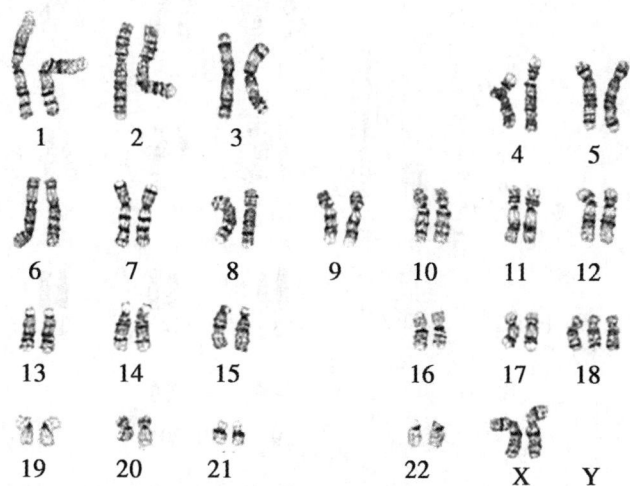

图6-13 18三体综合征核型

四、猫叫综合征

1963年Lejeune等首先发现这种病例，因为患儿的哭声与猫叫声相似，故称为猫叫综合征（cri du chat syndrome）（OMIM 123450）。1964年证实本病是5号染色体短臂部分缺失所致，故又称为5p⁻综合征。其发病率为1/50 000。

猫叫综合征的主要临床特征为：哭声像猫叫，智力低下，生长发育迟缓，肌张力低，小头，满月形脸，眼距宽，外眼角下斜，内眦赘皮，斜视，耳位低，下颌小，腭弓高，第5指短且内弯。常伴发先天性心脏病，主要是室间隔缺损和动脉导管未闭等。

第三节 性染色体病

性染色体病又称性染色体异常综合征，是指由性染色体（X或Y染色体）的数目异常或结构畸变而引起的疾病。

一、Klinefelter综合征

Klinefelter综合征（Klinefelter syndrome）又称先天性睾丸发育不全（OMIM 400045）。1942年Klinefelter首先报道了此综合征。1956年Bradbury等发现在此类患者的间期细胞核内有一个X小体。1959年Jacobs和Strong证实了该综合征的核型为47,XXY。本病的发病率在男性中约为1/800。在精神发育不全的男性中发病率约为1/100，在男性不育症个体中约占1/10。

Klinefelter综合征的主要临床特征为：身材高大，四肢细长；生殖器官发育不全，睾丸不发育或隐睾，曲细精管萎缩，呈玻璃样变性，无精子生成，不育；第二性征发育不良，体毛稀少，无须，无喉结，乳房发育女性化，皮下脂肪发达等。该病患者表型为男性，一般青春期后才出现症状。其常见核型为47,XXY（图6-14）。

二、Turner综合征

Turner综合征（Turner syndrome）又称先天性卵巢发育不全（OMIM 163950），1938年Turner首先报道了该综合征。1954年Polani发现本病患者大多数为X染色质阴性，1959年

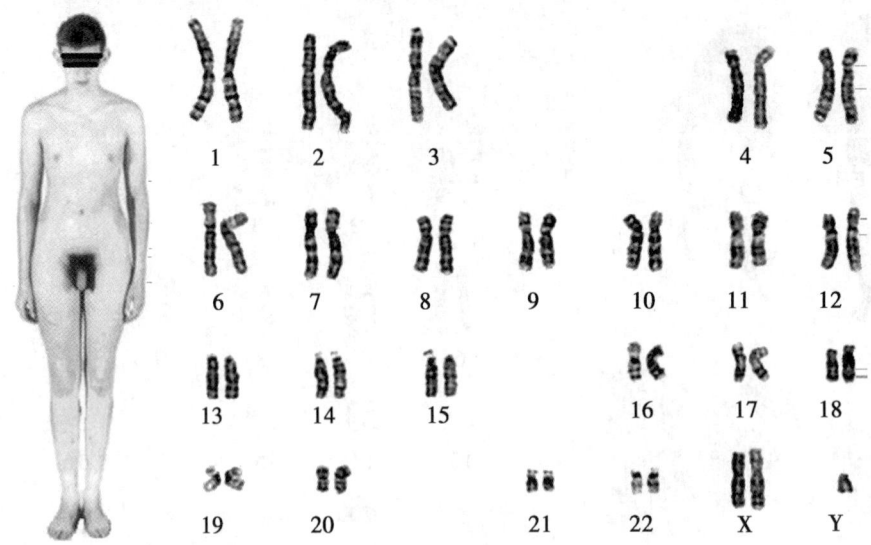

图 6-14　Klinefelter 综合征患者及核型

Ford 证实了本病患者缺少一条 X 染色体。本病在新生女婴中的发病率约为 1/2500，但在自发流产儿中发生率为 7.5%。核型以 45,X 为主要类型。

Turner 综合征患者主要临床特征为：身材矮小，身高为 120～140 cm。性腺呈索条状，原发闭经，子宫发育不全，外生殖器发育不良。第二性征不发育，乳距宽，盾状胸，乳房不发育，无生育能力。后发际低，肘外翻，50% 患者有颈蹼。新生儿手脚常呈淋巴性水肿。第 4、5 指（趾）骨与掌跖骨短或畸形。常伴发先天性心脏病等（图 6-15）。

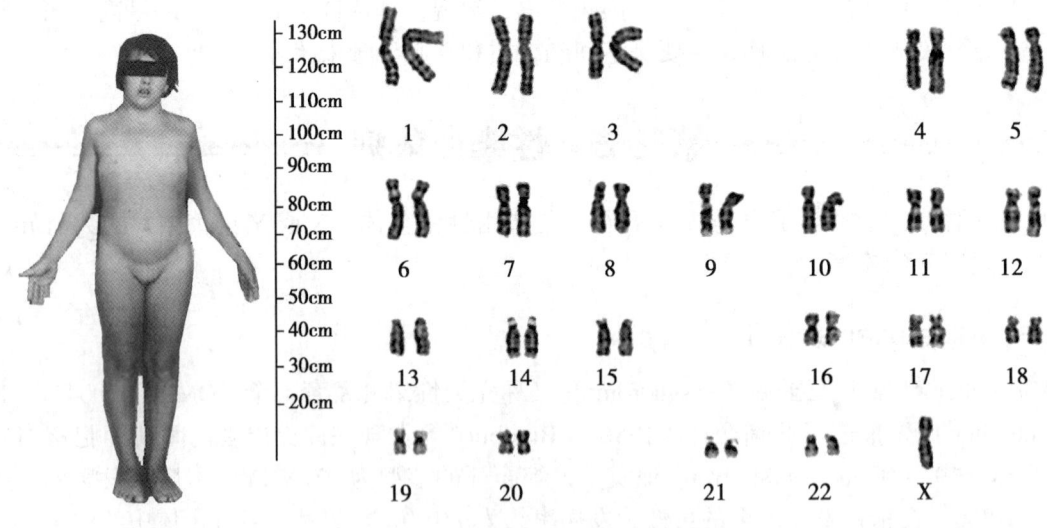

图 6-15　Turner 综合征患者及核型

三、XYY 综合征

1961 年 Sandburg 等首次报道 XYY 综合征（XYY syndrome）（OMIM 400045）。本病的发病率在男性中为 1/1500～1/750。主要临床特征：表型为正常男性，有生育能力；少数外生殖器发育不良；智力正常，但性格暴躁粗鲁，行为过火，常发生攻击性行为；身材高大，有随身高增高而发生率增高的趋势。XYY 综合征患者的核型主要为 47,XYY；也有少数为 48,XYYY、49,XYYYY 或者是嵌合型 45,X/49,XYYYY 的患者。

四、XXX综合征

XXX综合征或称X三体综合征（trisomy X syndrome）。1959年由Jacobs等首次描述该病。在女性新生儿中，XXX综合征发病率为1/1000；在女性精神病患者中，发病率为4/1000。主要临床特征：大多数患者为外表正常的女性，具有生育能力；但常见智力低下，甚至精神失常；间歇性闭经，卵巢功能障碍，乳腺不发育等。患者的核型多为47,XXX。此外，还有48,XXXX、49,XXXXX核型的患者，统称为多X综合征。

五、脆性X染色体综合征

脆性X染色体综合征（fragile X syndrome）（OMIM 300624）患者的外周血淋巴细胞在缺乏叶酸或胸腺嘧啶的培养基中培养后，其X染色体上就可以观察到明显的断裂或裂隙，这些断裂或裂隙称为脆性部位。脆性X染色体是指在Xq27.3位置具有脆性部位的X染色体（图6-16）。

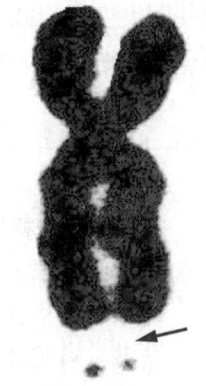

图6-16　脆性X染色体

1. 临床症状　脆性X染色体综合征的发病率在男性约为1/1250，在女性约为1/2000。

脆性X染色体综合征的主要临床症状：受累男性表现为中度（IQ = 35～49）至重度（IQ = 20～34）智力低下，表现在语言障碍和算术能力差；还可表现出多动症、性情孤僻、精神病倾向。各种体征包括：大睾丸、大耳、长形面容、前额和下颌突出（图6-17a）。其中巨大的睾丸是青春期以后出现的典型体征（图6-17b）。但患者的睾丸功能正常，可有正常的生育能力。受累女性的临床表现通常较轻，1/3的女性杂合子有轻度智力发育障碍。其发病与女性正常的X染色体随机失活，而脆性X染色体在众多体细胞中保持活性有关。但女性只有遗传自母亲携带者时才发病。正常男性携带者的女儿不发病，但外孙（女）可能发病。该病在连续遗传中有早现现象，即发病年龄有一代代提前并加重的倾向。

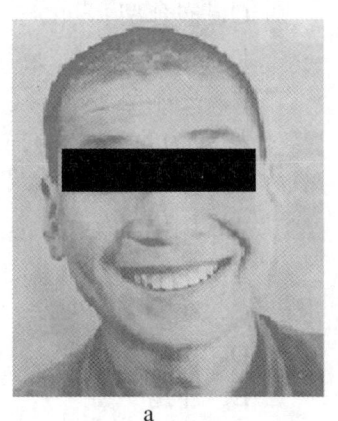
a
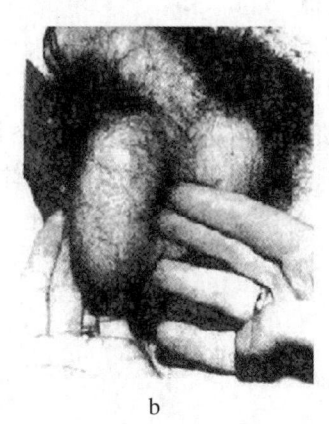
b

图6-17　脆性X染色体综合征患者特征

2. 分子机制　1991年，Verkerk等用定点克隆技术克隆了脆性X染色体智力低下基因，并将其命名为 *FMR1*（fragile X mental retardation 1）。该基因位于Xq27.3，长38 kb，包含17个外显子和16个内含子，编码脆性X智力低下蛋白（FMR1P）。该基因的5′末端外显子上游的非翻译区有一个三核苷酸串联重复序列（CGG)$_n$，CGG重复序列的长短在人群中具有多态性，正常人 *FMR1* 基因有5～60个CGG重复序列。当CGG的重复次数达到60～200时，这一区域在减数分裂过程中即显现不稳定状态，其重复次数可继续增加，称为 *FMR1* 基因的前突变（premutation），带有前突变的个体称为携带者。在 CGG 重复序列上游大约 250 bp 处有一个 CpG 岛，前突变 CpG 岛一般不甲基化，*FMR1* 基因具有相对正常的转录和蛋白质水平，不表现出临床症状。但前突变在遗传过程中不稳定，携带者在减数分裂过程中 CGG 串联重复继续增加，当重复次数扩展到 200 次以上并使相邻区域高度甲基化，称为全突变（full mutation）。具有全突变的所有男性和约半数女性在临床上发病。但全突变只产生于前突变，不能由正常重复的 CGG 形成。而且携带者男性在生女儿时并不发生全突变。前突变携带者女性不表现症状，但在传给子代时重复序列进一步延长，达到全突变的长度，其子代出现症状。此外，CGG 发生前突变后在有丝分裂时也表现不稳定，因此受累个体的体细胞中可继续发生 CGG 不同拷贝数的扩增，形成体细胞的"嵌合"性，即不同体细胞 CGG 的重复次数不同。这种基因突变的形式被称为动态突变。目前已经发现类似的三核苷酸串联重复的动态增加也是某些单基因遗传病，例如 Huntington 舞蹈症、强直性肌营养不良的致病原因。

自测题

一、A 型选择题

1. 染色体数目异常形成的可能原因是
   A．染色体断裂和倒位
   B．染色体倒位和不分离
   C．染色体不分离和丢失
   D．染色体断裂和丢失
   E．染色体易位

2. 某种人类肿瘤细胞染色体数为 52 条，称为
   A．二倍体
   B．亚二倍体
   C．超二倍体
   D．三体型
   E．多体型

3. 若某人的核型为 46,XX(XY),t(2;5)(q21;q31)，则表明其体内的染色体发生了
   A．缺失
   B．倒位
   C．重复
   D．易位
   E．环化

4. 14/21 易位携带者与正常人婚配，所生子女患唐氏综合征的概率是
   A．1/2
   B．1/3
   C．1/4
   D．3/4
   E．1

5. 下列疾病应进行染色体检查的是
   A．唐氏综合征
   B．苯丙酮尿症
   C．白化病
   D．珠蛋白生成障碍性贫血
   E．尿黑酸尿症

6. 核型为 46,XXX 的患者，染色体畸变类型为
   A．三体型
   B．三倍体
   C．嵌合型
   D．单体型
   E．多体型

7. 核型为 46,XX 的猫叫综合征患者的发病原因是染色体
   A．倒位
   B．易位
   C．缺失
   D．重复
   E．环化

8. 21 三体综合征患者产生的最常见的原因是
   A．父亲高龄，精子发生过程中染色体不分离
   B．母亲高龄，卵子发生过程中染色体不分离
   C．受精卵卵裂早期发生染色体不分离
   D．母亲妊娠期间有病毒感染

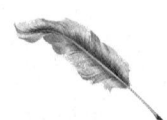

E．患者由发高烧而引起
9．先天性睾丸发育不全患者的核型是
   A．47,XX(XY),+18
   B．47,XX(XY),+13
   C．47,XX(XY),+21
   D．46,XX(XY),+21
   E．47,XXY
10．典型的 Turner 综合征患者是
   A．多一条 X 染色体
   B．少一条 X 染色体
   C．多一条 21 号染色体
   D．多一条 Y 染色体
   E．少一条 21 号染色体
11．患者一条 X 染色体在 q27 处呈细丝样结构的疾病是
   A．21 三体综合征
   B．18 三体综合征
   C．13 三体综合征
   D．猫叫综合征
   E．脆性 X 染色体综合征

12．21 三体型属于染色体畸变中的
   A．三体型数目畸变
   B．三倍体数目畸变
   C．单体型数目畸变
   D．多倍体数目畸变
   E．三体型结构畸变
13．Klinefelter 综合征的临床表现为
   A．习惯性流产
   B．满月脸、猫叫样哭声
   C．表型男性、乳房发育、小阴茎、隐睾
   D．身材高大、性格暴躁、常有攻击性行为
   E．两性畸形
14．猫叫综合征的核型是
   A．47,XXY
   B．45,X
   C．46,XX
   D．46,XX,del(5)(p15)
   E．46,XY

二、名词解释
1．染色体畸变 2．整倍性改变 3．易位 4．嵌合体 5．染色体病
6．脆性 X 染色体

三、简答题
1．嵌合体的发生机制是什么？
2．导致多倍体形成的机制有哪些？
3．简述 Klinefelter 综合征的临床特征。
4．5p⁻ 综合征的主要临床表现有哪些？

（周玉金　陈利荣）

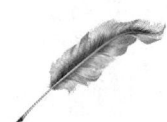

第七章 线粒体遗传病

第七章数字资源

思政之光

学习目标

1. 掌握线粒体 DNA 的结构特点，线粒体 DNA 的遗传特性，线粒体病、同质性、异质性、母系遗传、阈值效应等基本概念。
2. 熟悉线粒体 DNA 的突变类型。
3. 了解常见的线粒体遗传病。
4. 运用线粒体遗传病的发生机制，初步鉴别线粒体遗传病，助推人类遗传病的防治。

案例导入

文学巨匠巴金、数学家陈景润、拳王阿里、奥斯卡影后凯瑟琳·赫本，这些耳熟能详的名人在不同的领域各有建树，但其实他们也有一个共同点，他们都患上了帕金森病。虽然目前帕金森病的发病病因尚未明确，但有证据表明该病与线粒体 DNA 突变有关。

思考：线粒体 DNA 有哪些特点？线粒体 DNA 遗传有哪些特性？

线粒体（mitochondrion）普遍存在于真核细胞的细胞质中，是真核细胞的能量代谢中心，通过氧化磷酸化为细胞提供能量，常被称为细胞的动力工厂。1894 年，德国生物学家 Altmann 首先在动物细胞质内发现线粒体。1963 年 Nass 发现在鸡卵母细胞线粒体中存在 DNA；同年，Schatz 分离到完整的线粒体 DNA（mitochondrial DNA，mtDNA），自此人类开始了对 mtDNA 的探索。1987 年，Wallace 等通过对 mtDNA 突变和 Leber 视神经病关系的研究，明确地提出 mtDNA 突变可引起人类的疾病。此后，这一领域的研究迅猛发展，目前已发现 100 余种人类疾病与 mtDNA 突变有关。

第一节 线粒体 DNA 的结构与遗传特性

一、线粒体 DNA 的结构特点

线粒体是真核细胞核外唯一含有 DNA 的细胞器，每个线粒体内往往含有 2～10 个拷贝的 mtDNA 分子。1981 年，Anderson 等人发表了完整的人类 mtDNA 序列，称为"剑桥序列"。mtDNA 是一个全长为 16 569 bp 的双链闭合环状分子，不与组蛋白结合。外环为重（H）链，内环为轻（L）链，重链富含鸟嘌呤（G），轻链富含胞嘧啶（C）。mtDNA 含有 37 个基因，编码 13 种蛋白质、2 种 rRNA 和 22 种 tRNA；重链和轻链编码产物各不相同，重链主要编码

12 种蛋白质、2 种 rRNA（16S，12S）和 14 种 tRNA，轻链仅编码 1 种蛋白质和 8 种 tRNA。mtDNA 编码的 13 种蛋白质都是呼吸链 - 氧化磷酸化系统的亚单位。

mtDNA 结构紧凑，无内含子，部分区域出现基因重叠，表现出高度简洁性。唯一的非编码区是 1122 bp 的 D 环区（displacement loop region，D-loop），包括 mtDNA 重链复制起点、轻链和重链转录的启动子和四个高度保守序列。四个高度保守序列分别位于 213～235 bp、299～315 bp、346～363 bp 以及终止区 16 174～16 172 bp。mtDNA 具有两个复制起始点，分别起始复制重链、轻链。它的转录则是由位于 D 环区的两个启动子同时开始的（图 7-1）。

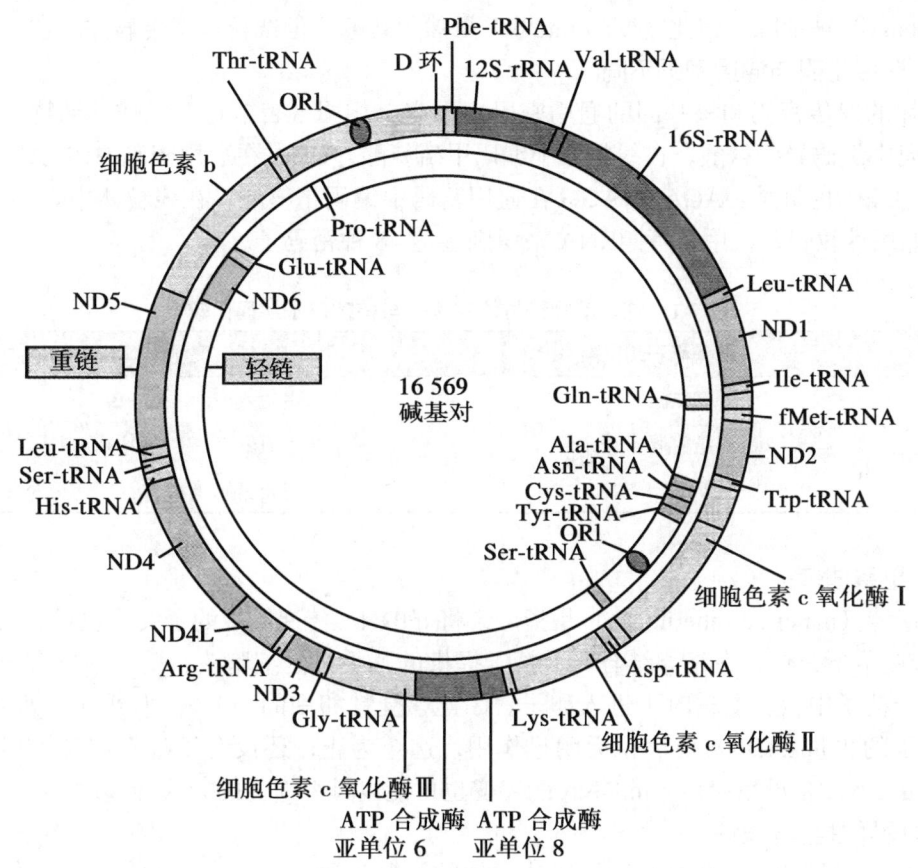

图 7-1 人类 mtDNA 结构图

与核 DNA 不同，mtDNA 分子上无核苷酸结合蛋白，缺少组蛋白的保护，且线粒体中没有 DNA 损伤修复系统，这是 mtDNA 易发生突变并难以修复的分子基础。mtDNA 的突变率是核 DNA（nuclear DNA，nDNA）的 10～20 倍，极易通过复制将突变传到子代细胞中去。此外，每一个细胞中含有数百个线粒体，每个线粒体内含有 2～10 个拷贝的 mtDNA 分子，由此每个细胞可具有数千个 mtDNA 分子，从而构成细胞 mtDNA 异质性的基础。

二、线粒体 DNA 的遗传特性

（一）半自主性

mtDNA 构成线粒体基因组，是位于细胞核染色体外的基因组，亦称为人类"第 25 号染色体"。线粒体具有独立的遗传物质和蛋白质合成体系（mRNA、rRNA、tRNA、核糖体和氨基酸活化酶等），mtDNA 能够进行复制、转录和翻译，这表明线粒体有一定的自主性。但 mtDNA 基因的表达受 nDNA 的制约，线粒体的遗传系统受控于细胞核遗传系统。另外，现已明确，大多数线粒体氧化磷酸化酶蛋白的亚单位及维持线粒体结构的蛋白质是由 nDNA 编码的，在细胞质核糖体合成后再运入线粒体。因此线粒体是一种半自主性细胞器。在线粒体中 nDNA 和 mtDNA 共同协调完成细胞中的能量代谢。

（二）突变率高

mtDNA 缺乏组蛋白的保护，且线粒体中没有 DNA 损伤修复系统，因此 mtDNA 的突变率比 nDNA 高 10～20 倍。mtDNA 的高突变率造成个体及群体间其序列差异较大。任何两个人的 mtDNA，平均每 1000 个碱基对中就有 4 个不同。人群中含有多种中性到中度有害的 mtDNA 突变，且有害的 mtDNA 突变不断增多。但有害的突变会通过细胞溶酶体的选择性自噬（autophage）被消除，因此突变的 mtDNA 虽然很普遍，但线粒体遗传病并不常见。

（三）遗传密码与通用密码不同

线粒体的遗传密码和核基因的通用密码也不完全相同（表 7-1）。以哺乳动物为例，AUA 在通用密码中编码异亮氨酸，在线粒体中编码甲硫氨酸；UGA 在通用密码中作为终止密码子，在线粒体中编码色氨酸；AGA 和 AGG 在通用密码中编码精氨酸，在线粒体中是终止密码子。且 tRNA 兼用性较强，仅用 22 种 tRNA 来识别多达 48 种密码子。

表 7-1　哺乳动物线粒体密码子与核密码子编码比较

密码子	核密码子编码氨基酸	线粒体密码子编码氨基酸
AUA	异亮氨酸	甲硫氨酸
UGA	终止密码子	色氨酸
AGA，AGG	精氨酸	终止密码子

（四）母系遗传

母系遗传（maternal inheritance）是指母亲将 mtDNA 传递给她的子女，但只有女儿能将其 mtDNA 传递给下一代。在精卵结合时，精子提供的几乎只是细胞核。精子中只有很少的线粒体，且位于精子中段，受精时不进入卵子。因此，受精卵中的 mtDNA 几乎全部来自于卵子，来源于精子的少量 mtDNA 对表型无明显作用，迄今为止，还没有发现它们与疾病的发生有关。由于 mtDNA 是母系遗传，mtDNA 的突变也可能以母系遗传的方式传递。

（五）同质性与异质性

同一组织或细胞中 mtDNA 分子都是一致的，称为同质性（homoplasmy）。如果 mtDNA 发生突变，导致同一组织或细胞中具有两种或两种以上的 mtDNA，即同时存在野生型 mtDNA 和突变型 mtDNA，称为异质性（heteroplasmy）。

（六）细胞分裂时 mtDNA 的复制分离

在细胞分裂时，突变型和野生型 mtDNA 随细胞的分裂发生分离，随机分配到子代细胞，使子代细胞拥有不同比例的 mtDNA 分子，这种随机分配导致 mtDNA 异质性变化的过程称为复制分离（replicative segregation）。异质性细胞经过有丝分裂和减数分裂，分配到两个子细胞中的突变型和野生型 mtDNA 的比例会发生漂变，向同质性的方向发展。如果组织里含突变型 mtDNA 的线粒体数超过含野生型 mtDNA 的线粒体数，将会影响该组织的正常功能。

异质性和复制分离表明具有相同核基因型的细胞或个体，如同卵双生，可具有不同的细胞质基因型，从而具有不同的表型。

（七）阈值效应

mtDNA 突变所致异常表型的出现，是由某种组织野生型 mtDNA 与突变型 mtDNA 的相对比例以及该组织对 ATP 的需求程度决定的。突变的 mtDNA 数量达到一定程度时，才引起某种组织或器官的功能异常，称为阈值效应（threshold effect）。不同的组织和器官对 ATP 的需

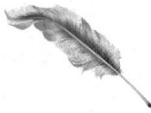

求程度是不同的，脑、骨骼肌、心脏和肝，对 ATP 的需求较大。如果 mtDNA 发生突变，线粒体中 ATP 生成减少，低于维持组织、器官正常功能所需能量的最低值时，会引起临床症状。ATP 产生越少，病症涉及的器官越多，症状越为严重。最先受损的是中枢神经系统，其后为肌肉、心脏、胰腺、肾和肝等。

第二节　线粒体 DNA 的基因突变与疾病

自 1988 年 Wallace 报道了首例 mtDNA 突变导致的线粒体病以来，已确认了 mtDNA 中的 600 余种点突变和 100 余种缺失、插入和重排与线粒体疾病相关，涉及多种系统紊乱。其中大约 60% 的点突变影响线粒体 tRNA，35% 影响呼吸链的多肽亚单位，另有 5% 累及线粒体 rRNA。mtDNA 中的基因突变可影响氧化磷酸化功能，使 ATP 合成减少；一旦线粒体不能提供足够的能量则可引起细胞发生退化甚至坏死，导致一些组织和器官功能的减退，出现相应的临床症状。

一、线粒体 DNA 突变的类型

mtDNA 的突变可发生于线粒体编码蛋白质、tRNA 或 rRNA 的基因，引起的线粒体病可累及多种组织、器官或者系统。

（一）碱基置换

1．结构基因的碱基置换　通常发生于 mtDNA 中的结构基因编码序列上，多为错义突变，也称氨基酸替换突变，导致氨基酸发生改变，主要与脑脊髓性及神经性疾病有关，常见有 Leber 遗传性视神经病（LHON）和神经肌病。

2．tRNA 基因的碱基置换　这类突变可以引起 tRNA 结构异常，影响 mtDNA 编码的全部多肽链的翻译过程，导致线粒体遗传病。常与线粒体肌病相关。典型疾病包括肌阵挛性癫痫伴碎红纤维病（MERRF 综合征）、线粒体脑肌病伴乳酸酸中毒及卒中样发作综合征（MELAS 综合征）。

3．rRNA 基因的碱基置换　mtDNA 中有两个 rRNA 基因，分别编码线粒体核糖体的 12S rRNA 和 16S rRNA。12S rRNA 基因的一些点突变如 A1555G 和 C1494T 等能够引起氨基糖苷类诱导性耳聋。

（二）缺失、插入突变

mtDNA 的大片段缺失、插入突变可导致线粒体遗传病。缺失较为常见，主要引起绝大多数眼肌病，这类疾病多为散发而无家族史。该类突变产生的原因往往是由于 mtDNA 的异常重组或在复制过程中异常滑动所致，常发生于神经性疾病及一些退行性疾病中，如 Kearns-Sayre 综合征。

（三）拷贝数目突变

拷贝数目突变主要是指 mtDNA 拷贝数大大低于正常。这种突变较少，仅见于一些致死性婴儿呼吸障碍、乳酸中毒或肌肉、肝、肾衰竭的病例。

 知识链接

线粒体 DNA 突变的检测方法

线粒体 DNA 突变是线粒体遗传病发生的最主要原因，随着分子诊断技术的不断发展，线粒体遗传病的检测方法也呈多样化。①若患者符合线粒体 DNA 点突变的线粒体遗传病特征，可采用基于特异性等位基因寡核苷酸杂交原理的 DNA 芯片、实时荧光定

量 PCR、限制性片段长度多态性检测、基因测序技术及变性高效液相色谱法等方法进行检测。②若患者符合线粒体基因缺失的线粒体遗传病特征，可采用限制性片段长度多态性、Southern 杂交技术或生物质谱检测技术等。③若需检测患者线粒体 DNA 的拷贝数，可采用实时荧光定量 PCR 法进行检测。④若患者线粒体基因非点突变、单基因缺失或大片段缺失，是未知的变异，可采用线粒体 DNA 测序或生物质谱技术进行明确。

二、常见的线粒体遗传病

线粒体病（mitochondrial disease）广义上是指以线粒体功能异常为病因的一大类疾病，包括线粒体基因组、核基因组的遗传缺陷以及两者之间的通讯缺陷造成的疾病；狭义上线粒体病仅指 mtDNA 突变所致的线粒体功能异常。通常所指的线粒体病为狭义的线粒体病，即线粒体基因病，也称为线粒体遗传病。

线粒体遗传病是一组多系统疾病，最易受影响的是中枢神经系统和骨骼肌系统。可引起：肌病、心肌病、痴呆、突发的不自主的肌肉收缩（肌阵挛性癫痫）、耳聋、失明、贫血、糖尿病和大脑供血异常（休克）等。这些临床症状的组合出现与否依赖于多种因素，例如，胚胎发育早期线粒体突变基因组的复制分离程度、突变的线粒体基因在某一特定组织中存在的比例以及在出现异常临床表现之前，组织中突变的 mtDNA 所需达到的阈值水平等。由于 mtDNA 与 nDNA 有不同的遗传特性，因此 mtDNA 突变所致疾病的遗传方式、病因、病程也有其自身特性，其发病机制复杂，表型很不一致。不同的 mtDNA 突变可导致相同疾病，而同一突变也可引起不同表型，并且通常与突变 mtDNA 的异质性水平和组织分布相关。

（一）Leber 遗传性视神经病

Leber 遗传性视神经病（Leber hereditary optic neuropathy，LHON）（OMIM 535000）又称为 Leber 视神经萎缩（Leber optic atrophy），是最早确诊的人类线粒体遗传病，是一种罕见的眼部线粒体疾病。临床表现为双侧视神经严重萎缩引起的急性或亚急性双侧中央视力丧失，通常是双眼同时受累。可伴有神经、心血管、骨骼肌等系统异常，如周围神经系统的退化、癫痫及心律失常等。该病多发于青壮年，通常为 27～34 岁，但任何年龄段均可发病，且男女发病比率约为 4∶1。

LHON 是一种母系遗传的疾病，迄今尚未发现一例男性患者将此病传给后代。研究已发现 mtDNA 上许多位点的突变与 LHON 有关。1988 年，Wallace 最先发现患者 mtDNA 第 11 778 位点的 G 转换成了 A（G11778A），使 NADH 脱氢酶亚单位 4（ND4）第 340 位的精氨酸变成了组氨酸，NADH 脱氢酶活性降低，线粒体产能效率下降，视神经细胞提供的能量不能长期维持视神经的完整结构和正常功能，导致神经细胞退行性病变、死亡。约 60% 的 LHON 病例由该位点突变引起。除此之外，还发现 10 种编码线粒体蛋白质的基因、至少 20 余种点突变可导致该疾病的发生（表 7-2）。目前，临床上没有对 LHON 有效的治疗药物。

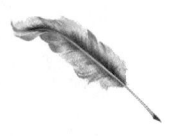

知识链接

线粒体病的发现者——莱伯

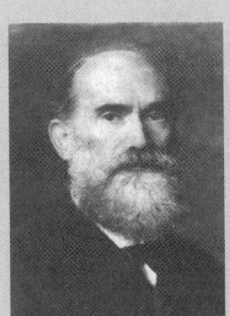

西奥德·莱伯

西奥德·莱伯（Theodor Leber，1840—1917）是一名德国的眼科医生。幼年时他曾对化学研究产生兴趣，后来在Robert Bunsen教授的劝说下学医。1862年师从于德国著名生理学家亥姆霍兹，博士毕业后不久即转向眼科学。1869年，莱伯首次报道"Leber先天性黑蒙症"；1871年首次报道第一例线粒体疾病"Leber遗传性视神经病"。从该疾病研究中发现的新解剖结构"Leber静脉丛"也以他的名字命名。之后，德国眼科学会以其名字设立了"Leber奖学金"，以表彰在眼科临床及科研中作出卓越成绩的科学家。

Leber遗传性视神经病变是一种遗传性视神经萎缩，常发生在15~25岁的青年男性。目前确认该病是一种线粒体遗传病，表现为母系遗传方式。发病时，一眼视力迅速丧失，随后另一眼视力也会在数天至数月内严重下降。特征表现为视盘旁浅层毛细血管明显扩张；视盘水肿，随后为视神经萎缩。现代医学中，线粒体DNA点突变检查可帮助本病鉴别诊断。

（二）MELAS综合征

MELAS综合征即线粒体脑肌病伴乳酸酸中毒及卒中样发作（mitochondrial encephalomyopathy with lactic acidosis and stroke-like episode，MELAS）综合征（OMIM 540000），是最常见的母系遗传线粒体病。临床症状主要为中枢神经系统的异常，包括头痛、癫痫和脑卒中样发作、痴呆、偏瘫、皮质盲和呕吐等。患者通常10~20岁发病。

约80%的MELAS综合征是由mtDNA中编码tRNA^{Leu}基因第3243位点的碱基由A置换为G引起的。该位点是tRNA^{Leu}基因与16S rRNA基因的交界部位，也是转录终止因子的结合部位，突变使tRNA^{Leu}基因结构异常，转录终止因子不能结合，rRNA和mRNA合成的比例发生改变。

目前已发现越来越多的疾病与线粒体功能障碍有关，如线粒体心肌病、帕金森病（PD）、肿瘤等（表7-2）。

表7-2 一些mtDNA突变相关疾病

病名	突变类型	主要基因突变	突变位点	临床表现
Leber遗传性视神经病（LHON）	碱基突变 错义突变	编码蛋白质基因（结构基因）	G11778A（ND4） G3460A（ND1） T14484C（ND6） G14459A（ND6） G15257A（CytB）	双侧视神经严重萎缩引起的急性或亚急性双侧中央视力丧失，周围视力通常无损害，可伴有神经、心血管、骨骼肌等系统异常
肌阵挛性癫痫伴碎红纤维病（MERRF）	碱基突变 tRNA基因突变	tRNA^{Lys}	A8344G T8356C	阵发性癫痫，伴有进行性神经系统障碍，具有破碎红纤维
线粒体脑肌病伴乳酸酸中毒及卒中样发作综合征（MELAS）	碱基突变 tRNA基因突变	tRNA^{Leu}（UUR）	A3243G A3252G T3271C	阵发性呕吐、癫痫发作和脑卒中样发作、乳酸酸中毒
KSS综合征（KSS）	mtDNA重排缺失	H链及L链复制起始点之间	8468和13 446间4977bp的缺失	进行性外眼肌麻痹和视网膜色素变性、乳酸酸中毒、听力受损、运动失调、心肌传导功能障碍、痴呆

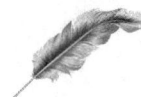

续表

病名	突变类型	主要基因突变	突变位点	临床表现
慢性进行性眼外肌麻痹（CPEO）	mtDNA 重排缺失 碱基突变 tRNA 基因突变	H 链及 L 链复制起始点之间 tRNA^{Leu}（UUR）	8468 和 13 446 间 4977bp 的缺失 A3243G（偶见）	以眼外肌麻痹为主要症状，伴眼睑下垂、四肢无力
线粒体心肌病（mitochondrial cardiomyopathy）	mtDNA 重排缺失 碱基突变 tRNA 基因突变	ATPase6 基因和 D 环区之间 tRNA^{Leu}（UUR） tRNA^{Ile}	tRNA^{Leu}（UUR） tRNA^{Ile} 7.5 kb 缺失 A3260G A4269G	累及心脏和骨骼肌，常有严重的心力衰竭，表现为劳动性呼吸困难、心动过速、全身无力、水肿等
帕金森病（Parkinson disease，PD）	mtDNA 重排缺失	ATPase8 基因到 ND5 基因之间	4977bp 缺失	晚年发病的运动失调症，有震颤、动作迟缓且常常错误等症状
氨基糖苷类抗生素类诱发的耳聋（AAID）	碱基突变 rRNA 基因突变	rRNA 基因（12S rRNA）	A1555G	链霉素、庆大霉素、卡那霉素、妥布霉素、新霉素等氨基糖苷类抗生素诱发耳聋

（三）衰老

衰老（aging）（OMIM 502000）是机体在退化时期生理功能下降和紊乱的综合表现，是不可逆的生命过程，受各种内外因素的影响。20 世纪 80 年代以来，有许多学者从事 mtDNA 突变和衰老关系的研究。大量的研究证实，衰老与线粒体氧化磷酸化酶活性降低以及分裂终末的组织中突变 mtDNA 积累密切相关，线粒体病的迟发和渐进过程提示线粒体功能随着年龄的增加而退化。

线粒体的氧化磷酸化过程会产生大量的氧自由基，在正常生理状态下，机体自身的防御系统可及时清除能量代谢过程中产生的氧自由基。在个体衰老的进程中，抗氧化防御系统作用减弱，线粒体内自由基不能被有效清除而积累，从而导致线粒体的氧化性损伤，包括生物膜损伤、mtDNA 损伤等。这些损伤使线粒体功能下降，氧自由基渗漏增加，酶活性降低，造成恶性循环，进一步加速机体衰老。

线粒体的氧化损伤可引起 mtDNA 突变的累积。与衰老有关的 mtDNA 突变类型主要是缺失，mtDNA 大片段缺失与年龄呈正相关，可累及脑、心肌、骨骼肌等多种器官系统。这些突变的 mtDNA 积累到一定程度时，线粒体发生生物学变化，氧化磷酸化组分缺损或数量减少，生成的能量低于维持正常细胞功能的阈值，致使细胞死亡，引起衰老和多种老年退化性疾病。

 知识链接

细胞核 DNA 突变引起的线粒体病

线粒体的功能受 mtDNA 和 nDNA 共同调控。线粒体内仅有约 1% 的蛋白质由 mtDNA 编码，其余 99% 的蛋白质由 nDNA 编码。因而，这些 nDNA 异常也可引起线粒体功能障碍，导致线粒体病。这类线粒体病包括线粒体蛋白合成障碍、呼吸链复合体缺陷、辅酶 Q 合成缺陷、线粒体代谢缺陷和线粒体转运缺陷等多种类型。

丙酮酸脱氢酶复合物是线粒体基质中非常重要的一种酶。丙酮酸脱氢酶复合物缺乏症（pyruvate dehydrogenase 1-alpha deficiency，PDHAD）（OMIM 312170）是一种 X 连锁隐性遗传病，其致病基因定位于 Xp22.12，患者临床表现主要为乳酸酸中毒、眼部异常和中枢神经系统退行性病变。

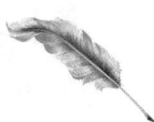

自测题

一、A型选择题

1. 最早发现的与mtDNA突变有关的疾病是
   A. 遗传性代谢病
   B. Leber遗传性视神经病
   C. MERRF综合征
   D. 红绿色盲
   E. 白化病

2. 线粒体DNA无内含子，唯一的非编码区是
   A. 复制起点
   B. 转录起始点
   C. D环区
   D. 终止区
   E. E环区

3. 线粒体遗传不具有的特征是
   A. 母系遗传
   B. 同质性
   C. 异质性
   D. 交叉遗传
   E. 高突变率

4. 最易受mtDNA阈值效应影响而受累的组织是
   A. 心脏
   D. 肾
   C. 骨骼肌
   D. 肝
   E. 中枢神经系统

5. 关于线粒体遗传的叙述，不正确的是
   A. 线粒体遗传的子代性状受母系影响
   B. 线粒体遗传是细胞质遗传
   C. 线粒体遗传是由DNA控制的遗传
   D. 线粒体遗传密码与通用密码不完全相同
   E. 线粒体遗传遵循基因的分离定律

二、名词解释

1. 母系遗传　2. 异质性　3. 复制分离　4. 阈值效应

三、简答题

1. 简述线粒体DNA的遗传特性。
2. 简述核DNA在线粒体中的作用。

（路　博）

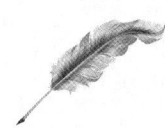

第八章 分子病与遗传性酶病

第八章数字资源

思政之光

学习目标

1. 掌握分子病及遗传性酶病的概念及分类，血红蛋白病的概念和分类，镰状细胞贫血的发病机制，苯丙酮尿症的发病机制。
2. 熟悉血红蛋白病的分子机制，遗传性酶病的发病机制。
3. 了解其他常见分子病及遗传性酶病的分子机制和临床表现。
4. 通过引入病例，培养学生转换角度思考问题的习惯，以及积极向上的乐观生活态度。

案例导入

一位15岁的女性到急诊室就诊，主诉双侧大腿和臀部疼痛一天，并且不断加重，服用布洛芬不能缓解。患者否认近期有外伤和剧烈运动史。但她最近感觉疲乏，小便时尿道常有灼烧感。患者既往有该症状，有时需要住院。

检查发现，患者体温正常，没有急性疼痛。其家族其他成员没有类似表现。患者结膜和口腔黏膜稍微苍白，双侧大腿外观正常，但有非特异性的大腿前部疼痛，其他体征正常。患者的白细胞计数升高，为 17×10^9/L，而其血红蛋白含量低，为 71 g/L。尿液分析显示有大量的白细胞。诊断：镰状细胞贫血。

思考：镰状细胞贫血的发病机制是什么？是属于分子病还是遗传性酶病？镰状细胞贫血的症状有哪些？

根据中心法则等分子生物学基本原理，人类DNA上的遗传信息必须先转录到mRNA，再由mRNA翻译成特定的蛋白质（或酶），最终表达为特定的生理、生化特征或性状。生命过程中，如果受到某些诱变因素的影响，DNA的脱氧核苷酸组成发生变化，可造成基因突变，进而引起其编码的蛋白质或酶发生相应的改变。若是轻微而无害的改变，会造成不同人体生理、生化特征的遗传差异，在群体中表现为多态现象；若蛋白质或酶严重异常，可引起一系列病理变化，表现为分子病或遗传性酶病。由于基因突变导致酶蛋白缺失或酶活性异常所引起的遗传性代谢紊乱，称遗传性酶病；除遗传性酶病外的其他蛋白质病都是分子病。

第一节 分子病

分子病（molecular disease）是指由于基因突变导致的蛋白质分子结构或合成量异常所引起的疾病。分子病这一名词是1949年美国化学家Pauling在研究镰状细胞贫血时提出的，他发现患者异常血红蛋白β链N端的第6位谷氨酸被缬氨酸所替代，并将异常血红蛋白称为血红蛋白 S。分子病除了血红蛋白病以外，还有血浆蛋白病、结构蛋白病、受体蛋白病、膜转运蛋白病等。

一、血红蛋白病

正常血红蛋白（hemoglobin，Hb）是红细胞的主要成分，是血液中红细胞携带、运输氧气和二氧化碳的载体。血红蛋白病是人类研究最早、认识最为清楚的一种运输性蛋白病。血红蛋白病是指珠蛋白分子结构异常或合成量异常所引起的疾病，习惯上将其分为异常血红蛋白病和珠蛋白生成障碍性贫血两大类。异常血红蛋白病是血红蛋白的珠蛋白肽链异常导致的，如果功能重要的氨基酸被替代，便会影响血红蛋白与氧气、二氧化碳的结合及其稳定性；珠蛋白生成障碍性贫血的特征是珠蛋白合成速率降低，导致类 α 链和类 β 链合成不平衡，结果相对"过剩"的珠蛋白链自身聚集，在临床上表现为贫血。分子遗传学研究表明，这两种类型的血红蛋白病的分子基础都是珠蛋白基因的突变或缺陷。研究推测，目前全世界有 2 亿多人携带血红蛋白病致病基因。血红蛋白病曾经被世界卫生组织（WHO）列为严重危害人类健康的疾病之一，主要分布在非洲、地中海地区和东南亚人群中，在我国多见于南方。

（一）正常血红蛋白分子的结构及发育变化

血红蛋白是一种结合蛋白，其多肽链部分称为珠蛋白，辅基为血红素，结构为两对单体（4 个亚基）组成的球形四聚体，其中一对由两条类 α 链（α 链或 ζ 链）各结合一个血红素组成；另一对由两条类 β 链（ε 链、γ 链、δ 链或 β 链）各结合一个血红素组成。其中，α 链由 141 个氨基酸组成，β 链由 146 个氨基酸组成。在人类个体发育的不同阶段，类 α 链和类 β 链的不同组合形成的四聚体，构成了人类常见的几种血红蛋白（表 8-1）。

表 8-1　正常人体血红蛋白发育阶段血红蛋白种类

发育阶段	血红蛋白类型	造血器官	肽链组成
胚胎期	Hb Gower Ⅰ	卵黄囊	$\zeta_2\varepsilon_2$
	Hb Gower Ⅱ	肝	$\alpha_2\varepsilon_2$
	Hb Portland	脾	$\zeta_2\gamma_2$
胎儿期（8 周至出生）	Hb F	肝	$\alpha_2\gamma_2$
	Hb F	脾	$\alpha_2\gamma_2$
	Hb A	骨髓	$\alpha_2\beta_2$
成人期	Hb A（97.5%）	骨髓	$\alpha_2\beta_2$
	Hb A_2（2%）	骨髓	$\alpha_2\delta_2$
	Hb F（0.5%）	骨髓	$\alpha_2\gamma_2$

不同血红蛋白的携氧、释氧能力是不同的，在人体发育的不同阶段，会由不同的组织器官合成不同的血红蛋白满足机体发育的需求，出生后（成人期）造血部位主要在骨髓，以 α 基因和 β 基因表达产物为主，其产物为 Hb A（$\alpha_2\beta_2$），占总量的 97.5%。此外，还有 Hb A_2（$\alpha_2\delta_2$）约占 2%；Hb F（$\alpha_2\gamma_2$）约占 0.5%。

（二）血红蛋白病的分类及分子机制

1. **异常血红蛋白病**（abnormal hemoglobin hemoglobinopathy）　是一类由于珠蛋白基因突变导致珠蛋白肽链结构异常而引起的血红蛋白分子病。珠蛋白结构异常可能发生在类 α 链，也可能发生在类 β 链。并非所有的异常血红蛋白都会引起人体的功能障碍，当珠蛋白的结构改变发生在关键部位，便会影响血红蛋白与氧气、二氧化碳的结合及其稳定性，导致各种

异常血红蛋白病。

(1) 异常血红蛋白病的种类：目前全世界已报道的异常血红蛋白病有 700 多种，我国发现的有 70 余种，主要的四种如表 8-2。我国异常血红蛋白病的发生率为 0.24%～0.33%，以广西、广东、云南、贵州和新疆等地最高。

表 8-2　异常血红蛋白病的种类

疾病名称	基因突变类型	发病原因	症状
镰状细胞贫血	单个碱基置换	β 链第 6 位谷氨酸被缬氨酸取代，形成异常血红蛋白 Hb S	组织局部缺氧、甚至坏死，产生肌肉骨骼疼痛、腹痛等痛性危象或溶血性贫血
血红蛋白 M 病	碱基置换	铁原子连接的有关氨基酸发生了替代，呈高铁状态	组织缺氧、发绀，并导致继发性红细胞增多
不稳定血红蛋白病	移码突变	氨基酸排列顺序发生改变，导致分子结构不稳定	易发生溶血
氧亲和力改变的异常血红蛋白病	碱基置换	氨基酸的替换而使血红蛋白分子与氧的亲和力升高或降低	与氧的亲和力增高，运送给组织的氧减少，使红细胞增多；与氧的亲和力降低，可引起发绀症状

1) 镰状细胞贫血（sickle cell anemia）（OMIM 603903）：是由 β 珠蛋白基因缺陷所引起的一种疾病，呈现常染色体隐性遗传。患者 β 珠蛋白基因的第 6 位密码子由正常的 GAG 变成了 GTG（A→T），正常编码的谷氨酸（Glu）被缬氨酸（Val）取代，形成异常血红蛋白 S（Hb S）。这种血红蛋白分子表面电荷改变，导致溶解度下降，血红蛋白 S 在脱氧状态下聚集成长棒状，使红细胞镰变（图 8-1）。镰变细胞引起血液黏性增加，易阻塞毛细血管，造成散发性的组织局部缺氧、甚至坏死，产生肌肉骨骼疼痛、腹痛等痛性危象。同时镰变细胞的变形能力降低，不易变形通过狭窄的毛细血管，受到挤压易破裂，导致溶血性贫血（图 8-2）。Hb S 纯合子（Hb^S/Hb^S）个体表现为镰状细胞溶血性贫血；杂合子（Hb^A/Hb^S）不表现临床症状，但在氧分压低时可引起部分细胞镰变。本病主要分布在非洲，也散发在地中海地区，在东非某些地区 Hb S 基因频率高达 40%，故镰状细胞贫血已成为世界范围内最严重的血红蛋白病。应用分子诊断技术可以对此病进行产前诊断。

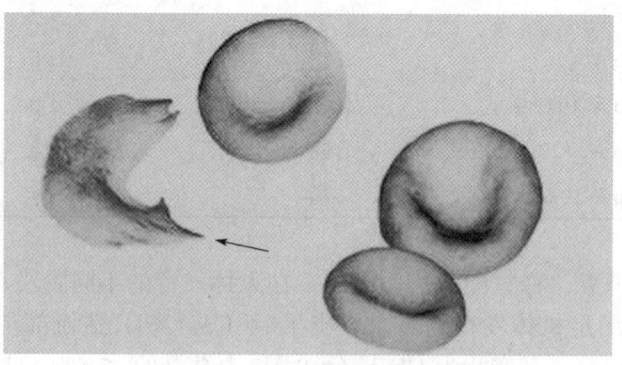

图 8-1　正常红细胞和镰变红细胞（箭头示）

2) 血红蛋白 M 病：本病又称高铁血红蛋白血症。正常血红蛋白血红素中的铁原子通过与珠蛋白链上特定的氨基酸连接和作用，保证二价铁离子（Fe^{2+}）的稳定，维持与氧的亲和力。血红蛋白 M（Hb M）珠蛋白链中与铁原子连接的有关氨基酸由于碱基置换发生了替代，导致部分血红素的 Fe^{2+} 变成 Fe^{3+}，呈高铁状态，影响了正常的携氧功能，造成组织缺氧。血红蛋白 M 病常呈常染色体显性遗传，患者出现发绀症状，并导致继发性红细胞增多。

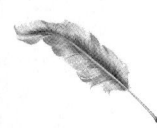

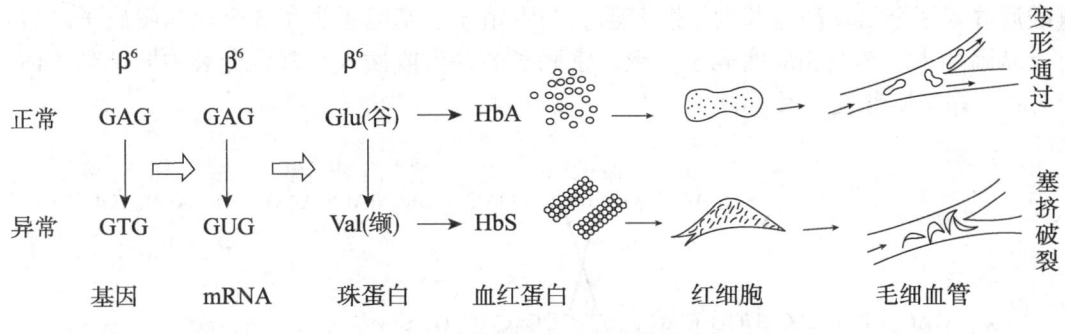

图 8-2 镰状细胞贫血的发病机制

3) 不稳定血红蛋白病：本病是由于珠蛋白基因突变使珠蛋白链上的氨基酸排列顺序发生改变，导致分子结构不稳定。不稳定血红蛋白容易自发或在氧化剂作用下降解为单体，易与血红素分离。失去血红素的珠蛋白链可沉淀，形成不溶性珠蛋白小体，并附着于红细胞膜，使细胞膜可塑性降低，易发生溶血。已知的不稳定血红蛋白病有 130 多种，多为常染色体显性（或不完全显性）遗传，患者多为杂合子。主要表现为溶血性贫血，轻重程度不一；重者可发生溶血危象而危及生命。如 Hb Bristol 不稳定血红蛋白病是一种由于珠蛋白 β 链第 67 位缬氨酸被天冬氨酸替代，使血红蛋白分子结构不稳定的血红蛋白病，临床表现有先天性溶血性贫血、黄疸和脾大。

4) 氧亲和力改变的异常血红蛋白病：本病是由于多肽链上氨基酸的替换而使血红蛋白分子与氧的亲和力升高或降低，导致携氧功能改变。氨基酸替换后，可使血红蛋白分子与氧的亲和力增高，运送给组织的氧减少，使红细胞增多；替换后的血红蛋白分子与氧的亲和力也可降低，使动脉血的血氧饱和度下降，重者可引起发绀症状。

(2) 异常血红蛋白病的分子基础：异常血红蛋白病以珠蛋白结构异常为特征，由珠蛋白基因突变所致，涉及多种突变类型，主要类型如下。

1) 单个碱基置换：是突变中最普遍的一种。90% 以上的异常血红蛋白病都是由于珠蛋白基因发生单个碱基置换所引起的。其中错义突变较常见，如镰状细胞贫血。此外，若终止密码子发生单个碱基置换，会使肽链延长；若编码一个氨基酸的密码子变成终止密码子，会使肽链缩短。以上这些都会形成异常血红蛋白，如 Hb Constant Spring 和 Hb Mckees Rocks。

2) 移码突变：由于在合成血红蛋白的基因中插入或丢失一个或几个（不是 3 的倍数）碱基，导致在插入或缺失点以后的密码子移位，使翻译出的氨基酸及排列顺序也相应改变。如 Hb Wayne 是由于 α 链第 138 位密码子 UCC 丢失了一个 C，使缺失点后的碱基移位、重新编码，原来第 142 位上的终止密码子变成可读密码子，直至第 147 位的终止密码子才停止翻译（图 8-3）。

```
α^A        苏    丝    赖    精  （终止）
           ACC  UCC  AAA ······ CGU  UAA  GCU ······ UCG  GUA  GC ······
           137   ↓              141                  147
α^Wayne    ACC  UCA  AA  ······ GUU  AAG  CU  ······ CGG  UAG  C ······
           苏    丝          缬    赖            精  （终止）
```

图 8-3 移码突变致 Hb Wayne（缺失一个碱基 C）

3) 整码突变：是指在 mRNA 上插入或缺失一个或多个密码子，使编码的肽链比正常肽链缩短或延长。Hb Gum Hiu 的 β 链 91～95 位 5 个氨基酸缺失，而 Hb Grady 则是 α 链 116 位脯氨酸后嵌入 3 个氨基酸（苯丙 - 苏 - 脯）。前者由于 β 基因丢失了 5 个相应密码子，后者则由于 α 基因插入了 3 个相应密码子所致。密码子的缺失或插入与减数分裂中同源染色体的错误配对和不等交换有关（图 8-4）。

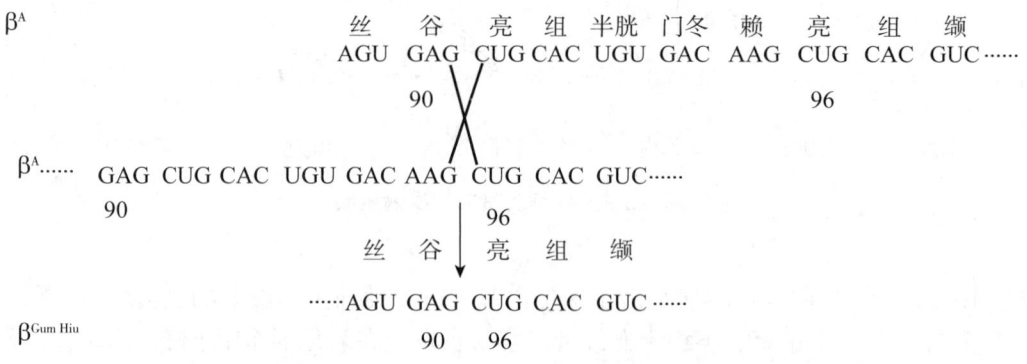

图 8-4　整码突变致 Hb Gum Hiu（错误配对和不等交换致 β 91 ~ 95 缺失）

4）融合突变：融合突变的实质是两种不同基因局部片段的拼接，结果形成两种不同的融合基因（fusion gene），是由于减数分裂时编码两条不同肽链的基因所在的染色体发生了错位联会，进行互换，如：Hb Lepore 的类 β 链的 N 端与 δ 链相同，C 端与 β 链相同，故称为 δβ 链；Hb anti-Lepore 的类 β 链的 N 端与 β 链相同，C 端与 δ 链相同，故称为 βδ 链（图 8-5）。

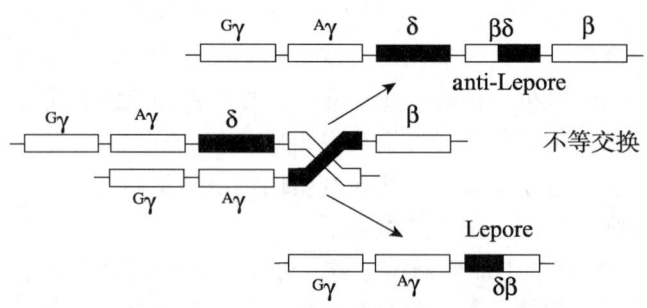

图 8-5　血红蛋白融合基因形成机制

2．珠蛋白生成障碍性贫血（thalassemia）　又称地中海贫血，是由于某种珠蛋白基因突变或缺失，使相应的珠蛋白链合成障碍，导致类 α 链和类 β 链合成不平衡，结果相对"过剩"的珠蛋白链自身聚集。一方面它们影响正常的携氧功能；另一方面它们会沉降在红细胞膜上，使膜的变形能力降低、脆性增加。当这些红细胞通过狭窄的毛细血管时，易挤压破裂，引发溶血性贫血。按照合成速率降低的珠蛋白类型分为 α- 珠蛋白生成障碍性贫血和 β- 珠蛋白生成障碍性贫血两大类型。

（1）α- 珠蛋白生成障碍性贫血（α-thalassemia）：又称 α 地中海贫血（简称 α 地贫）（OMIM 604131），是由于 α 珠蛋白基因异常或缺失，使 α 珠蛋白链的合成受到抑制而引起的溶血性贫血。人类 16 号染色体有 2 条，每一条上各有 2 个 α 珠蛋白基因，一对染色体上共有 4 个 α 珠蛋白基因。大多数 α 地中海贫血是由于 α 珠蛋白基因缺失所致，少数为点突变造成的。

若一条染色体上的 2 个 α 基因均缺失或缺陷，称为 α^0 地中海贫血（过去称 α 地中海贫血 1）；若仅是一条染色体上的 1 个 α 基因缺失，则 α 链的合成部分受抑制，称为 α^+ 地中海贫血（过去称 α 地中海贫血 2）。不同类型的 α 地贫患者，体内缺失（或缺陷）的 α 珠蛋白基因数目各不相同。缺失（或缺陷）的 α 基因越多，病情越重（表 8-3）。

1）Bart 胎儿水肿综合征：患儿发病于胎儿期，基因型为 α^0 地贫的纯合子（--/--），即 2

条 16 号染色体上的 4 个 α 基因都缺失或缺陷，不能合成 α 珠蛋白链。结果不能生成正常的胎儿血红蛋白 Hb F（$α_2γ_2$），而正常表达的 γ 珠蛋白链会自身形成四聚体 $γ_4$。$γ_4$ 对氧的亲和力极高，在氧分压低的组织中不易释放氧气，使组织严重缺氧，引发胎儿水肿。故 Bart 水肿胎儿多于妊娠 30～40 周死亡，或早产后半小时内死亡。

2）Hb H 病：患者为 $α^0$ 地贫和 $α^+$ 地贫的双重杂合子，基因型为（--/-α），由于 4 个 α 珠蛋白基因有 3 个缺失或缺陷，只能合成少量的 α 珠蛋白链，大量的 β 链相对过剩而形成 β 四聚体 Hb H（$β_4$）。$β_4$ 易氧化解离成 β 单链，沉积于红细胞膜上，使膜变形能力下降，脆性增加，挤压时易破裂，致中度溶血性贫血。

3）轻型（标准型）α 地中海贫血：患者可能是 $α^+$ 地贫的纯合子（α-/α-）或 $α^0$ 地贫的杂合子（--/αα），均缺失 2 个 α 基因。由于能合成一定量的 α 珠蛋白链，所以患者多无临床表现或有轻度溶血性贫血。

4）静止型 α 地中海贫血：该类型为 $α^+$ 地贫的杂合子（α-/αα），缺失一个 α 基因，患者无明显的临床症状。静止型 α 地贫个体间的婚配，子女中有 1/4 机会为轻型患者。静止型 α 地贫个体与轻型 α 地贫个体（--/αα）婚配，有 1/4 的机会生出 Hb H 病患儿。

表 8-3　α 地中海贫血类型

疾病名称	缺失或失活的 α 基因个数	发病原因	症状
Bart 胎儿水肿综合征	4	不能合成 α 珠蛋白链	胎儿严重缺氧，引发水肿
Hb H 病	3	只能合成少量的 α 珠蛋白链，大量的 β 链相对过剩	中度溶血性贫血
轻型（标准型）α 地中海贫血	2	能合成一定量的 α 珠蛋白链	多无临床表现或有轻度溶血性贫血
静止型 α 地中海贫血	1	能合成大量的 α 珠蛋白链	患者无明显的临床症状

（2）β- 珠蛋白生成障碍性贫血（β-thalassemia）：又称 β- 地中海贫血（简称 β 地贫）（OMIM 141900）。是由于 β 珠蛋白基因突变或缺失，使 β 珠蛋白合成受到抑制或缺失，结果 Hb A 减少，由 Hb F 取代，导致溶血性贫血。11 号染色体上的 β 基因缺失或失活，不能合成 β 珠蛋白链称 $β^0$ 地贫；β 基因异常，但能部分合成 β 链称 $β^+$ 地贫。$β^0$、$β^+$、$β^A$（正常的 β 基因）三者组合，能形成 $β^0/β^0$、$β^0/β^+$、$β^0/β^A$ 和 $β^+/β^+$、$β^+/β^A$ 等不同基因型的个体，根据临床表现严重程度的不同将 β 地中海贫血分为 3 种类型（表 8-4）。

表 8-4　β 地中海贫血类型

疾病名称	基因型	β 链	症状
重型	纯合子 $β^0/β^0$ 和 $β^+/β^+$，复杂杂合子 $β^0/β^+$	无或很少	呈慢性溶血性贫血，表现为面色苍白，肝、脾大，伴有轻度黄疸；地中海贫血特殊面容，表现为头颅变大、额部隆起、颧高、鼻梁塌陷、眼距增宽。本病如不治疗，患者多于 10 岁前死亡
中间型	β 变异纯合子	较少	中度贫血，脾轻度或中度肿大，黄疸可有可无，骨骼改变较轻
轻型	杂合子 $β^0/β^+$ 和 $β^+/β^A$	较多	患者无症状或有轻度贫血，脾不肿大或有轻度肿大

大量研究资料表明，β 地中海贫血除极少数是由基因缺失引起以外，绝大多数是由 β 珠蛋白基因不同类型的点突变（包括单个碱基的置换，个别碱基的插入或缺失）所致。这些点突变导致转录受阻、mRNA 前体剪接加工错误、翻译无效或合成不稳定的珠蛋白链而阻碍 α-β 二

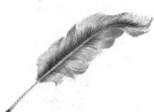

聚体的形成，使得珠蛋白链不平衡。

二、血浆蛋白病

血浆蛋白是存在于血液中的多种功能蛋白的总称。血浆蛋白在体内起着凝血、止血、免疫防御和物质运输等重要作用。人类血浆蛋白基因突变会导致相应的血浆蛋白病，血友病就属于血浆蛋白病。

血友病（hemophilia）是指一组由于血液中某些凝血因子的缺乏而导致严重凝血障碍的遗传性出血性疾病，男、女性均可发病，但患者大部分为男性。其主要类型有：血友病A（甲型）和血友病B（乙型）。

（一）血友病A

血友病A（OMIM 306700）又称凝血因子Ⅷ缺乏症。因过去曾在欧洲某些皇族中遗传，故又称"皇家病"。该病以凝血障碍为特征，表现为特殊的出血倾向：①轻微创伤后流血不止或反复自发性的缓慢持续出血。②出血部位广泛，可涉及皮肤、黏膜、肌肉、关节腔等各组织、器官，可形成血肿。

血友病A是最常见的血友病，约占血友病总数的85%，为X连锁隐性遗传，故男性发病率较高（1/5000）。研究表明，血友病A是由于F8基因（OMIM 300841）缺陷所致，该基因定位于Xq28，长度为186 kb，含有26个外显子和25个内含子，编码2332个氨基酸。该基因的缺陷有重排、缺失、碱基置换、插入和移码等多种突变类型。

目前，该病可通过产前诊断减少患儿出生。输入凝血因子Ⅷ进行替代是目前本病的主要治疗方法，但长期应用此疗法可产生同种异型抗体，影响治疗效果。

（二）血友病B

血友病B（OMIM 306900）也称血浆凝血活酶成分（plasma thromboplastic component，PTC）缺乏症或凝血因子Ⅸ缺乏症，遗传方式也是X连锁隐性遗传，患者的临床表现与血友病A相似，但发病率较低，为（1～1.5）/10万，占血友病总数的15%～20%。

研究表明，血友病B是由F9基因（OMIM 300746）缺陷所致，F9基因定位于Xq27.1—Xq27.2，长度为35 kb，由8个外显子和7个内含子组成，由其编码的血浆凝血激酶由415个氨基酸组成。目前可以对血友病B进行基因诊断、产前诊断及种植前诊断。

三、结构蛋白病

结构蛋白是构成组织细胞结构和人体架构的一类功能蛋白。结构蛋白基因突变会导致结构蛋白病，如假肥大性肌营养不良和胶原蛋白病。

（一）假肥大性肌营养不良

较常见的肌营养不良有Duchenne型和Becker型。Duchenne肌营养不良（Duchenne muscular dystrophy，DMD）（OMIM 310200）是一种肌膜蛋白病。该病是由于附在肌膜上的抗肌萎缩蛋白（dystrophin）或称肌营养不良蛋白的遗传性缺陷所致。患者常发病于幼年（3～5岁），多为男性。此病以进行性加重的肌萎缩和肌无力为主要临床特征。先发症状为走路困难，呈鸭行步态，难以仰卧起立。患儿大多伴有腓肠肌假性肥大和心肌损害，部分患儿伴有智力障碍，往往少年（12岁左右）时便不能行走；生化检查，患者血清肌酸激酶活性升高。最后，患者因心肌和呼吸肌无力而在20岁前死于心力衰竭或呼吸衰竭。

假肥大性肌营养不良是一种严重的X连锁隐性遗传病。DMD基因定位于Xp21.2，全长约2500 kb，至少含有79个外显子，是人类的一个较大的基因。该基因编码的dystrophin多肽链主要分布于骨骼肌和心肌细胞中。研究证实，该病基因缺陷主要表现为缺失型，缺失主要发生于DMD基因的5'端或中央区域，导致dystrophin无法合成，出现典型症状。

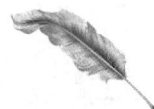

Becker 肌营养不良（BMD）（OMIM 300376）较 DMD 症状轻、发病晚、存活期长。患者可活过生育期，从而将致病基因传给子代。BMD 和 DMD 属于同一种基因的同一类型突变，但 BMD 缺失的碱基范围较小，肌细胞内尚能合成一定量的 dystrophin。

（二）胶原蛋白病

胶原蛋白病是胶原蛋白合成异常造成的。胶原蛋白由 3 条相同或不同的 α 多肽链组成；约占人体蛋白质总量的 20% 以上，在不同组织中分别由成纤维细胞、平滑肌细胞、软骨细胞和某些上皮细胞合成分泌。目前发现组织中的胶原蛋白类型有 10 多种，分别具有不同的化学及免疫学特征，是不同结构基因的产物。

胶原蛋白病也称为结缔组织遗传病，主要包括成骨不全和 Ehlers-Danlos 综合征。

（1）成骨不全（osteogenesis imperfecta）（OMIM 166200）：是一组因 I 型胶原异常而引起的遗传异质性疾病，表现为骨质疏松、易骨折，并伴有骨骼畸形等症状。该病的患病率约为 1/15 000，是常见的常染色体显性遗传病。成骨不全分为 4 种类型，较常见的是 I 型和 II 型。

（2）Ehlers-Danlos 综合征（OMIM 130050）：包括各种临床亚型（EDS I ~ EDS IX），有的呈常染色体显性遗传，有的呈常染色体隐性遗传，患病率约为 1/5000，其中 EDS IV 型最为严重。典型的 Ehlers-Danlos 综合征症状是皮肤可过度伸展，柔软脆弱、易碎；皮肤受伤后愈合差，形成特殊的"香烟纸"疤痕；关节因过度伸展，导致髋、肩、肘、膝或锁骨关节容易脱位和受伤。

四、受体蛋白病

受体是位于细胞膜、细胞质或细胞核内的一类具有特殊功能的蛋白质。由于这类蛋白的遗传性缺陷导致的疾病称为受体病（receptor disease）。20 世纪 70 年代 Goldstein 和 Brown 曾对家族性高胆固醇血症细胞膜上低密度脂蛋白受做了深入研究，并因此获得了诺贝尔医学奖。

家族性高胆固醇血症（familial hypercholesterolemia，FH）（OMIM 143890）是一种受体蛋白病，是常见的高脂蛋白血症之一。家族性高胆固醇血症患者的血浆中，胆固醇和三酰甘油含量特异性增高，其中以低密度脂蛋白胆固醇增高最为明显。增高的胆固醇可沉积在血管壁上造成动脉粥样硬化，引发冠心病；沉积在皮肤、肌腱等组织，则形成黄色瘤。

家族性高胆固醇血症是由于患者低密度脂蛋白受体（LDLR）遗传性缺陷所致。正常情况下，细胞可从血浆中的低密度脂蛋白（LDL）获得胆固醇或自身合成胆固醇，以供生理需要。其中，血浆中的 LDL 通过与细胞膜上的受体（LDLR）结合而转运入细胞内，被溶酶体酶水解，释放出游离胆固醇。游离胆固醇抑制内质网 β-羟基-β-甲基戊二酰辅酶 A（HMG-CoA）还原酶活性，使内源性胆固醇合成减少；同时，游离胆固醇激活内质网脂酰辅酶 A：胆固醇酰基转移酶（ACAT）活性，促使胆固醇酯化成胆固醇酯而贮存，以协调细胞内的胆固醇水平（图 8-6）。家族性高胆固醇血症患者的 LDLR 缺陷，一方面使 LDL 不易进入细胞而在血浆中积累；另一方面使细胞内胆固醇减少，减弱了胆固醇合成的反馈抑制作用，细胞内胆固醇合成增加。结果使胆固醇在血浆及组织细胞中积累而致病。

LDLR 基因位于 19p13，长度 45 kb，由 18 个外显子组成。已知的突变类型各种各样，包括缺失（主要）、错义突变、无义突变、移码突变及整码突变等。本病为常染色体显性遗传病，表现为不完全显性，显性纯合子受害较严重，青少年甚至童年便出现心绞痛和心肌梗死症状，可能猝死。杂合子则发病较晚，病情较轻。

五、膜转运蛋白病

由膜转运蛋白的遗传缺陷导致的疾病称为膜转运蛋白病。如胱氨酸尿症，囊性纤维化病和先天性葡萄糖、半乳糖吸收不良症。

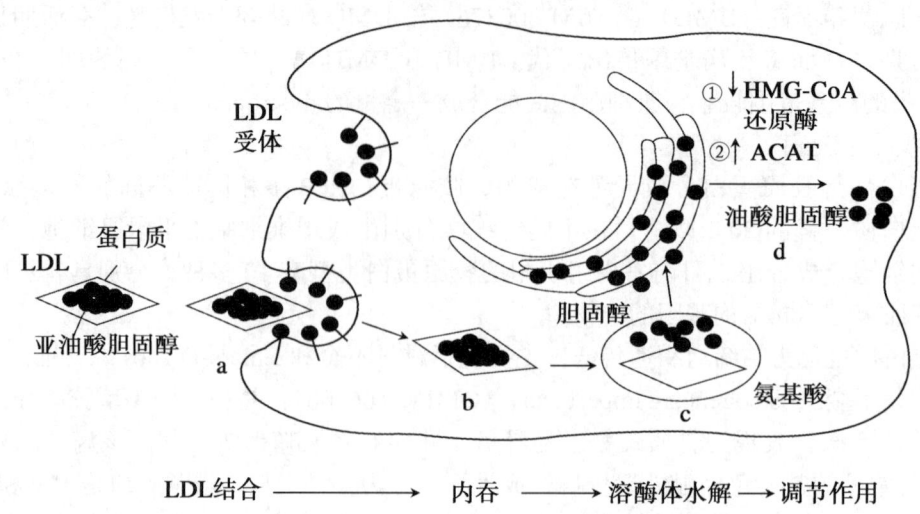

图 8-6 低密度脂蛋白受体作用示意图
a. LDL 与受体蛋白；b. 内吞；c. 溶酶体水解；d. 调节作用

（一）胱氨酸尿症

胱氨酸尿症（cystinuria）（OMIM 220100）患者的肾小管膜转运蛋白缺陷，使得肾小管对胱氨酸、赖氨酸、精氨酸和鸟氨酸的重吸收障碍。患者血浆中的这 4 种氨基酸含量偏低，而尿液中的含量增高，导致尿路结石，引起尿路感染和绞痛等。

该病分为 3 个亚型。Ⅰ 型为常染色体隐性遗传，患者对 4 种氨基酸均不能吸收；Ⅱ 型、Ⅲ 型均为常染色体不完全隐性遗传，Ⅲ 型的症状较轻。

（二）囊性纤维化病

囊性纤维化病（cystic fibrosis，CF）（OMIM 219700）是高加索人种最常见的遗传性疾病之一，携带者频率高达 1/20，新生儿患病率为 1/2000。囊性纤维化病基因位于 7q31，编码的蛋白为 Cl^- 等物质的转运通道。疾病表现为全身外分泌腺细胞分泌的黏液不能被及时清除，积滞在导管和腺泡中，从而导致阻塞和感染，可累及呼吸道、消化道和汗腺等，最后主要因感染、营养不良和肺衰竭而死亡。

（三）先天性葡萄糖、半乳糖吸收不良症

先天性葡萄糖、半乳糖吸收不良症（congenital glucose-galactose malabsorption）（OMIM 606824）为常染色体隐性遗传病，基因定位于 22q12.3。患者小肠上皮细胞转运葡萄糖、半乳糖的膜载体蛋白异常，致使葡萄糖和半乳糖吸收障碍，肠道内渗透压改变导致肠液增加，出现水样腹泻。婴儿食入含葡萄糖和半乳糖的食物后腹泻加重继而出现脱水、营养不良等症状，但随年龄的增加，患儿对葡萄糖和半乳糖的耐受性会增加。

第二节 遗传性酶病

酶是一种能催化代谢反应的蛋白质分子。由于基因突变导致酶蛋白缺失或酶活性异常所引起的遗传性代谢紊乱，称遗传性酶病（hereditary enzymopathy）或先天性代谢缺陷。遗传性酶病和分子病本质相同，均由基因突变引起蛋白质结构或数量异常所致。

1908 年，英国医生 Garrod 研究了尿黑酸尿症（黑尿酸症）、白化病、戊糖尿症和胱氨酸尿症，首先提出了先天性代谢缺陷，即现在的遗传性酶病的概念。决定酶的基因通常表现为不完全显性，它们有明显的剂量效应，即杂合子产生的酶量往往介于正常纯合子和突变基因纯合

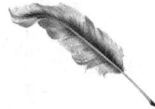

子之间，约为正常纯合子的 1/2。迄今已发现的先天性代谢缺陷有 2000 多种，其中明确缺陷酶的遗传性酶病有 200 多种，大多表现为常染色体隐性遗传方式，少数为常染色体显性遗传和 X 连锁隐性遗传。

一、遗传性酶病的发病机制

从分子水平上看，遗传性酶病的发病原因可能有两种：一是由于编码酶蛋白的结构基因发生突变，引起酶蛋白结构异常或缺失；二是基因的调控系统发生异常，使酶的合成量过少或过多，引起代谢紊乱。

人体正常代谢是由许多代谢反应交织成网而形成的平衡体系，每步反应都需要酶参与调节。如果基因突变引起酶缺乏或活性异常，便会影响相应的生化过程，进而引起一系列连锁反应的异常，打破正常的平衡，造成某些物质大量蓄积或缺乏而致病。绝大多数酶病由酶失活或活性降低而引起，仅有少数酶的活性增高可导致遗传性酶病。遗传性酶病的发病机制主要归结为以下几个方面。

（一）代谢终产物缺乏

代谢终产物缺乏指基因突变致酶活性降低或缺失，使其催化的代谢途径受阻，导致终产物缺乏，如白化病等。

（二）代谢中间产物积累

代谢中间产物积累是指由于某种酶缺陷使中间产物堆积在体内，如半乳糖血症、尿黑酸尿症等。

（三）代谢底物积累

当一系列生化反应可逆时，某步反应因酶异常而受阻，会导致底物不能有效地变成产物而积累在血液或组织中，引起贮积性疾病，如糖原贮积症、黏多糖贮积症等。

（四）代谢副产物积累

某代谢反应因酶异常受阻后，前体物质积累而进入旁路代谢，产生正常代谢中不该出现的副产物，造成危害，如苯丙酮尿症等。

（五）代谢产物增加

基因突变使酶蛋白结构变化，导致酶活性异常增高，酶促反应生成的产物增加，引起不良后果，如痛风等。

（六）反馈抑制减弱

一些代谢过程，其代谢产物对整个反应过程有反馈抑制作用。相关酶的遗传缺陷，可引起反馈调控失调，造成代谢紊乱，导致疾病，如自毁容貌综合征等。

二、常见的遗传性酶病

（一）氨基酸代谢病

氨基酸代谢病是参与氨基酸代谢的酶缺陷，使体内氨基酸代谢异常而产生的疾病，主要包括白化病和苯丙酮尿症。

1. 白化病（albinism） 是一种较为常见的皮肤及其附属器官黑色素缺乏所引起的疾病。完全不能合成黑色素者为白化病 I 型，最为常见。能部分合成黑色素者为白化病 II 型。

白化病 I 型（OMIM 203100）即通常所指的白化病，患者全身皮肤、毛发、眼睛缺乏黑色素，全身白化，终生不变。患者眼睛视网膜无色素，虹膜和瞳孔呈现淡红色，畏光，眼球震颤，常伴有视力异常。患者对阳光敏感，曝晒可引起皮肤角化增厚，易诱发皮肤癌。该病发病率为 1/12 000 ~ 1/10 000，呈常染色体隐性遗传。

正常情况下，人体黑素细胞中的酪氨酸在酪氨酸酶（tyrosinase）催化下，经一系列反应，

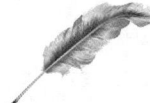

最终生成黑色素。白化病Ⅰ型患者体内酪氨酸酶基因 *TYR*（11q14→q21）缺陷，使该酶缺乏，故不能有效地催化酪氨酸变为黑色素前体，最终导致代谢终产物黑色素缺乏而呈白化（图 8-7）。

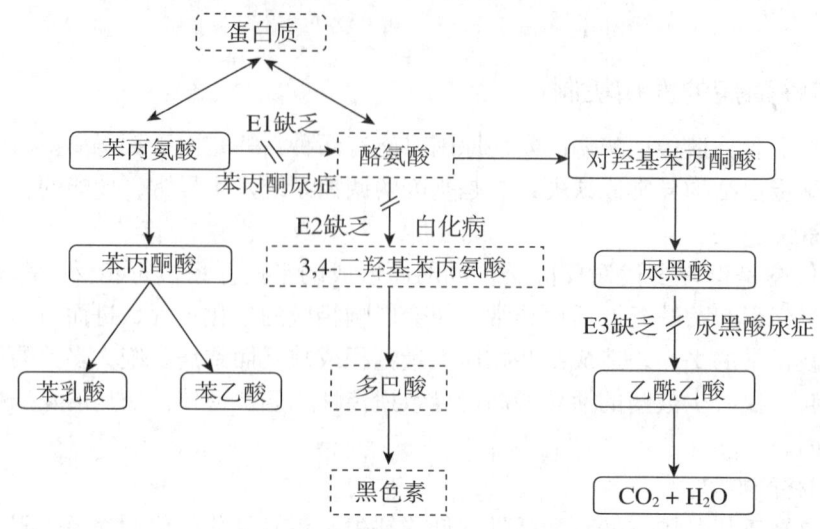

图 8-7　苯丙氨酸和酪氨酸代谢

注：① E1：苯丙氨酸羟化酶，缺乏导致苯丙酮尿症；② E2：酪氨酸酶，缺乏导致白化病；③ E3：尿黑酸氧化酶，缺乏导致尿黑酸尿症。

白化病存在遗传异质性，即白化现象可由不同的基因缺陷引起。如白化病Ⅱ型患者本身酪氨酸酶基因正常，却表现轻度白化，毛发呈赤黄或淡黄，黑色素合成随年龄增大而有所增加。此型白化病患者缺乏透过酶，导致黑素细胞中的酪氨酸不易进入黑素体进行正常代谢，进而影响黑色素的生成而呈白化。

2．苯丙酮尿症（phenylketonuria，PKU）（OMIM 261600）　是一种以智力障碍为主要特征的遗传性酶病，呈常染色体隐性遗传。本病由苯丙氨酸羟化酶（phenylalanine hydroxylase，PAH）遗传性缺陷所引起。*PAH* 基因定位于 12q24，全长约 90 kb，含 13 个外显子和 12 个内含子。该基因主要在肝中表达。目前已发现 200 多种基因突变，其中多数为错义突变，其余为缺失突变、插入突变和移码突变。我国该病的群体发病率约为 1/16 500。

在正常人体内，苯丙氨酸通过苯丙氨酸羟化酶转变为酪氨酸，继而生成黑色素。苯丙酮尿症患者是由于肝中苯丙氨酸羟化酶的基因突变导致肝细胞中苯丙氨酸羟化酶活性降低或完全丧失，若苯丙氨酸羟化酶的活性小于 1/10，可阻断苯丙氨酸转化成酪氨酸，而经旁路代谢产生苯丙酮酸、苯乳酸、苯乙酸等代谢产物（图 8-7），由尿液和汗液排出，使患儿体表、尿液有特殊的"鼠尿味"，产生经典型苯丙酮尿症。若苯丙氨酸羟化酶部分缺乏，将导致轻度苯丙酮尿症。旁路代谢产物累积可抑制 *L*- 谷氨酸脱羧酶的活性，使 γ- 氨基丁酸生成减少，同时还可抑制 5- 羟色氨脱羧酶的活性，影响 5- 羟色氨生成，从而影响大脑发育。另外，旁路产物可抑制酪氨酸酶的活性，使黑色素合成减少，导致患儿呈白化现象。

经典型苯丙酮尿症患儿出生时基本正常，3～4 个月时，逐渐出现智力发育不全，未治愈者将发展为白痴。患儿步伐小，姿势似猿猴，肌张力亢进，易激动，甚至惊厥，多数有脑电图异常。90% 以上的患者表现为毛发淡黄，皮肤白皙，甚至虹膜呈黄色（白种人呈蓝色）。此外，患儿的尿液和汗液中有一种特殊的"鼠尿味"。如能早期明确诊断，该病可采用低苯丙氨酸饮食等饮食治疗方法控制病情发展。

（二）糖代谢病

糖代谢病是由糖代谢过程中的酶遗传性缺陷所引起。

1．半乳糖血症（galactosemia）　主要表现为患儿对乳糖不耐受，婴儿哺乳后呕吐、腹泻，继而出现白内障、肝硬化、黄疸、腹腔积液、智力发育不全等。发病率为 1/50 000。现已发现了Ⅰ型、Ⅱ型和Ⅲ型三种类型，Ⅰ型也称经典型。

半乳糖血症Ⅰ型（经典型）（OMIM 230400）：乳类含乳糖，乳糖经消化道乳糖酶分解产生葡萄糖和半乳糖。半乳糖经半乳糖激酶催化生成1-磷酸半乳糖，后者经半乳糖-1-磷酸尿苷转移酶催化生成葡糖-1-磷酸，后者进一步代谢供组织利用。患者由于半乳糖-1-磷酸尿苷转移酶基因缺陷，使该酶缺乏，导致半乳糖和1-磷酸半乳糖在血中积累，部分随尿排出。1-磷酸半乳糖在脑组织积累可引起智力障碍；在肝积累可引起肝损害，甚至肝硬化；在肾积累可致肾功能损害而出现蛋白尿和氨基酸尿。半乳糖在醛糖还原酶作用下生成半乳糖醇，可使晶状体渗透压改变，使水分进入晶状体，影响晶状体代谢而致白内障。血中半乳糖升高会抑制糖原分解成葡萄糖，出现低血糖（图 8-8）。

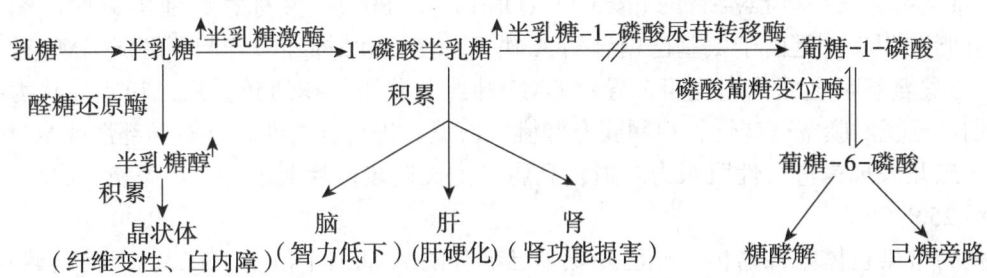

图 8-8　半乳糖代谢与半乳糖血症

半乳糖-1-磷酸尿苷转移酶基因定位于 9p13。半乳糖血症可通过新生儿筛查发现患者。若能及时禁用乳类喂养，限制婴儿饮食中的乳糖和半乳糖，病情可得到控制。

2．糖原贮积症（glycogen storage disease，GSD）　是指由于糖原分解过程中的酶缺乏引起的疾病。糖原又称肝糖、动物淀粉，是由许多葡萄糖结合而成的带支链的大分子多糖，主要存在于肝和肌肉中。糖原的分解过程涉及多种酶，是复杂的酶促反应，其中任何一种酶的缺乏均可致病。目前已发现 13 种类型的糖原贮积症，以糖原贮积症Ⅰ型（von Gierke 病）最为常见。

糖原贮积症Ⅰ型，又称肝肾型糖原贮积症，1929 年由 von Gierke 首次报告。本病是由于肝、肾、肠组织完全缺乏葡糖-6-磷酸（G-6-P）酶缺乏引起的，患者的病变主要累及肝和肾，不侵犯骨骼肌和心脏。

葡糖-6-磷酸酶缺乏使葡糖-6-磷酸不能转变成葡萄糖，糖原分解代谢受阻，却通过可逆反应合成过多的肝糖原。另外，葡糖-6-磷酸通过糖酵解途径，产生大量丙酮酸和乳酸，导致酸中毒。肝糖原在肝细胞中聚集，导致患儿易怒、脸色苍白、发绀、喂养困难及低血糖抽搐、肝大、发育迟缓等。患儿在 5～6 岁后以出血、感染为主要症状。

3．黏多糖贮积症（mucopolysaccharidosis，MPS）　是一种溶酶体贮积病，溶酶体贮积病包含黏多糖贮积症、鞘磷脂贮积症、糖脂贮积病等多种类型。

黏多糖是由蛋白质和氨基多糖构成的糖蛋白，因氨基多糖含有较多的糖醛酸和硫酸基团，所以呈酸性。黏多糖贮积症是由于特定的糖苷酶或硫酸酯酶遗传性缺乏，导致酸性黏多糖的部分分解产物在机体各组织中贮积而致病的。贮积的酸性黏多糖大多是由硫酸皮肤素（DS）产生，是结缔组织的成分；DS 主要分布于皮肤、韧带、动脉及心瓣膜。因此，患者面容粗陋，骨骼畸形，甚至伴有智力障碍和肝、脾、心等器官的损害。黏多糖贮积症根据缺乏的酶的种类不同而分成 7 种类型，除Ⅱ型（OMIM 309900）为 X 连锁隐性遗传外，其余均为常染色体隐性遗传。

（三）脂代谢病

脂代谢病是脂质分解代谢过程的特异性酶缺陷，导致相应的脂质底物在血管、内脏和大脑累积而引起的疾病。

1. 戈谢病（Gaucher disease） 特征是患者的肝、脾、淋巴结及骨髓等组织可见葡糖脑苷脂蓄积的 Gaucher 细胞。主要分为Ⅰ型（OMIM 230800）和Ⅱ型（OMIM 230900）。Ⅰ型患者临床主要表现为肝、脾大，贫血，发育迟缓以及意识障碍、惊厥、四肢强直、吞咽困难等，病情进展快，通常在 1 岁前死亡。Ⅱ型患者病情较轻，多无神经系统症状，病情进展慢，可生存至中青年。

本病是由于溶酶体内的葡糖脑苷脂酶（glucocerebrosidase）基因缺陷，使该酶缺乏或活性低下，导致葡糖脑苷脂在组织细胞中累积而引起疾病。

该病呈常染色体隐性遗传，致病基因定位于 1q22，可通过羊水细胞酶活性检测或基因检测来进行产前诊断。

2. 泰-萨克斯病（Tay-Sachs disease）（OMIM 272800） 又称家族性黑矇性白痴、GM2 神经节苷脂贮积症。是由于氨基己糖苷酶 A 缺乏，使 GM2 神经节苷脂分解成 GM3 神经节苷脂和 N-乙酰氨基半乳糖代谢受阻，导致 GM2 神经节苷脂累积所致。患儿初起症状为听觉过敏。早期可见视网膜黄斑变性，视网膜有樱桃红斑点，进行性失明，常有局部性或全身性抽搐及痴呆；患儿表现为进行性肌张力减退、衰弱，生长迟缓。晚期患儿完全瘫痪，出现恶病质，平均存活 25.9 个月。

该病为常染色体隐性遗传。现已知氨基己糖苷酶 A 基因定位于 15q23。已检出碱基置换、缺失和移码突变是氨基己糖苷酶 A 的基因突变类型。

（四）核酸代谢病

核酸代谢病是核酸代谢有关的酶遗传性缺陷，引起核酸代谢紊乱所致。

Lesch-Nyhan 综合征也称自毁容貌综合征（self-mutilation syndrome）（OMIM 300322）。患者遗传性缺乏次黄嘌呤鸟嘌呤磷酸核糖基转移酶（HGPRT），使 5-磷酸核糖-1-焦磷酸上的磷酸核糖基不能正常地转移到鸟嘌呤和次黄嘌呤上，导致鸟嘌呤核苷酸和次黄嘌呤核苷酸（肌苷酸）生成受阻，不能有效反馈抑制嘌呤前体 5-磷酸核糖-1-胺的生成，致使嘌呤合成加快、尿酸增高、代谢紊乱而致病。本病的临床特征表现为高尿酸血症、尿酸尿和尿道结石、痛风和痛风性关节炎，伴有智障、舞蹈样动作和强迫性自残行为。患者大多在儿童时期死于感染和肾衰竭，一般活不过 20 岁。若 HGPRT 部分缺乏，可引起高尿酸血症和痛风，不出现以上其他症状。

本病为 X 连锁隐性遗传，发病率约为 1/38 000。编码 HGPRT 的基因定位于 Xq26，已发现 50 多种突变。本病可在 DNA 水平上进行产前诊断。

自测题

一、A 型选择题

1. 构成血红蛋白分子球形四聚体的是
   A. 一对类 α 链和一对类 β 链
   B. 两对类 α 链
   C. 两对类 β 链
   D. 一对珠蛋白链
   E. 4 条相同的珠蛋白链

2. 正常人二倍体细胞中 α 基因的个数是
   A. 1
   B. 2
   C. 3
   D. 4
   E. 5

3. Hb Catonsville 是由 α 珠蛋白基因第 37 和第 38 密码子之间插入了一个谷氨酸的密码子形成的。这种基因突变属于
   A. 单个碱基置换
   B. 移码突变

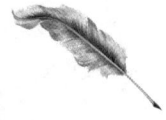

C. 整码突变
D. 不等交换
E. 融合突变

4. 在 α 地中海贫血中，(--/-α) 代表的是
   A. 4个 α 基因全部缺失
   B. 3个 α 基因缺失
   C. 2个 α 基因缺失
   D. 1个 α 基因缺失
   E. 无基因缺失

5. 血友病 A 是由于缺乏
   A. 凝血因子 IX
   B. 凝血因子 XI
   C. 凝血因子 IV
   D. 凝血因子 VIII
   E. 凝血因子 I

6. 苯丙酮尿症是由于缺乏
   A. 苯丙氨酸羟化酶
   B. 尿黑酸氧化酶
   C. 酪氨酸酶
   D. L-谷氨酸脱羧酶
   E. 葡糖-6-磷酸酶

7. 尿黑酸尿症是由于缺乏
   A. 苯丙氨酸羟化酶
   B. 尿黑酸氧化酶
   C. 酪氨酸酶
   D. L-谷氨酸脱羧酶
   E. 葡糖-6-磷酸酶

8. 白化病是由于缺乏
   A. 苯丙氨酸羟化酶
   B. 尿黑酸氧化酶
   C. 葡糖-6-磷酸酶
   D. L-谷氨酸脱羧酶
   E. 酪氨酸酶

9. 半乳糖血症 I 型是由于缺乏
   A. 半乳糖激酶
   B. 半乳糖-1-磷酸尿苷转移酶
   C. 半乳糖尿苷-2-磷酸-4-表异构酶
   D. 焦磷酸酶
   E. 葡糖-6-磷酸酶

10. 自毁容貌综合征是一种
    A. 氨基酸代谢病
    B. 糖代谢病
    C. 脂代谢病
    D. 核酸代谢病
    E. 维生素代谢病

二、名词解释

1. 分子病 2. 血红蛋白病 3. 血友病 4. 遗传性酶病

三、简答题

1. 以镰状细胞贫血为例，阐述分子病的发病机制。
2. 简述珠蛋白生成障碍性贫血类型、分子机制和临床症状。
3. 简述遗传性酶病的发病机制。
4. 苯丙酮尿症有哪些主要的临床特征？简述其发病机制。

（先国兰）

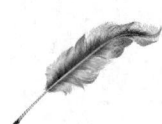

第九章

第九章数字资源

思政之光

肿瘤遗传学

学习目标

1. 掌握肿瘤、标记染色体、癌基因、病毒癌基因、细胞癌基因（原癌基因）、抑癌基因的概念，肿瘤发生的遗传因素。
2. 理解肿瘤与染色体异常的关系，原癌基因与抑癌基因的关系。
3. 了解运用肿瘤学基本知识评估判断肿瘤性质和种类的方法，开展肿瘤预防指导的方法。
4. 引导学生理解肿瘤对患者造成的身体与精神上的损伤，践行医疗技术与心理关怀相结合，提高学生人文关怀意识的培养。

 案例导入

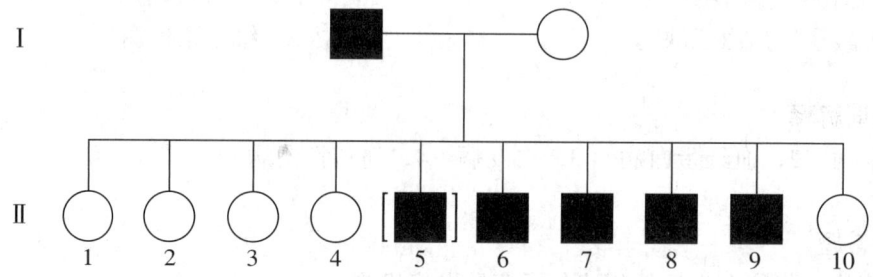

患者（家系图中 II_6），1968年出生，2004年4月确诊为肝癌并手术。调查其家系，亲属中有5人先后患癌：弟弟（家系图中 II_7），1994年9月确诊肝癌、HBV（+），未治生存8个月；弟弟（家系图中 II_8），2004年4月初确诊肝癌、HBV（+），手术后生存47个月；家系图中 II_5，系抱养无血缘关系哥哥，2005年7月确诊肝癌、HBV（+），生存23个月；其父，2011年3月确诊喉癌、HBV（-），未治生存24个月。家系图中第 II 代1~4均于1980年前出嫁、HBV（-）、健康，家系图中 II_9 和 II_{10} 仅HBV（+）。生活习惯：饮用低洼地井水数年，有长期进食大量烟爆腊肉和腌酸菜史。发病者均有吸烟饮酒史。

思考：这个家族中的肝癌聚集发病，与什么因素有关？

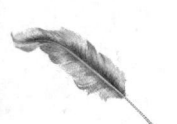

肿瘤（cancer）是指生长失去正常调控而无限地自主增生的细胞群，是体细胞遗传物质突变所致，因此肿瘤是一种体细胞遗传病。肿瘤的发生是一个多步骤的复杂过程。应用遗传学的原理和方法，从遗传方式、遗传流行病学、细胞遗传和分子遗传等不同角度研究肿瘤发生与遗传因素和环境因素的关系，形成了医学遗传学分支学科——肿瘤遗传学。

第一节 肿瘤发生的遗传因素

一、家族聚集现象

肿瘤的发生具有家族聚集现象，表现在如下几个方面。

（一）癌家族

癌家族（cancer family）是指一个家族中有数个成员发生相同器官或不同器官罹患恶性肿瘤的现象。其特点是发病年龄早并呈常染色体显性方式遗传。例如，1895年美国人Warthin发现G家族（图9-1）腺癌发病率高，于1913年首次报道，后多人对该家族进行调查，其中有的支系已达7代。1895年—1976年，共进行了5次调查，结果显示，在842位后代中，有95位癌症患者，其中48人患结肠癌，18人患子宫内膜腺癌，其余为其他类型癌症患者。在这些癌患者中，13人为多发癌，19人癌症发生在40岁之前，72人的双亲之一是癌症患者；男性与女性各为47人和48人，接近1∶1，符合常染色体显性遗传。

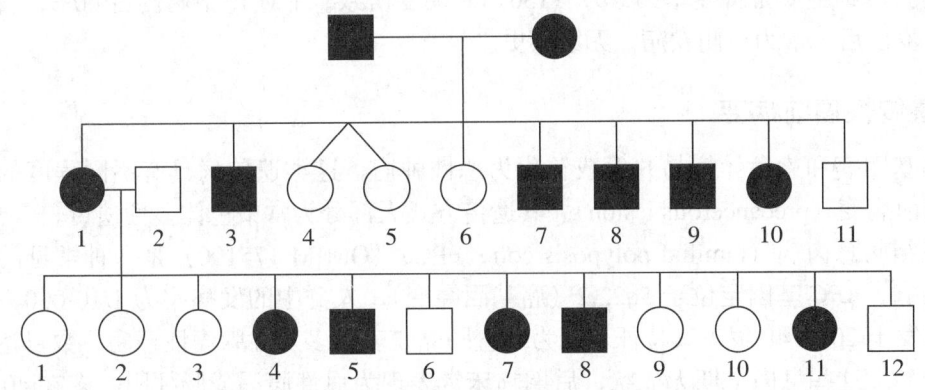

图9-1　G家族的部分系谱

（二）家族性癌

家族性癌（familial carcinoma）是指在一个家族内多个成员罹患同一类型的癌。这种家族聚集现象提示肿瘤发生存在遗传因素。如12%～25%的结肠癌患者具有结肠癌家族史，因此结肠癌可认为是家族性癌；再者，对77对白血病双生子患者的调查显示，同卵双生子发病一致率非常高；在另一调查中，20对同卵双生子均在同一部位患同样的肿瘤。许多常见的恶性肿瘤，如胃癌、肺癌、乳腺癌等，其发病多数是散发性的，但有一部分患者具有明显的家族史，患者一级亲属的发病风险高于一般人群3～5倍。以上事实说明肿瘤的发生与遗传因素密切相关，但遗传因素在绝大多数肿瘤发生中的作用，仅仅是一种遗传倾向，其遗传方式目前尚不明确。

二、种族差异

肿瘤的发生存在种族差异。研究表明，某些肿瘤在不同人种的发病率不同，不同人种也存在着不同的高发肿瘤。例如日本人松果体瘤发病率比其他种族高11～12倍，乳腺癌患病率却比欧美人低；中国人鼻咽癌发病率居世界各民族之首，比印度人高30倍，比日本人高60倍，中国广东人发病最高。肿瘤的发病率也不因移民而发生显著变化。例如移民到美国的华人，鼻咽癌的发生比当地美国人高34倍。肿瘤发生的种族差异由不同种族的遗传背景所决定。

三、遗传性恶性肿瘤

少数恶性肿瘤按孟德尔方式遗传，通常呈常染色体遗传方式。主要涉及神经或胚胎组织的恶性肿瘤，譬如视网膜母细胞瘤、神经母细胞瘤、Wilms 瘤等。

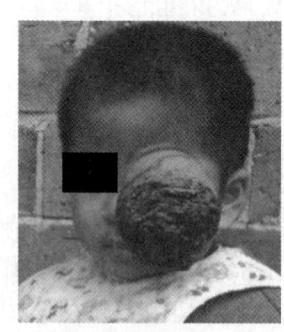

图 9-2　视网膜母细胞瘤患者

视网膜母细胞瘤（retinoblastoma，Rb）（OMIM 180200）是眼内发生的一种恶性肿瘤，发生率为 1/21 000 ～ 1/10 000，多在 4 岁前发病。其临床早期表现为眼底灰白色肿块，多无自觉症状；当肿瘤长入玻璃体，使瞳孔呈黄色光反射时，才易发现，称为"猫眼"。此肿瘤恶性程度很高，随着生长可破坏角膜、巩膜，引起眼球突出。向后可长入眼眶并向颅内浸润，也可经血道全身转移（图 9-2）。

视网膜母细胞瘤分遗传型和非遗传型两类。遗传型约占全部病例的 40% 左右，发病年龄早，多在 1 岁半内；双侧相继发病，有家族史，可连续几代有患者，呈常染色体显性遗传。研究证实，遗传型视网膜母细胞瘤是抑癌基因 *RB1*（13q14）突变所致。非遗传型病例占 60%，发病年龄晚，多在 2 岁以后，常为单侧发病，无家族史。

四、遗传性癌前病变

某些单基因病和染色体病易并发或转化为恶性肿瘤，这类遗传病具有不同程度的恶变倾向，称为癌前病变（precancerous lesion）。其遗传方式大部分为常染色体显性遗传。

家族性结肠息肉病（familial polyposis coli，FPC）（OMIM 175100）是一种常见的常染色体显性遗传病，*APC* 基因定位于 5q22.2（癌基因突变），人群中的发病率为 1/10 000，大多有家族史。多发于 20 ～ 40 岁，其特征表现为结直肠黏膜表面多发性腺瘤性息肉，数目达百枚以上，紧密排列。这些息肉早期无症状，后期临床常表现为血性腹泻或肠梗阻，多在 40 岁前恶变为癌。因而患者应及早手术切除，其家庭成员应定期进行结肠镜检查，可有效预防结肠癌的发生。

五、肿瘤的遗传易感性

人群中大多数肿瘤是散发性的，是非典型性遗传型肿瘤，例如胃癌、肺癌、乳腺癌等常见恶性肿瘤。这些肿瘤的发生存在一定的遗传基础，在此基础上如受到外界环境因素的作用，即可导致肿瘤发生。尽管每个人都接触各种致癌因子，但并非人人都发生肿瘤，这说明每个人都存在着个体的差异，具有不同的遗传易感性（genetic susceptibility）。这种遗传易感性既有染色体水平的改变，也有基因水平的改变。遗传易感性在很大程度上是遗传因素决定的，也就是上一代遗传给下一代的只是对肿瘤的易感基因。由此看出，肿瘤的发生是由遗传因素和环境因素共同作用的结果，目前认为，肿瘤的发生符合多基因遗传的特点。如吸烟为肺癌的主要诱因，而 AHH（芳烃羟化酶）的诱导活性与肺癌易感性相关。

除上述遗传因素外，染色体异常引起的遗传病与肿瘤发生也有着密切的关系。

知识链接

2019 年中国最新癌症报告

2019 年 1 月，国家癌症中心发布了最新一期的全国癌症统计数据。本次报告发布：

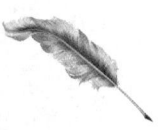

2015年我国恶性肿瘤发病约392.9万人，死亡约233.8万人。平均每天超过1万人被确诊为癌症，每分钟有7.5人被确诊。近10年来，癌症呈持续上升态势，恶性肿瘤发病率每年保持约3.9%的增幅，死亡率每年保持2.5%的增幅。目前的癌症增加主要是由于人口结构老龄化。男性发病率较女性高。肺癌的发病率和死亡率居第一位，男性前列腺癌和女性乳腺癌、甲状腺癌居高风险。从年龄分布看，恶性肿瘤的发病40岁后快速升高，集中在60岁以上，到80岁年龄组达到高峰。城乡之间差异减小，城市发病率高于农村，而农村死亡率高于城市。

与10年前相比，我国恶性肿瘤生存率总体提高约10个百分点，与发达国家仍有很大差距，主要原因是国家之间癌谱存在差异。而中国预后较好的乳腺癌（82.0%）、甲状腺癌（84.3%）和前列腺癌（66.4%）的5年生存率也与美国存在差距（90.9%、98%和99.5%），主要原因是临床早诊率低以及晚期病例临床诊治不规范。因此，我国应在扩大肿瘤早筛、早诊、早治覆盖面和肿瘤临床诊治规范化、同质化应用两方面共同发力，以期降低我国恶性肿瘤死亡率。

第二节　染色体异常与肿瘤

染色体异常的患者，其肿瘤的发病率比群体发病率（P）高。例如21三体综合征患者，急性淋巴细胞白血病的发病率高达1/95（群体发病率为1/3000），是正常群体的30倍；Klinefelter综合征患者易患继发乳腺癌或性腺母细胞瘤，比正常男性高20倍；Turner综合征患者的条索状卵巢更倾向于恶变发生卵巢癌；共济失调毛细血管扩张症患者易患各种肿瘤；Ph染色体与慢性粒细胞白血病相关。

多数肿瘤细胞具有染色体异常。在一个肿瘤细胞群体中，染色体常有相同的特点，这表明它们来源于一个共同的突变细胞，经过多次分裂形成单克隆。然而随着肿瘤的生长，绝大部分肿瘤细胞在内、外环境因素的影响下又不断变异，于是单克隆起源的肿瘤细胞核型出现多样性，即异质性，继而演变为多克隆性。其结果为：同一肿瘤各细胞核型常常不完全相同。

染色体异常可能是肿瘤发生的原因，也可能是肿瘤发生的结果。

不同核型肿瘤细胞生存和增殖能力不同。有的异常核型是致死的，在选择过程中逐渐被淘汰；有的则形成增殖优势。肿瘤细胞群体这种类似物种的进化过程，称为克隆演化。在一个恶性肿瘤细胞群体的选择演变中，逐渐成为占主导地位的克隆称肿瘤干系（stem line），非主导地位的克隆称为旁系（side line）。干系肿瘤细胞的染色体数目称众数（modal number）。

一、肿瘤染色体数目异常

肿瘤细胞的核型多伴有染色体数目改变，以非整倍体最常见。同一肿瘤内染色体数目波动幅度较大，包括超二倍体、亚二倍体、亚三倍体、亚四倍体等。实体瘤细胞染色体数目多为三倍体；胸、腹腔积液中转移的癌细胞染色体数目常超过四倍体；胃癌细胞中常见8号或9号染色体超过3条。染色体数目变化的多少不反映恶性程度，数目变化较小的癌细胞并不意味着恶性程度低。

二、肿瘤染色体结构异常

恶性肿瘤细胞常见染色体结构异常，如缺失、倒位、易位、重复、环状染色体、双着

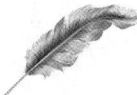

丝粒等。在肿瘤发生发展过程中，由于肿瘤细胞增殖失控等原因，导致细胞有丝分裂异常并产生部分染色体断裂与重接，形成了一些结构特殊的染色体，称为标记染色体（marker chromosome）。所有类型的标记染色体的形成可能是随机的。在标记染色体中，仅有一小部分能够在肿瘤细胞中稳定遗传下来，称为特异性标记染色体（special marker chromosome），与某种肿瘤的恶性程度及转移能力密切相关。

1960 年，Nowell 和 Hungerford 在慢性粒细胞白血病（chronic myelocytic leukemia，CML）患者中发现了一条比 G 组染色体还小的异常染色体，经染色体显带分析证实为 9 号染色体与 22 号染色体相互易位所致，因在美国费城（Philadelphia）发现而被命名为 Ph 染色体（Philadelphia chromosome）。进一步分析证实，Ph 染色体是 t(9;22)（9qter → 9q34∷22q11 → 22pter）。约 95% 的慢性粒细胞白血病细胞携带有 Ph 染色体，它可以作为 CML 的诊断依据；还可以作为相似血液病症状的鉴别诊断，如骨髓纤维化的 Ph 染色体为阴性。Ph 染色体的发现首先证明了一种染色体畸变与一种特异性肿瘤之间的关系，故被认为是肿瘤细胞遗传学研究的里程碑。

脑膜瘤患者 22 号染色体长臂缺失或整条 22 号染色体丢失，少数视网膜母细胞瘤患者有 13 号染色体长臂中间缺失，均为肿瘤的特异性标记染色体。肿瘤细胞中常见巨大亚中着丝粒染色体、巨大近端着丝粒染色体、双着丝粒染色体等。在一些肿瘤细胞中还可见到双微体及染色体均染区。总之，大部分恶性肿瘤细胞都有染色体异常，但具有高度特异性标记染色体的肿瘤很少。肿瘤染色体的结构异常程度和类型与肿瘤的恶性程度，是否浸润、转移以及预后都有重要关系。

三、染色体不稳定综合征与恶性肿瘤

有些疾病或综合征，由于 DNA 修复酶缺陷导致染色体不稳定，易发生断裂或重排，称为染色体不稳定综合征，在此基础上易患白血病或其他恶性肿瘤。

Bloom 综合征（Bloom syndrome，BS）（OMIM 210900）患者临床特征为身材矮小，面部轻度畸形；暴露于日光的部位出现红斑皮疹，为毛细血管扩张共济失调所致；患者存在免疫功能缺陷，常导致慢性感染，多数在 30 岁前发生各种恶性肿瘤和白血病（图 9-3）。该病有明显的种族差异，在东欧犹太人中多见，表现为常染色体隐性遗传。

染色体不稳定或基因组不稳定是 BS 患者的显著特征，主要表现在：①体外培养细胞的染色体易发生断裂并易形成结构畸变；体内颊黏膜细胞在分裂间期常可见细胞内出现多个微核结构。②染色体断裂易发生在同源染色体之间，出现频发的姐妹染色单体交换（SCE）现象。③在编码序列之间及非编码序列之间都存在断裂性突变。④培养的细胞中常见到四射体结构，尤其在短期培养的淋巴细胞中更为常见。

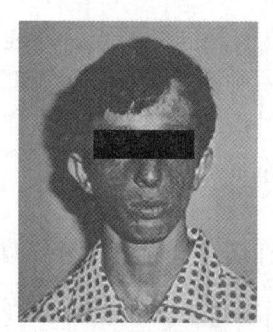

图 9-3　Bloom 综合征患者

BS 蛋白的编码基因 *BLM* 定位于 15q26.1，属于抑癌基因，其产物有特异抑制 *RAS* 癌基因的作用。细胞遗传学研究显示，培养的 BS 细胞对紫外线和丝裂霉素 C 等 DNA 损伤性试剂高度敏感；生化遗传学研究揭示 BS 细胞中，涉及 DNA 复制的一些酶活性异常。

多数肿瘤细胞具有染色体异常，随着癌基因与抑癌基因研究的深入，发现染色体异常与细胞癌基因激活和抑癌基因失活密切相关，它们在诱导肿瘤过程中起重要作用。

第三节　基因异常与肿瘤

正常的细胞增殖与分化有着严格的自我调控机制。细胞中的癌基因和抑癌基因对细胞起着

调节控制作用，环境因素或突变基因会使调控过程发生紊乱进而出现癌变。

一、癌基因

癌基因（oncogene）指能引起正常细胞癌变的基因。这类基因广泛存在于生物界。癌基因名称一般用三个小写英文字母表示，如 *ale*、*int2*，对应的蛋白产物的第一个字母大写，如 Ale、Bcl-2 等，部分是由携带特殊病毒癌基因的反转录病毒命名（表 9-1）。

表 9-1　一些反转录病毒癌基因引起的相关肿瘤

病毒癌基因	相关肿瘤	反转录病毒	起源
v-Hras	肉瘤	Harvey 鼠肉瘤病毒	大鼠
mos	肉瘤	Moloney 肉瘤病毒	小鼠
sis	猿猴肉瘤	猿猴肉瘤病毒	猴
fes	Gardner-Arnstein 猫肉瘤	猫肉瘤病毒	猫
myc	白血病	禽类髓细胞血症病毒 MC29	鸡
src	Rous 肉瘤	Rous 肉瘤病毒	鸡

（一）病毒癌基因与细胞癌基因

1910 年 Rous 首次发现鸡肉瘤病毒（RSV）。此病毒能使鸡胚成纤维细胞在培养中转化，也能诱发肉瘤。研究证明它是一种 RNA 反转录病毒，除含有病毒复制所需的基因外，还含有一种特殊的转化基因，命名为 *src*。该转化基因能导致培养的细胞转化呈恶性表型，也能引起动物的恶性肿瘤。反转录病毒基因组中能使病毒感染细胞发生癌变的基因为病毒癌基因（viral oncogene，v-onc）。

人们用 *src* 的 cDNA 和其他基因组 DNA 杂交，发现 *src* 的同源物普遍存在于人类和动物正常细胞中。*src* 编码一种胞质酪氨酸激酶，参与细胞增殖相关的信号传递，是细胞的正常组分。为了与病毒癌基因区别，将存在于正常细胞中与病毒癌基因同源的序列称为细胞癌基因（cellular oncogene，c-onc）或原癌基因（proto-oncogene，pro-onc）。但原癌基因存在内含子，这是真核基因的特点。

细胞癌基因在正常情况下无致癌活性，只在发生有害突变或被异常激活后才变成具有致癌能力的癌基因。细胞癌基因及其产物与细胞生长、增殖、分化有关，并受到精细严格的控制。正常情况对细胞无害，且对维持细胞正常功能具有重要意义，其表达产物对细胞增殖起正调控作用；一旦这些基因在表达时间、表达部位、表达数量及表达产物结构等方面发生了异常，就可以导致细胞无限地增殖并出现恶性转化现象。现已测出多种病毒癌基因和细胞癌基因的全部或部分核苷酸序列。

（二）细胞癌基因的分类与激活机制

1. 细胞癌基因的分类　根据其结构、产物的功能及所在位置，将已知的细胞癌基因分为六类（表 9-2）：①酪氨酸蛋白激酶；②生长因子；③生长因子受体；④信号转导 G 蛋白；⑤核内转录因子；⑥其他。它们普遍存在于各种细胞，其表达具有时空性。细胞癌基因的生理功能主要表现为两方面：一是调节细胞生长；二是参与细胞分化及发育过程。虽然细胞癌基因的表达产物和表达方式各不相同，但功能却具有相关性，并在时间、空间上协同作用，维持并协调细胞正常增殖与生长发育。

表 9-2　细胞癌基因的分类

细胞癌基因产物类别	细胞癌基因	基因产物定位	人类肿瘤
1. 酪氨酸蛋白激酶	SAR、FPS、FES	细胞膜	肉瘤
	FGR、ROS、YES	细胞内	肉瘤
	ALE		慢性髓细胞性白血病、急性淋巴细胞白血病
2. 生长因子			
PDGF-β 链	SIS	细胞外	星形细胞瘤、骨肉瘤、乳腺癌等
FGF 同类物	INT2	细胞外	胃癌、胶质母细胞瘤
	HST1		膀胱癌、乳腺癌、黑色素瘤
3. 生长因子受体			
EGFR 家族	ERBB1	跨膜	肺鳞癌、脑膜瘤、卵巢癌等
	ERBB2	跨膜	乳腺癌、卵巢癌、肺癌、胃癌
	ERBB3	跨膜	乳腺癌
CSF-1 受体	FMS	跨膜	白血病
4. 信号转导 G 蛋白	H-RAS	膜内侧	甲状腺癌、膀胱癌、结肠癌、肺癌等
	K-RAS	膜内侧	胰腺癌、白血病、甲状腺癌等
	N-RAS	膜内侧	
5. 核内转录因子	C-MYC	核内	Burkitt 淋巴瘤、神经母细胞瘤、小细胞肺癌
	L-MYC	核内	小细胞肺癌
	N-MYC	核内	
6. 其他	BCL2	细胞膜	淋巴瘤

2. 细胞癌基因的激活机制　既具有正常生理功能，同时又具有潜在致癌能力的细胞癌基因，通常要先被激活才致癌。常见的激活因素有病毒、化学物质、辐射等。激活的机制可分为两大类：一类是由病毒诱导的活化，如反转录病毒感染动物细胞后，得到一个动物细胞的细胞癌基因序列，并把它整合进自己的基因组内，当病毒在动物细胞内增殖时，这一细胞癌基因便被激活；或者反转录病毒感染动物细胞后，将它本身基因组内的一个强大增强子或启动子插入到动物细胞癌基因的附近或内部，使细胞癌基因激活。另一类是非病毒诱导的活化，如突变、基因扩增和染色体重排等。

(1) 细胞癌基因突变：细胞癌基因在射线或化学致癌剂作用下，发生碱基置换、缺失或插入而激活，其编码的蛋白质结构改变。这些变异常常涉及一些关键的蛋白调节区域，导致突变蛋白不受调控而出现过度表达。如反转录病毒癌基因，经常由于缺失被激活。但在人类肿瘤中，典型的癌基因突变多数是由于碱基置换（点突变）导致的，即编码蛋白中仅有一个氨基酸的变异。研究发现，在细胞癌基因 RAS 家族（K-RAS、H-RAS、N-RAS）中，经常可以检测到点突变。据统计，在随机挑选的肿瘤中，每 15%～20% 的病例存在一个 RAS 基因突变；K-RAS 的突变在恶性肿瘤中尤为常见。

(2) 细胞癌基因的扩增：在许多肿瘤和已转化的细胞系中发现存在细胞癌基因的多个拷贝，这是细胞癌基因扩增的结果，基因扩增后常出现基因的过度表达。扩增引起核型的改变，包括均匀染色区（homogeneous staining region，HSR）和双微体（double minute，DM）等。HSR 是缺少正常深、浅染色区的染色体片段，DM 是典型的无着丝粒的微小环状遗传结构（图 9-4）。在人类肿瘤中，95% 的病例有 HSR 或 DM。扩增的拷贝数可达正常细胞的 10 倍至百倍、甚至数千倍，它参与人类肿瘤的发生和演进。现已发现 20 多种与癌相关的基因扩增，例如人肝癌细胞中出现的 N-RAS 重排及基因放大，小细胞肺癌中 C-MYC 及 L-MYC 基因放大，均可能与癌转移有关。神经母细胞瘤中 N-MYC 基因放大明显与病程发展有关。

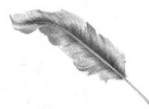

(3) 染色体断裂与重排：由于染色体断裂与重排导致细胞癌基因在染色体上的位置发生改变，使原来无活性或低表达的细胞癌基因移至一个强大的启动子、增强子或转录调控元件附近，或由于易位而改变了细胞癌基因的结构并与其他高表达基因形成融合基因，结果使细胞癌基因激活并异常表达。

目前在许多血液系统恶性肿瘤和实体瘤中已出现染色体重排导致的细胞癌基因的激活。例如慢性粒细胞白血病（CML）95% 的患者具有 Ph 特异性标记染色体，易位使 9 号染色体上的 *C-ABL* 基因移至 22 号染色体上断点聚集区（*BCR*）基因旁，形成一种结构与功能异常的 *BCR-ABL* 融合基因（图 9-5）。它表达产生一种新的融合蛋白 p210，此蛋白比正常 *C-ABL* 基因表达产生的蛋白要长，且具有较高的酪氨酸蛋白激酶活性，使细胞脱离正常生长调控导致癌变。

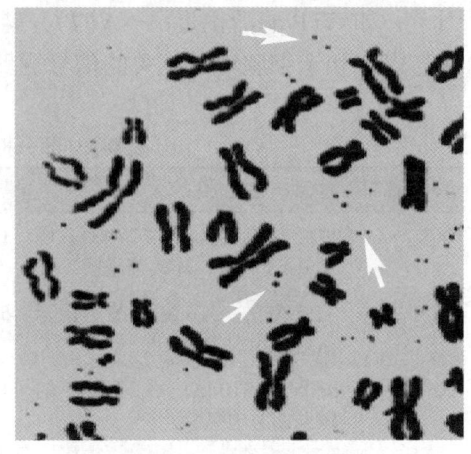

图 9-4　染色体和双微体
箭头表示双微体

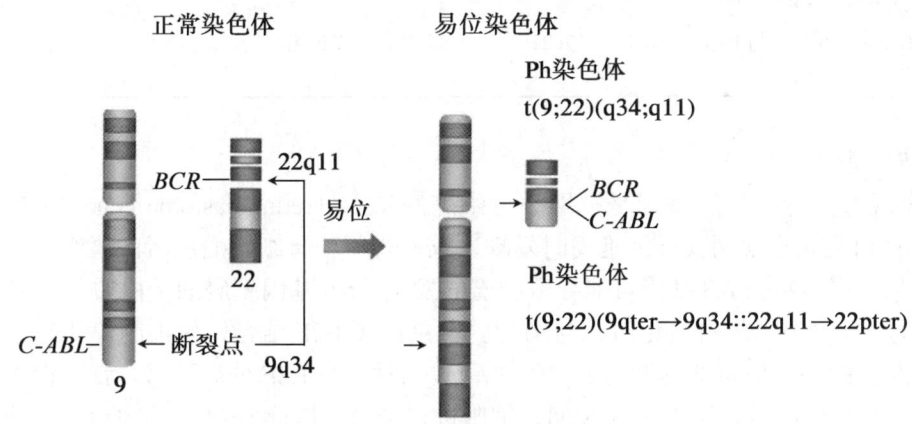

图 9-5　CML 的染色体易位 t(9;22)
示 Ph 染色体形成与 *C-ABL* 激活

二、抑癌基因

抑癌基因（tumor suppressor gene，TSG）是一类存在于正常细胞基因组中能够抑制肿瘤形成的基因。抑癌基因的作用是抑制细胞的无限增殖和迁移，同时促进细胞分化。20 世纪 60 年代，有人将癌细胞与同种正常成纤维细胞融合，所得杂合细胞的后代只要保留某些正常亲本染色体就可表现为正常表型，但是随着染色体的丢失又可重新出现恶变细胞。这一现象表明，正常染色体内可能存在某些抑制肿瘤发生的基因，它们缺失、突变或失活时，可导致癌基因的过度表达而引发细胞的恶变，在细胞增殖调控中起负调控作用。

抑癌基因为隐性基因，只有发生纯合失活时才对肿瘤形成起作用，通常表现为抑癌基因的一个等位基因丢失，而另一个存留的等位基因发生突变（点突变、微缺失、重排等）。细胞遗传学研究发现，利用 Southern 印迹法检测限制性片段长度多态性（RFLP）可以检测等位基因正常杂合性丢失，即杂合时某一等位基因片段丢失。抑癌基因在调控细胞增殖和分化方面与癌基因同等重要，到目前为止已发现了 30 多种抑癌基因。现根据抑癌基因产物对抑癌基因进行分类：①转录调节因子，如 *RB*、*TP53*；②负调控转录因子，如 *WT*；③周期蛋白依赖性激酶抑制因子（CKI），如 *CDKN2B* (p15)、*CDKN2A* (p16)、*CDKN1A* (p21)；④信号通路的抑制因子，如 GTP 酶活化蛋白（*NF1*）、磷脂酶（*PTEN*）；⑤ DNA 修复因子，如 *BRCA1*、*BRCA2*；⑥与发育和干细胞增殖相关的信号通路组分，如 *APC*、*AXIN* 等（表 9-3）。

表 9-3　部分抑癌基因及其突变引发的肿瘤综合征

抑癌基因	基因产物及功能	染色体定位	人类的肿瘤	种系突变
NF1	神经纤维瘤蛋白，327 kD，催化 RAS 失活，连接细胞膜	17q11.2	神经纤维瘤、肉瘤、胶质瘤	I 型神经纤维瘤病
APC	APC 蛋白，310 kD，细胞核至黏附分子的信号转导	5q22	结肠癌	家族性结肠息肉病
RB	$p105^{RB}$，310 kD，G_1 至 S 期的转录调节因子	13q14	肉瘤、视网膜母细胞瘤	—
TP53	p53，53 kD，转录调节因子，有条件调节 G_1 到 S 期	17p13	肉瘤、神经胶质瘤、乳腺癌	Li-Fraumeni 综合征
CDKN2B	p15，15 kD，CDK4、CDK6 抑制剂	9p21	非小细胞肺癌、急性淋巴母细胞性白血病	—
CDKN1A	p21，21 kD，CDK2、CDK3、CDK4、CDK6 抑制剂	6p21	前列腺癌	—
BRCA1	BRCA1 蛋白，与 RAD51 作用，DNA 修复因子	17q21	乳腺癌、卵巢癌	家族性乳腺癌

（一）RB 基因

首先发现并鉴定的抑癌基因是视网膜母细胞瘤基因（retinoblastoma gene，*RB* gene），位于 13q14。在研究儿童视网膜母细胞瘤时发现，某些视网膜母细胞瘤患者的瘤细胞中有染色体 13q14 的缺失，提示缺失 *RB* 基因可能导致肿瘤的发生。*RB* 基因编码的蛋白质分子量为 105 kD（即 $p105^{RB}$）。当 $p105^{RB}$ 去磷酸化时，与细胞内转录因子 E2F 结合，使细胞停止转录，细胞不能越过 G_1 期控制点，抑制细胞增殖。$p105^{RB}$ 磷酸化时，与 E2F 分离，E2F 就可促进细胞的转录，使细胞由 G_1 期越过控制点进入 S 期，细胞进行增殖。因此 $p105^{RB}$ 的去磷酸化或低磷酸化状态是活性状态。另一方面 *RB* 基因参与生长抑制，当 $p105^{RB}$ 与 DNA 结合后，直接抑制细胞癌基因 *C-MYC* 的表达，从而影响 DNA 的复制。

各种不同类型的突变均可导致 *RB* 基因功能的丧失。研究发现基因突变，或者 $p105^{RB}$ 与 DNA 肿瘤病毒的癌蛋白结合；基因的大片段丢失、*RB* 基因的剪切错误、点突变及启动子区域小的缺失可导致直接丧失功能蛋白、$p105^{RB}$ 磷酸化。在某些常见肿瘤，如膀胱癌、乳腺癌及肺癌中都可发现 $p105^{RB}$ 的缺失或失活。

（二）TP53 基因

TP53 基因是第二个被鉴定的抑癌基因。它是人类恶性肿瘤中最常见的基因改变。*TP53* 基因与人类 50% 的肿瘤有关，所以 *TP53* 的研究在分子生物学、细胞生物学及肿瘤学界受到极大关注。目前发现，白血病、淋巴瘤、肝癌、乳腺癌、膀胱癌、胃肠道癌、前列腺癌、软组织肉瘤、卵巢癌、脑瘤、淋巴瘤、食管癌、肺癌、成骨肉瘤等癌症中的 *TP53* 基因常呈失活状态。

人类 *TP53* 基因定位于 17p13.1，编码的 p53 蛋白，分子量为 53 kD，这种蛋白能够抑制某些促进细胞有丝分裂的酶的活性，从而抑制细胞生长。此外，p53 蛋白可能通过抑制与 DNA 复制相关的细胞基因或基因产物而发挥作用。致突变因子引起的 DNA 破坏，可诱导 *TP53* 激活。p53 能阻止细胞周期于 G_1 期，并抑制 DNA 复制，使被破坏的 DNA 在复制之前有修复的时间；它还可引起细胞凋亡，清除突变的细胞。而突变的 p53 丧失了阻断细胞周期的能力，导致突变频率增加及细胞基因组的不稳定性。缺乏 p53 的肿瘤细胞不能凋亡，从而维持了肿瘤细

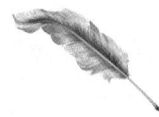

胞的生存。TP53 正常功能的丧失，最主要的方式是基因突变，大部分突变是错义突变；TP53 的微小改变可引起远离突变位点区段甚至整个蛋白构象的改变，不仅影响突变体，还影响野生型的功能。

癌基因与抑癌基因这两类互相拮抗的基因精细平衡控制着细胞的生长。任何一种基因的异常表达，都可能导致细胞生长的失控。癌的生成是一个涉及多种癌基因活化和抑癌基因失活的多步骤累积变化的过程。

自测题

一、A 型选择题

1. 下列为抑癌基因的是
   A．RAS
   B．SRC
   C．MYC
   D．TP53
   E．NM23

2. 下列对癌家族描述有误的是
   A．肿瘤按 AD 方式遗传
   B．发病年龄早
   C．恶性肿瘤发病率高
   D．特别是腺瘤发病率很高
   E．家族成员都发生同一种癌症

3. 家族性癌的特点是
   A．一个家族中癌症患者超过 2 人
   B．一个家族中存在许多类型肿瘤
   C．一个家族中多个成员患同一类型肿瘤
   D．一个成员患多种癌
   E．肯定有家族史

4. 标记染色体是
   A．只存在于肿瘤染色体中
   B．具有克隆性起源，可作为特征性的诊断标记
   C．往往是非特异性的
   D．在一种肿瘤细胞中可能存在两个以上
   E．主要是某一条染色体特定片段的缺失

5. Ph 染色体常见于
   A．慢性粒细胞白血病
   B．Burkitt 淋巴瘤
   C．慢性淋巴细胞白血病
   D．乳腺癌
   E．视网膜母细胞瘤

6. Ph 染色体形成的机制是
   A．8 号染色体和 14 号染色体相互易位
   B．9 号染色体和 22 号染色体相互易位
   C．9 号染色体缺失
   D．22 号染色体缺失
   E．22 号染色体断裂

7. 抑癌基因的作用是
   A．在杂合性丢失时作用消失
   B．可被癌基因激活
   C．与促进细胞生长相关
   D．可以导致细胞恶性生长
   E．可以抑制细胞的衰老和分化

8. 原癌基因的激活方式不包括
   A．突变
   B．启动子插入
   C．基因扩增
   D．染色体缺失
   E．病毒诱导

9. Bloom 综合征患者常见的临床表现不包括
   A．身材矮小
   B．免疫功能缺陷
   C．轻度颜面部畸形
   D．多在 30 岁之后发生各种肿瘤和白血病
   E．日光敏感性面部红斑

10. 下列不属于癌基因的是
    A．TIMP
    B．erb-B
    C．fes
    D．sis
    E．ras

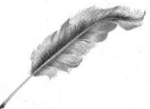

二、名词解释

1．标记染色体　2．癌基因　3．病毒癌基因　4．细胞癌基因（原癌基因）　5．抑癌基因

三、简答题

1．如何理解肿瘤发生与遗传因素的关系？
2．细胞癌基因有哪几种激活方式？
3．简述癌基因与抑癌基因的关系。

（李睿坤）

第十章

遗传病的诊断和治疗

第十章数字资源

思政之光

学习目标

1. 掌握遗传病常规诊断的内容、核型分析、基因诊断等概念，遗传病治疗的基本方法。
2. 熟悉基因诊断的常用方法和基本原理，基因治疗的策略。
3. 了解基因治疗的临床应用与发展前景，早日实现"精准医疗"背景下的健康中国。

案例导入

患者（先证者）出生时正常。4个月添加辅食后，皮肤常干燥，易有湿疹；毛发颜色逐渐变浅，尿液有特殊的鼠气味。同时伴有发育迟缓、智力低下、脑电图异常等临床表现。最终确诊为苯丙酮尿症。

思考： 该病是如何确诊的？是否为遗传性疾病？如何进行治疗？

遗传病的诊断和治疗已成为临床医学中不可缺少的组成部分。虽然还面临许多挑战，但随着医学科学的发展，越来越多的新技术、新手段被采用，遗传病诊断和治疗原则、方法的系统研究，为遗传病的进一步诊断、治疗及预防提供了必要的基础。

第一节 遗传病的诊断

遗传病的诊断（diagnosis of hereditary disease）按时间可以分为产前诊断、症状前诊断和现症患者诊断三种类型。其中以产前诊断、症状前诊断最具临床价值，可以实现早期诊断，从而便于进行选择性流产，降低遗传病患者出生率；同时便于开展针对已出生患者的早期治疗，以获得最佳疗效。

遗传病的诊断是一项复杂的工作，很多遗传病都存在遗传异质性和拟表型现象，往往需要多学科的配合。其诊断除了应遵循一般疾病的临床诊断原则和操作外，还必须辅以遗传学特殊的诊断手段，如系谱分析、细胞遗传学检查、生化检查、基因诊断、皮纹分析等。因此，遗传病的准确诊断不仅要求医务工作者具有丰富的临床医学知识，还要求其掌握遗传病的传递规律和遗传病特殊检测的各种实验操作。

一、临床诊断

遗传病的临床诊断是指医务工作者根据已经出现症状患者的病史及各种临床表现结合遗传

病特有的症状和体征对疾病进行的分析判断。

（一）病史

病史采集主要通过采集对象的主观描述和相关个体的病案查询来完成，其真实性和完整性对后续的分析和研究至关重要。由于遗传病大多有家族聚集现象和特定的遗传规律，在病史采集过程中要本着准确和详尽的原则，除一般病史外，还应着重了解患者的家族史、婚姻史和生育史。

1. 家族史　即整个家系的所有成员患同种疾病的历史。它所反映的应该是患者父系及母系各家族成员的患病情况，应注意家族史资料的准确性、全面性。

2. 婚姻史　着重了解婚龄、次数、配偶健康状况以及是否近亲结婚。

3. 生育史　着重询问生育年龄、子女数目及健康状况，有无流产、死产和早产史；如有新生儿死亡或患儿，则除询问父母及家庭成员上述情况外，还应了解患儿有无产伤、窒息，母亲妊娠早期是否患病毒性疾病和接触过致畸因素，如是否服用过致畸药物或接触过电离辐射、有害化学物质等。

（二）症状和体征

除具有一般疾病的症状和体征外，许多遗传病还表现出其特异性症候群，因而需根据不同的情况进行专门检查。如智力低下的遗传学问题，许多单基因病、多基因病、染色体病和线粒体遗传病等均可导致不同程度的智力低下，但环境因素也是导致智力低下的一个重要原因。大多数遗传病在婴儿或儿童期即表现出临床症状。除观察外貌特征外还要注意观察生长发育、性器官及第二性征发育情况。由于遗传异质性和遗传多效性的存在，诸多遗传病在临床上可表现出相似的表型，同一种疾病在不同的个体可以表现出不同的症状与体征。仅凭症状与体征的诊断是不完整的，有时甚至是不可靠的；而有些遗传病的确诊只能依靠实验室诊断。

（三）产前诊断

产前诊断（prenatal diagnosis）是指在胎儿出生之前应用各种先进的医学技术，如影像学、生物化学、细胞遗传学及分子生物学等方法，对先天性和遗传性疾病作出诊断。产前诊断是遗传病诊断的一种方法，是生化遗传学、细胞遗传学、分子遗传学和临床医学实践相结合的产物。目前常用的孕早期产前诊断方法大体分两种：有创性诊断，包括孕早期绒毛针吸活检和孕中期羊膜囊穿刺，并通过细胞遗传学技术进行染色体检查；无创性诊断，包括孕妇外周血胎儿细胞富集、孕妇孕早期超声及血清生化筛查等。有创方法可导致流产、宫内感染及胎儿缺失，甚至胎死宫内；孕母外周血胎儿细胞富集，方法复杂，费用较高，暂不适于人群筛查。因而，B超检查和孕妇血清生化指标筛查以其简便、无创、可重复性成为现代产前筛查胎儿遗传病的重要方法。

1. 产前诊断的主要对象　夫妇一方有染色体数目或结构异常或曾生育过染色体病患儿的孕妇；夫妇一方是染色体平衡易位携带者或具有脆性X染色体家系的孕妇；夫妇一方是某种基因病患者，或曾生育过某一基因病患儿的孕妇；夫妇一方有神经管畸形，或生育过开放性神经管畸形儿（无脑儿、脊柱裂等）的孕妇；有原因不明的自然流产史、畸胎史、死产或新生儿死亡史的孕妇；羊水过多的孕妇；35岁以上的高龄孕妇；夫妇一方有明显致畸因素接触史的孕妇。产前诊断主要通过观察胎儿表型的形态学特征、分析基因产物（蛋白质和酶）、检查基因载体（染色体）和鉴定基因本身（DNA）进行诊断。

2. 产前诊断的主要手段　包括胎儿镜诊断，超声诊断，羊水诊断，绒毛细胞检查，孕妇的血、尿检查等。

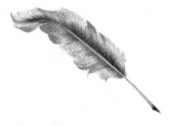

知识链接

无创 DNA 产前检测技术

无创 DNA 产前检测技术是利用孕母血浆中游离胎儿 DNA（cell-free fetal DNA，cffDNA），在孕妇妊娠期开辟的一种安全、相对更为可靠的产前筛查方法。孕妇外周血中游离的胎儿细胞主要来源于凋亡的胎盘滋养层细胞，其次为胎儿细胞及胎儿 DNA 的直接跨膜转运。一般在孕 4 周时的母血中就可出现，随着孕周时间的增加而增加。无创 DNA 产前检测技术通过抽取孕妇静脉血，利用测序技术对母体外周血浆中的游离 DNA 片段（包含 cffDNA）进行深度测序、并进行生物信息分析，从而判断胎儿患染色体非整倍性疾病的风险。新一代高通量测序技术的高通量、高分辨率等技术特点使其在无创 DNA 检测胎儿非整倍体中广泛应用。如今，越来越多的研究显示，孕妇外周血浆游离 DNA 检测技术具有无创伤性，而敏感性、特异性也较高。然而，应该明确的是，临床上无创 DNA 检测技术目前并不能完全取代唐筛检测，而只是一种高精确的筛查，是风险预测，不是诊断；而且对双胎、多胎妊娠存在一定的检测局限性，主要可应用于 21、18、13 三体高风险筛查，检测异常或正常但其他检测显示胎儿异常的孕妇，还需经过遗传咨询确认是否需要进一步进行产前诊断。同时该技术因人类伦理和成本因素，其应用推广还受到一定的限制。随着诊断技术的提高和经济成本的下降，无创 DNA 检测技术这种"近似于产前诊断水平""目标疾病指向精确"的产前筛查技术在临床上的应用前景不容小觑。

二、系谱分析

系谱分析（pedigree analysis）是遗传病诊断的一个非常重要的方法。通过系谱分析，可以明确某种病是否为遗传病。如果是遗传病，根据遗传规律可确定其遗传方式，进而确定家系中每个成员的基因型。进行系谱分析首先要绘制一个全面详尽、准确可靠的系谱，这是得出正确结论的前提。为此，在绘制系谱过程中应注意以下几点，否则会造成系谱不准确：

（1）系谱的系统性、完整性和可靠性。完整的系谱应有三代以上家庭成员的患病情况、婚姻情况以及生育情况（包括有无流产史、死胎史及早产史），还应注意患者或代诉人是否因有顾虑而提供假资料，如不愿提供重婚、非婚子女、同父异母、同母异父、养子养女等信息，造成系谱失真的情况，必要时应对患者及家属进行实验室检查和其他辅助检查使诊断更加可靠。

（2）由于某些显性遗传病存在迟发表现，以致在绘制系谱时某些患者尚未表现症状，影响分析的准确性。如亨廷顿病，是一种由于常染色体显性遗传导致基底节及大脑皮质变性引起的，以进行性舞蹈样动作、肌张力时高时低、进行性智力衰退甚至痴呆为主要表现的锥体外系疾病。患者一般在中年发病，病情进行性恶化。苯丙酮尿症（PKU）患者出生时表现正常，由于苯丙氨酸（PA）代谢途径中的酶缺陷，如果不能得到早期诊断和早期治疗，会逐步出现为智力低下、精神神经症状、湿疹、皮肤抓痕征及色素脱失和鼠气味、脑电图异常等临床症状。

（3）由于外显不全而呈现隔代遗传现象，不可将显性遗传病误认为是隐性遗传病。要充分考虑目前家庭成员数目较小导致可供观察样本不足的状况。

（4）新的基因突变。有些遗传病家系中除先证者外，找不到其他患者，因而很难从系谱中判断其遗传方式，更不可因患者在家系中是"散发的"而误定为常染色体隐性遗传。如假肥大性肌营养不良是一种致死的 X 连锁隐性遗传病，约有 1/3 的病例为新的基因突变引起。

（5）显性与隐性概念的相对性。分析同一遗传病，可能因为采用的观察指标不同而得出不同的遗传方式，从而导致发病风险的错误估计。如镰状细胞贫血，Hb S 的纯合子（$Hb^S Hb^S$

有严重的贫血，而杂合子（Hb^AHb^S）在正常情况下无贫血，这时突变基因 Hb^S 对 Hb^A 来说被认为是隐性的；然而，在氧分压低的情况下，杂合子的红细胞亦可形成镰刀状，此时 Hb^S 对 Hb^A 来说是显性的。

此外，在系谱分析统计子女发病比值时应校正因统计带来的偏倚。

三、细胞遗传学检查

细胞遗传学检查适用于染色体异常综合征的诊断，可以直接观察到染色体的形态结构，主要包括染色体检查和性染色质检查。

（一）染色体检查

染色体检查亦称核型分析（karyotype analysis），是确诊染色体病的主要方法。目前随着显带技术的发展以及高分辨染色体显带技术的应用，能更准确地判断和发现更多的染色体数目和结构异常综合征，甚至能发现染色体微畸变综合征。

染色体检查的方法有孕妇及丈夫外周血染色体 G 显带核型分析、羊水细胞染色体核型分析、胎儿脐血细胞染色体核型分析、早期绒毛染色体核型分析等。染色体检查的标本主要取自外周血、绒毛、羊水中胎儿脱落细胞和脐血、皮肤等各种组织。

荧光原位杂交（fluorescence in situ hybridization，FISH）技术是应用不同荧光标记的多种特异核酸探针与细胞中期染色体或间期染色质的 DNA 分子杂交，通过荧光显微镜或共聚焦激光扫描仪观察荧光信号，来确定特定染色体的数目和结构是否正常。FISH 技术可以很直观方便地检测到单体型、三体型以及染色体的微小缺失、插入、易位、倒位或扩增等结构异常，因此，在遗传病染色体异常的诊断特别是羊水细胞的产前诊断中具有常规细胞遗传学方法无法比拟的优越性。

染色体检查的适应证及对象：①有明显的智力发育不全、生长迟缓或伴有其他先天畸形者；②夫妇之一有染色体异常者，如平衡易位、嵌合体等；③家族中已有染色体异常或先天畸形的个体；④习惯性流产妇女及其丈夫；⑤原发性闭经和女性不孕症患者；⑥无精子症和男性不育症患者；⑦两性内外生殖器畸形者；⑧疑为唐氏综合征的患儿及其父母；⑨原因不明的智力低下伴有大耳、大睾丸和（或）多动症者；⑩ 35 岁以上的高龄孕妇（产前诊断）。

（二）性染色质检查

性染色质检查包括 X 染色质和 Y 染色质检查，主要用于疑似两性畸形或性染色体数目异常的疾病诊断或产前诊断，有一定价值，但确诊仍需依靠染色体检查。性染色质检查材料来自发根鞘细胞、皮肤或口腔黏膜上皮细胞、女性阴道的上皮细胞，也可取自绒毛和羊水的胎儿脱落细胞涂片等，检查简便易行。性染色质检查可以确定胎儿的性别以助于 X 连锁遗传病的诊断，判断两性畸形，以及辅助诊断由于性染色体数目异常所致的性染色体病。X 染色质数目计数分析适用于 X 染色体异常而引起的性染色体畸形综合征的检出。如 Turner 综合征 X 染色质为阴性，Klinefelter 综合征 X 染色质为阳性。Y 染色质数目计数分析适用于具有一个或一个以上 Y 染色体的个体或细胞群。如正常男子只有 1 个 Y 染色质，而 XYY 男性有 2 个 Y 染色质。

四、生物化学检查

基因突变引起的单基因病往往表现在酶和蛋白质的质和量的改变或缺如，因此，酶和蛋白质的定性和定量分析可反映基因结构的改变，是诊断单基因病或遗传性代谢病的主要方法。由于代谢产物及蛋白质分析主要采用生化手段，故称之为生物化学检查。可从以下两方面进行分析。

1. **代谢产物分析** 酶缺陷导致一系列生化代谢紊乱，从而使代谢中间产物、底物、终产物和旁路代谢产物发生变化。因此，检测某些代谢产物的质和量的改变，可间接反映酶的变化

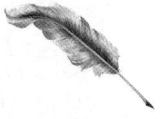

而作出诊断。例如对疑似苯丙酮尿症（PKU）的患者，可检测血清苯丙氨酸或尿中苯乙酸浓度；对黏多糖贮积症，可测定尿中硫酸皮肤素、硫酸乙酰肝素水平。

2．酶和蛋白质的分析　基因突变引起的单基因病主要是特定酶和蛋白质的质和量改变的结果。因此，对酶活性和蛋白质含量测定是确诊某些单基因病的主要方法。检测酶和蛋白质的材料主要来源于血液和特定的组织、细胞，如肝细胞、皮肤成纤维细胞、肾及肠黏膜细胞等。但应注意，许多基因的表达具有组织特异性，因此，一种酶缺乏不一定在所有组织中都能检出。例如苯丙氨酸羟化酶必须用肝组织活检，在血细胞中无法测出。常见的可通过酶活性检测而诊断的遗传性代谢病见表 10-1。

表 10-1　常见的可通过酶活性检测而诊断的遗传性代谢病

疾病	所检测的酶	采样组织
白化病	酪氨酸酶	毛囊
苯丙酮尿症	苯丙氨酸羟化酶	肝
半乳糖血症	半乳糖 -1- 磷酸尿苷转移酶	红细胞
黑矇性白痴	氨基己糖苷酶	白细胞
Duchenne 肌营养不良	肌酸激酶	血清
糖原贮积症 I 型	葡糖 -6- 磷酸酶	肠黏膜
糖原贮积症 II 型	α-1,4- 葡糖苷酶	皮肤成纤维细胞
糖原贮积症 III 型	红细胞脱支酶	红细胞
糖原贮积症 IV 型	支化酶	白血病细胞、皮肤成纤维细胞
枫糖尿症	α- 酮酸脱羧酶	肝、白细胞、成纤维细胞
Gaucher 病	β- 葡糖脑苷脂酶	皮肤成纤维细胞
腺苷脱氨酶缺乏症	腺苷脱氨酶	红细胞
组氨酸血症	组氨酸酶	指（趾）甲屑
高苯丙氨酸血症	二氢蝶啶还原酶	皮肤成纤维细胞
瓜氨酸血症	精氨基琥珀酸合成酶	皮肤成纤维细胞
精氨基琥珀酸尿症	精氨基琥珀酸裂合酶	红细胞
同型胱氨酸尿症	丙氨酸、丁氨酸、胱硫醚合成酶	肝
胱硫醚尿症	胱硫醚酶	肝、白细胞、皮肤成纤维细胞
酪氨酸血症 I	对羟基苯丙酮酸羟化酶	肝、肾
酪氨酸血症 II	酪氨酸氨基转移酶	肝
氨基脯氨酸转移症	氨酰脯氨酸酶	白细胞

五、基因诊断

基因诊断（gene diagnosis）是指运用分子生物学技术在 DNA 或 RNA 水平对某相关基因进行分析，从而对特定疾病进行诊断的方法和过程。

（一）基因诊断的特点

1．取材方便　机体组织的有核细胞基因组成完全一致，都有全套基因组 DNA；基因突变也存在于一切细胞中。个体任何发育阶段的任何细胞均可作为基因诊断的材料，不受组织时相限制。最常用的是外周血细胞，羊水、脐带血或孕妇外周血等均可作为胎儿的检测材料。

2．针对性强　以直接检测遗传病发生的根源——基因为目的。

3．特异性强　基因诊断是以 DNA 碱基互补为基础的，因而也就决定了它的强特异性。

4．灵敏度高　用放射性同位素、酶或化学发光试剂标记探针，有很高的检测灵敏度；PCR 扩增也有很高的灵敏度。

5．适用范围广　可检测内源性基因和外源基因。

（二）基因诊断的常用方法及原理

1．核酸分子杂交　是基因诊断的最基本的方法之一。其基本原理是：根据核酸分子碱基互补原则，互补的核苷酸单链能够在一定条件下结合成双链，即能够进行杂交。这种结合是特异的，它不仅能在 DNA 和 DNA 之间进行，也能在 DNA 和 RNA 之间进行。基因探针（gene probe）是一段与目的基因互补的标记核苷酸序列（DNA 或 RNA）。当用一段已知基因的核酸序列作为探针，与变性后的单链基因组 DNA 接触时，如果两者的碱基完全配对，它们即互补结合成双链，表明被测基因组 DNA 中含有已知的核酸序列，反之则不能杂交，反映被测 DNA 序列异常，从而帮助我们判断和诊断。核酸分子杂交主要包括斑点杂交、原位杂交和基因芯片等技术。

（1）斑点杂交：等位基因特异性寡核苷酸（ASO）探针杂交是最早用来检测点突变的方法。将待测 DNA 样品直接点在硝酸纤维素膜或尼龙膜上，经变性成单链后与标记（同位素或其他标记）的探针进行杂交，根据杂交信号的有无或强弱来判断是否存在基因突变、是突变基因的纯合子还是杂合子，从而进行基因诊断。用人工合成的 20 个核苷酸左右长度的 ASO 探针，在严格的杂交洗脱温度下，可区分一个碱基的差别，用针对正常和突变的 ASO 可准确鉴定个体的基因型（图 10-1）。

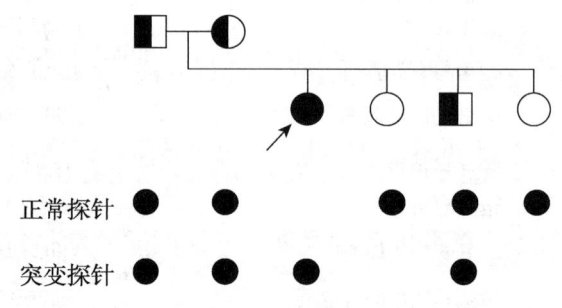

图 10-1　斑点杂交法诊断 PKU 家系

（2）原位杂交：用特定标记的已知核酸片段作为探针，直接与细胞或组织切片中的核酸进行杂交，结合光学显微镜和电子显微镜，检测 DNA 在细胞核或染色体上的分布及特定基因在细胞中的表达情况。

（3）基因芯片（gene chip）：将大量特定序列的寡核苷酸或 DNA 片段通过一定方式固定于硅玻片、尼龙膜等固相载体表面，形成致密有序的 DNA 分子点阵，然后与标记好的待检 DNA 标本杂交，采集杂交信息后通过计算机分析，便可迅速准确地鉴定出该个体许多基因的基因型或突变类型。基因芯片技术可极大地提高基因分析诊断的效率。

2．聚合酶链反应（polymerase chain reaction，PCR）　是一种模拟天然 DNA 复制过程的体外 DNA 扩增法，它在引物的引导下通过 DNA 聚合酶催化，使 DNA 或 RNA 分子在体外大量扩增。

PCR 的主要过程是首先使待扩增的 DNA 在高温（92～95℃）下变性（解链）；然后降低温度（40～60℃），使引物与待扩增的 DNA 链互补复性（杂交）；最后在适合温度（65～72℃）下，使引物在 DNA 聚合酶的作用下不断延伸，合成新的互补链。这样按照高温变性→低温复性→引物延伸的顺序循环 20～40 个周期，就可以得到大量的 DNA 片段。

PCR 反应特异性强，灵敏度高，极微量的 DNA 即可作为扩增的模板得到大量的扩增片段。毛发、血痕，甚至单个细胞的 DNA 即可供 PCR 扩增之用。因此，它广泛应用于病原体 DNA 的检查、肿瘤残留细胞的检测、罪犯或个体遗传物质的鉴定以及遗传病的基因诊断等。

PCR 技术目前有许多新的发展，用途日益扩大。例如，以 RNA 为模板经过反转录再行扩增的 RT-PCR；改变两引物浓度，使其相差 100 倍，结果得到大量单链产物的不对称 PCR，其单链产物可用于序列分析；在一个反应中加入多对引物同时检测多个部位的多重 PCR 等。

目前已经可以对一些遗传病进行 PCR 诊断。如果疾病是由基因缺失引起的（如 α 地贫），则经过 PCR 后，不会得到该基因相应片段的扩增产物。如果疾病是由点突变引起的，而且突变的位置和性质已知，则在设计引物时使之包括突变部位，由于突变后的碱基不配对，结果无扩增片段；或者在引物设计时于其 3′ 端设计一个错误的核苷酸，使之与突变的核苷酸配对，其结果是正常引物不能扩增，而用错误的引物能扩增，从而可对突变的存在作出判断。

Duchenne 肌营养不良（DMD）的致病基因 *DMD* 长度为 2500 kb，含 79 个外显子。其主要的遗传缺陷是外显子缺失，集中在外显子 2～20 和 44～52。根据这些外显子序列设计引物，对待检患者基因组 DNA 进行多重 PCR，可快捷高效地进行基因诊断。如果 *DMD* 基因发生外显子缺失，PCR 产物电泳就不会显示相应片段的条带，达到诊断的目的（图 10-2）。

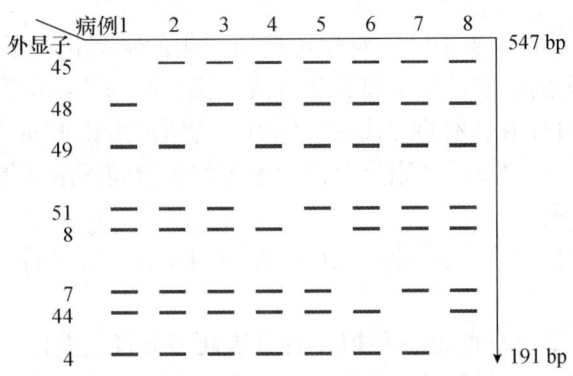

图 10-2　PCR 法诊断 DMD 外显子缺失

3．DNA 测序　对 PCR 扩增得到的特定 DNA 片段直接进行测序，可以精确了解基因的突变情况，是最直接检测基因突变的方法。目前 DNA 测序技术已经实现了全自动分析，它快速、精确、可靠，是基因诊断的发展方向。该技术已广泛应用于疾病的基因诊断、基因研究、亲子鉴定等工作。DNA 测序技术可以对全基因组进行序列分析，对于已有明确治疗方法的遗传病，可以尽早诊断并指导临床进行早期治疗，有效降低伤残率和死亡率。

以上这些分子生物学技术已逐步应用于遗传性疾病的产前诊断，如镰状细胞贫血、Bart 胎儿水肿综合征、α-珠蛋白生成障碍性贫血、β-珠蛋白生成障碍性贫血、血友病 A、$α_1$-抗胰蛋白酶缺乏症、苯丙酮尿症、Duchenne 肌营养不良、视网膜母细胞瘤等。随着分子生物学技术的不断成熟和完善，其作为先天性遗传性疾病的诊断方法将会有更广泛的应用前景。

（二）基因诊断的应用与发展前景

美国国家卫生研究院（NIH）2015 年颁布的精准医疗白皮书中，将精准医疗定义为"是一种新兴的，综合考虑居民基因、环境、生活方式等变量的疾病预防和治疗手段"。我国已于 2016 年启动中国精准医疗计划。目前更加个性化的诊疗需求，正在对传统的医学模式提出挑战。

与传统的诊断方法相比，基因诊断的优点主要在于其直接从基因型推断表型，即越过基因产物直接检测基因的结构而作出产前或症状前的早期诊断，具有针对性强、特异性强、灵敏度高、诊断范围广、目的基因无组织和发育特异性等特点。

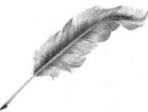

可以说，我国已着手筹建的中国人群全基因组数据库和样本库，将为精准医疗的开展奠定基础。同时，越来越多与疾病有关的基因得到确认，技术进步导致基因测序成本大幅降低，使得人们看到了其应用于临床诊疗的前景。早期、灵敏度高的确诊加上后续及时的预防及治疗，对于遗传病患者尤其是恶性肿瘤患者是至关重要的。

第二节 遗传病的治疗

遗传病曾被认为是一类即使能够确诊也无法治疗的疾病。然而随着医学遗传学，特别是分子遗传学的发展，人们对遗传病的发病机制、病理过程的认识逐渐深入。尤其基因沉默、基因敲除等技术的开展，使得遗传病的治疗有了长足的进展，已从传统的内科治疗、外科治疗、饮食治疗尝试跨入基因治疗，这为彻底根治遗传病开辟了广阔的前景。

一、手术治疗

当遗传病发展到出现临床症状，尤其是器官组织出现损伤时，应用外科手术对病损器官或组织进行切除、替换或修补，可有效地改善症状，减轻患者的痛苦。

（一）矫正畸形

矫正畸形是手术治疗的主要手段。对遗传病所产生的畸形进行手术矫正，可收到较好效果。例如，先天性心脏病的手术矫正；唇裂和（或）腭裂的修补；切除脾治疗某些遗传性溶血等。对某些先天性代谢病可用手术的方式调整体内某物质的生化水平，如空肠回肠旁路手术可使肠道胆固醇吸收减少，从而降低高脂蛋白血症患者的血胆固醇浓度等。

（二）器官和组织移植

随着免疫学知识和技术的发展，免疫排斥问题得到控制，所以器官和组织的移植也逐渐被用来治疗遗传病。

1. 肾移植　是迄今最成功的器官移植。对家族性多囊肾、遗传性肾炎、糖尿病、先天性肾病综合征等多种遗传病进行肾移植可取得较好疗效，缓解患者的病情。

2. 肝移植　α_1-抗胰蛋白酶缺乏症（OMIM 613490）患者进行肝移植后，可使血液中α_1-抗胰蛋白酶达到正常水平。

3. 骨髓移植　对重型珠蛋白生成障碍性贫血及某些免疫缺陷病患者施行骨髓移植可重建机体免疫功能，并取得良好效果。

4. 胰腺移植　对1型糖尿病进行胰腺移植后，能使血糖恢复到正常水平。

此外，还有其他器官、组织的移植，如对遗传性角膜萎缩症患者施行角膜移植术。

二、药物治疗

药物治疗可以在胎儿出生前进行，这时可以大幅度减轻胎儿出生后的遗传病症状。当遗传病发展到各种症状已经出现时，组织器官已经受到损害，此时药物治疗主要是对症治疗，这类治疗主要是针对分子病。药物治疗原则可以概括为补其所缺、去其所余。

（一）补其所缺

分子病及遗传性酶病多数是由蛋白质或酶的缺乏引起，故补充缺乏的蛋白质、酶或它们的终产物，常可收到效果，这种补充一般是终生性的。例如给予血友病A患者因子Ⅷ（抗血友病球蛋白）；给予生长激素缺乏性侏儒症患者生长激素；给予免疫缺陷病患者免疫球蛋白等。

（二）去其所余

由于酶促反应障碍，患者体内贮积过多的代谢产物，此时可使用各种理化方法将其排除或抑制其生成。

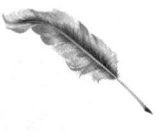

1. 使用螯合剂或促排泄剂　肝豆状核变性（Wilson病）是一种铜代谢障碍的常染色体隐性遗传病，患者细胞内由于过量铜离子堆积造成肝硬化、脑基底节变性及肾功能损害等临床症状。D-青霉胺可与铜离子螯合，加速贮积的铜离子清除。

珠蛋白生成障碍性贫血患者因长期接受输血治疗，可导致体内铁离子沉积而造成器官损害，去铁胺B可与铁螯合形成螯合物经尿排出，去除多余的铁。

消胆胺是一种不能被肠吸收的阴离子交换树脂。家族性高胆固醇血症患者口服消胆胺后，交换树脂在肠道与胆酸结合排出，防止胆酸的再吸收，从而促进胆固醇更多地转化为胆酸从胆道排出，使血中胆固醇水平降低。

2. 血浆置换或血浆过滤　血浆置换疗法已成功用于婴儿某些遗传性溶血、母婴血型不合溶血及重型高脂血症。血浆过滤则是将患者血液引入特殊的亲和结合剂瓶内，进行选择性结合，将过滤后的"清洁"血浆回输患者。例如应用肝素选择性结合低密度脂蛋白（LDL），再将无LDL的血液回输患者，可使家族性高胆固醇血症纯合子血胆固醇水平下降一半。

3. 使用代谢抑制剂　对因酶活性过高导致的代谢产物过剩病，可用代谢抑制剂降低代谢率进行治疗。例如，别嘌呤醇可抑制黄嘌呤氧化酶，减少尿酸形成，故可治疗痛风和自毁容貌综合征。

4. 平衡清除法　对于某些溶酶体贮积病，其沉积物可弥散入血，并保持血与组织之间的动态平衡，因此，如果将一定量的酶注入血液以清除底物，则平衡被打破，组织中沉积物可不断进入血液而被清除，周而复始，可逐渐达到去除"毒物"的目的。

三、饮食治疗

饮食治疗的原则是禁其所忌。对由于酶缺乏不能对底物进行正常代谢的患者，可限制其底物或前体物的摄入量以达到治疗的目的。应用这一疗法取得成功的第一个病例是对苯丙酮尿症患儿限制苯丙氨酸的摄入，收到显效。值得注意的是饮食疗法的作用与患儿的年龄有很大关系。患儿越小，治疗效果就越好。例如在出生后立即给苯丙酮尿症患儿服用低苯丙氨酸奶粉，患儿就不会出现智力障碍等症状。再如，半乳糖血症患儿出生后禁食乳汁及乳制品，不仅脑功能可正常发育，还可避免肝损害、白内障等。随患儿年龄的增大，饮食疗法的作用越来越小，到5岁左右出现各种症状，就难以逆转。因此一定要早诊断、早治疗。

饮食疗法的另一重要策略是减少患者对所忌物质的吸收。例如苯丙酮尿症患者口服苯丙氨酸氨基水解酶的胶囊，其在肠内释出的酶可将苯丙氨酸转化成苯丙烯酸而减少吸收。

四、基因治疗

基因治疗（gene therapy）是指运用DNA重组技术设法修复患者细胞内有缺陷的基因，使细胞恢复正常功能，以达到治疗疾病的目的。考虑到基因治疗对后续基因表达及人类基因库可能存在的影响，临床应用应更加严谨。

（一）基因治疗的策略

基因治疗主要以两种策略达到治疗目的。它包括：①基因修正：定点导入外源正常基因，代替有缺陷的基因，而对靶细胞的基因组无任何改变，即在原位修复缺陷基因的直接疗法。此乃理想的基因治疗策略，但由于多种困难，目前尚未实现。②基因增补：即非定点导入外源正常基因以补偿缺陷基因表达的不足，而没有去除或修复有缺陷的基因，属间接疗法，此法较前者难度小，也是目前主张采用的策略，并已付诸临床实践。

就基因转移的受体细胞不同，基因治疗又有两种途径，即生殖（种系）细胞基因治疗和体细胞基因治疗。

1. 生殖细胞基因治疗　将正常基因转移到患者的生殖细胞，使其发育成正常个体。这

显然是最理想的方法。但由于技术和伦理方面受到的限制,目前暂不考虑生殖细胞的基因治疗途径。

2. 体细胞基因治疗　体细胞基因治疗是指将正常基因转移到体细胞,使之表达基因产物,以达到治疗目的。

体细胞基因治疗将基因转移到基因组上非特定座位,即随机整合。只要该基因能有效地表达出其产物,便可达到治疗的目的。这不是修复基因结构异常而是补偿异常基因的功能缺陷,这种策略易于获得成功。基因治疗中作为受体细胞的体细胞,离体后,先在体外接受导入的外源基因,待有效表达后,再输回到体内,这也是间接基因治疗法。

(二) 基因治疗的方法

实现基因治疗要从患者体内取出细胞经体外培养、目的基因转移,然后重新返入人体产生治疗效应。

1. 目的基因的获取　基因治疗时通常选择两类基因作为目的基因:一类是与致病基因对应的有功能的正常基因,如重症联合免疫缺陷(SCID,OMIM 602450)是由腺苷酸脱氨酶(ADA)遗传性缺陷所致,基因治疗时选择 ADA 作为目的基因;另一类是与致病基因无关,但有治疗作用的基因,如肿瘤治疗中选择自杀基因等。获取目的基因的方法包括基因克隆 PCR 扩增、人工合成等。

2. 基因转移　基因转移是将外源基因安全有效地导入靶细胞内的方法,是基因治疗的关键和基础。常用的基因转移技术主要有下列几类:

(1) 化学法:用磷酸钙处理细胞,改变细胞膜通透性,使外源 DNA 进入细胞内,并整合于受体细胞的基因组中。这种方法简单,但效率极低。

(2) 物理法

1) 电穿孔法:将细胞置于高压脉冲电场中,通过电击使细胞产生可逆性的穿孔,周围基质中的 DNA 可渗进细胞。但有时也会使细胞受到严重损伤。

2) 显微注射法:在显微镜下,向细胞核内直接注射外源基因。一次只能注射一个细胞,工作耗力费时,直接用于体细胞很困难。

3) 微粒子轰击法:利用亚微粒的钨和金吸收 DNA,通过高电压产生的轰击波,使其获得很高的速度(基因枪技术),可瞬间射进受体细胞,达到了转移目的基因的目的,而又不损伤受体细胞原有结构。

(3) 膜融合法:应用人工脂质体包装外源基因,再与靶细胞融合,或直接注入病灶组织,使之表达。

(4) 同源重组法:将外源基因定位导入受体细胞的染色体上,该座位有同源序列,通过单一或双交换,新基因片段替换有缺陷的片段,达到修正缺陷基因的目的。

(5) 病毒介导法:以病毒为载体,将外源目的基因通过基因重组技术,组装于病毒内,让这种重组病毒去感染受体宿主细胞。目前主要应用反转录病毒载体和 DNA 病毒介导载体两种病毒介导基因转移方法。

3. 靶细胞　选择靶细胞必须考虑是否取材容易,便于体外培养和进行操作,并能安全返回人体内。目前使用得较多的靶细胞有骨髓干细胞、成纤维细胞、肝细胞、血管内皮细胞和肌细胞等。

4. 转基因细胞的鉴定和回输　将目的基因转入靶细胞后,要对转基因细胞进行鉴定,了解外源基因的表达水平。通常应用 Northern 印迹杂交法检测 RNA 的表达,通过测定表达蛋白来评估外源基因的表达情况。然后,将表达稳定的转基因细胞培养,扩增后用合适的方式如静脉注射、肌肉注射、皮下注射等,回输体内而发挥治疗作用。

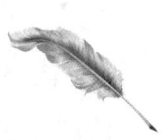

(三)基因治疗存在的问题与解决办法

1. **导入基因的稳定高效表达** 外源基因转移入患者体内细胞表达,首先与转移方法有关。化学和物理方法导入基因效率低,自然表达也差。选择适当的受体细胞,也利于导入基因能稳定高效地表达。骨髓细胞作为受体细胞使用最多。应用反转录病毒载体导入基因,只能对分裂状态的细胞进行转染,因此用 5-FU 处理,使细胞分裂增强,再用含有目的基因的病毒颗粒转染可获得较好效果。骨髓细胞培养时使用造血因子,可使基因稳定高效表达。

2. **导入基因的安全性** 基因治疗应确保不因导入外源基因而产生新的有害遗传变异。因此,应构建相对安全的反转录病毒载体。另外,基因导入可能引起插入突变,导致重要基因失活;更严重地,可激活原癌基因,从而引起细胞恶性转化。所以进行基因治疗,必须建立基因治疗的安全性研究检测指标,保证基因治疗的安全实施。

随着医学遗传学的快速发展,遗传病患者将得到更加及时和准确的诊断和治疗。传统治疗方法和新技术、新手断的有机结合,将为我们提供更加高效和个性化的治疗方案,目前可行的遗传病治疗方法见表 10-2。

表 10-2 遗传病常用的治疗方法

治疗方法		适应证
外科手术治疗	矫正畸形	手术修复:唇裂及腭裂;去脾:遗传性球形红细胞增多症;结肠切除术:家族性结肠息肉病
	器官或组织移植	骨髓移植:重症联合免疫缺陷病、β-珠蛋白生成障碍性贫血;肝移植:α$_1$-抗胰蛋白酶缺乏症
饮食治疗	禁其所忌	苯丙酮尿症(PKU)、半乳糖血症、枫糖尿症、蚕豆病(G6PD 缺乏症)
药物治疗	补其所缺	胰岛素:1 型糖尿病;生长激素:生长激素缺乏性侏儒症;因子Ⅷ:血友病 A;腺苷脱氨酶(ADA):ADA 缺乏症;尿苷:乳清酸尿症;皮质醇:先天性肾上腺皮质增生症
	去其所余	肝豆状核变性、家族性高胆固醇血症、痛风

自测题

一、A 型选择题

1. 不能进行染色体检查的材料有
   - A. 羊水
   - B. 排泄物
   - C. 绒毛膜
   - D. 肿瘤
   - E. 外周血
2. 家系调查的最主要目的是
   - A. 了解家族发病人数
   - B. 了解该疾病的遗传方式
   - C. 了解医治效果及预后
   - D. 收集病例
   - E. 便于与患者联系
3. 生化检查主要是针对
   - A. 病原体
   - B. DNA
   - C. 蛋白质和酶
   - D. 微量元素
   - E. 大量元素
4. 羊膜穿刺的最佳时间在孕期
   - A. 2 周
   - B. 4 周
   - C. 10 周
   - D. 16 周
   - E. 30 周
5. 绒毛取样法的缺点是
   - A. 取材困难
   - B. 流产风险高
   - C. 需孕期时间长
   - D. 绒毛不能培养
   - E. 周期长

6. 基因诊断与其他诊断比较，最主要的特点在于
   A．费用高
   B．周期短
   C．取材便利
   D．针对基因结构
   E．针对病变细胞
7. 核酸杂交的基本原理是
   A．DNA 复制
   B．变性与复性
   C．转录
   D．翻译
   E．RNA 剪接
8. 由于分子遗传学的飞速发展，遗传病的治疗有了突破性的进展，已从传统的手术治疗、饮食方法、药物疗法等跨入了
   A．手术与药物治疗
   B．基因治疗
   C．饮食与维生素治疗
   D．中医药治疗
   E．物理治疗
9. 目前，遗传病的手术疗法主要包括
   A．手术的剖析
   B．器官组织细胞修复
   C．克隆技术
   D．推拿疗法
   E．手术矫正和器官移植

二、名词解释

1．基因诊断　2．PCR　3．基因治疗　4．核酸分子杂交技术

三、简答题

1．为什么说基因芯片是基因诊断的发展方向？
2．基因治疗存在哪些问题？
3．遗传病实验室检查的主要方法有哪些？

（王　芳）

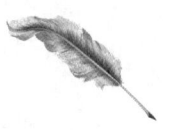

第十一章

遗传病的预防

第十一章数字资源

思政之光

学习目标

1. 掌握遗传咨询的概念、对象和步骤,产前诊断的概念、对象和常用技术。
2. 熟悉遗传病预防的重要环节、内容和原则,常见遗传病的新生儿筛查。
3. 了解遗传病普查和遗传保健。
4. 通过引入遗传学名人事迹,培养学生求知、探索、创新的精神,引导学生敬畏生命,养成良好的职业道德。

案例导入

一对夫妇,生育了一个唐氏综合征患儿,经核型分析确诊为标准型患儿(47,XX,+21)。已知妻子生育年龄为24周岁,不属于高龄产妇,目前面临二胎生育问题。

思考:该病若属于遗传病,如何避免二胎再生出患同样疾病的患儿?他们还有可能生育出健康的孩子吗?生育过程中,应该采取哪些措施避免再次生育唐氏综合征患儿?

多数遗传病都具有早发性、终身性的特点,目前多无有效的治疗方法,因此开展好遗传病的预防十分重要,它能有效避免遗传缺陷患儿出生,对降低遗传病发病率、提高人口素质具有重要意义。遗传病的预防主要涉及遗传病普查、遗传咨询、产前诊断、遗传保健等环节和内容。

第一节 遗传病的普查

遗传病普查的目的是筛查出遗传病高危人群,以便作更进一步的诊断和预防,控制遗传病在群体中流行。根据普查对象不同可分为:群体普查、新生儿筛查、携带者筛查、产前筛查等。普查时应注意的事项包括可行性、自愿性、专业性、保密性等。

一、群体普查

群体普查所选的遗传病应是发病率较高、危害较严重、可以防治的病种。普查的方法应简单易行、准确性较高。对查出的病例应及时登记。登记的内容力求全面、真实,主要包括:患者的病情资料,患者的发育史、婚姻史、生育史及亲属病情资料。普查的数据应及时进行统计分析,以便掌握该地区遗传病的发病规律和流行特点,更加有效地开展预防工作。明确人群中遗传病的种类、遗传方式、分布及发病率等情况,及时发现患者,及时治疗,并对患者及其家属进行婚姻和生育指导,降低遗传病的发病率。

二、新生儿筛查

遗传筛查（genetic screening）是研究群体各成员某一位点基因类型的一项普查。通过筛查，可及早发现携带致病基因的个体，有利于遗传病的预防和治疗。

目前，某些遗传病已有有效疗法，若能在新生儿阶段明确该疾病的诊断，在患儿出现不可逆转的损伤前得到治疗，则可防止临床症状的出现。

新生儿筛查（newborn screening）是指在新生儿期通过血液检查对某些危害严重的先天性或遗传性代谢疾病进行普查，使患儿得以早诊断、早治疗，避免因脑、肝、肾等损害导致生长、智力发育障碍甚至死亡。主要针对的是遗传性代谢病。国际公认的作为筛查疾病的条件有：①有一定的发病率；②早期缺乏特殊症状；③危害严重；④可以治疗；⑤有可靠的并适合大规模进行的筛查方法。新生儿筛查一般用静脉血或尿作为材料，采集时间是出生后 3～4 天。有些国家已将新生儿筛查列入优生的常规检查，筛查病种达 12 种。我国目前列入筛查的疾病主要有苯丙酮尿症（phenylketonuria，PKU）、先天性甲状腺功能减退症、听力障碍。此外，各地针对本地高风险病种开展的有半乳糖血症、先天性肾上腺皮质增生症和葡萄糖-6-磷酸脱氢酶（G6PD）缺乏症等病种的筛查。

苯丙酮尿症是由于苯丙氨酸羟化酶缺乏所致的一种代谢病，这是一种常染色体隐性遗传病（AR），临床表现为严重的智力障碍。但如果能在新生儿期发现，就可以通过饮食控制等措施防止或减缓症状的出现和发展。新生儿喂奶 3 日后，采集足根末梢血。采用 Guthrie 细菌生长抑制试验半定量测定，其原理是苯丙氨酸能促进已被抑制的枯草杆菌重新生长，以生长圈的范围测定血中苯丙氨酸的含量。筛查到的阳性个体应采集静脉血做苯丙氨酸及酪氨酸测定。一旦确诊，应立即进行饮食控制，减少苯丙氨酸的摄入。

新生儿先天性甲状腺功能减退症（congenital hypothyroidism，CH），又称呆小病，是由诸多先天因素导致的新生儿甲状腺激素分泌减少或其受体缺陷，进而影响患儿的正常生长、发育，发生矮小痴呆，丧失劳动能力，甚至生活不能自理，危害极大。新生儿 CH 早期无明显表现，不易发现。而当患儿表现出智力发育低下、体格发育落后等典型临床症状时，已失去了早期治疗的机会，且情况不可逆转。CH 在新生儿期可以通过血清学筛查而实现早期发现。多采用出生后 2～3 天的新生儿干血滴纸片检测促甲状腺素（thyroid stimulating hormone，TSH）浓度作为初筛，结果大于 20 mU/L 时，再检测血清甲状腺素（T4）、TSH 以确诊。如能在新生儿时期及时诊断，做到早期治疗，患儿体格、智力发育可基本达到正常水平。故新生儿 CH 筛查具有十分重要的意义。

知识链接

蚕豆病——葡萄糖-6-磷酸脱氢酶（G6PD）缺乏症

蚕豆病是机体内缺乏葡萄糖-6-磷酸脱氢酶（G6PD）而表现的一种症状。本病常发生于初夏蚕豆成熟的季节，表现为进食蚕豆后引起溶血性贫血。溶血具体机制不明。同一地区 G6PD 缺乏者仅少数人发病，而且也不是每年进食蚕豆者都发病。3 岁以下患者占 70%。G6PD 缺乏症属遗传性疾病，40% 以上的病例有家族史。绝大多数病例因进食新鲜蚕豆而发病。

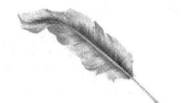

三、携带者筛查

表型正常但带有致病的遗传物质，且能将其传递给后代使之患病的个体即称为携带者

(carrier)。主要有显性遗传病未外显者或迟发外显者、隐性遗传病的杂合子、染色体平衡易位的携带者等类型。

携带者的检出方法包括临床水平、细胞水平、酶和蛋白质水平、基因水平四个层次。临床水平的检查主要是根据体征和表型,分析某人可能是携带者,其准确率较低。基因水平的检查是通过检测 DNA 或 RNA 的分子结构而直接检测出致病基因。酶和蛋白质水平的检查主要针对先天性代谢病和分子病。细胞水平的检查主要是染色体的检查,可以查出异常染色体的携带者。

（一）先天性代谢病携带者的检出

先天性代谢病主要表现为人体内各种物质代谢的障碍,其中糖代谢异常、氨基酸代谢异常和脂质代谢异常较为多见。此外,还有溶酶体中酶的异常及核酸类代谢异常等。多数先天性代谢病是由于隐性基因所致,因此发病率较低;但人群中杂合子的比例却相对较高,检出这些杂合子对预防遗传病的意义重大。

基因异常引起相应酶异常所致的先天性代谢病,其杂合子的酶含量常常是介于正常人与患者之间,通过测定酶含量检出携带者是常用的方法之一。此法适用于基因已表达且基因的拷贝数和产物呈正相关的代谢病。如苯丙酮尿症患者的肝中苯丙氨酸羟化酶缺乏,携带者肝中苯丙氨酸羟化酶的活性只有正常人的一半;半乳糖血症携带者的红细胞中半乳糖 -1- 磷酸尿苷转移酶的活性也是正常人的一半。

（二）染色体病携带者的检出

染色体病是染色体异常所致,但携带异常染色体的人并不一定就会发病。如平衡易位携带者,虽然染色体数目减少了一条,但由于基因数量的基本平衡,其表型正常,而后代可能出现染色体病患者。此类疾病的筛查常常是针对患者的家族成员,如某家庭出现了易位型唐氏综合征患者,就应该进一步检查患者父母的染色体,经检测如果确定患者父亲或母亲是平衡易位的携带者,那么这对夫妇就可能再生育唐氏综合征患儿。及时检测出平衡易位染色体的携带者,就可以及时地预防患儿出生。

四、产前筛查

产前筛查是对妊娠期妇女,通过病史询问、检测孕妇血清生化指标、对胎儿进行超声影像学的检查等,筛查出子代具有出生缺陷的高风险人群以进行产前诊断。筛查不是确诊性实验。筛查结果通常分为高危和低危两种,以百分比表示患病风险率。高危结果说明有可能患病;低危结果说明患病概率低,但不能彻底排除患病可能性。对筛查结果为高危的应进一步进行产前诊断。目前我国产前筛查主要针对唐氏综合征和神经管缺陷等出生缺陷,在孕早期和孕中期进行筛查。

（一）血清学筛查

用于筛查的血清标志物主要有甲胎蛋白（AFP）、游离雌三醇（uE3）、人绒毛膜促性腺激素（Fβ-HCG）和妊娠相关血浆蛋白 A（PAPP-A）等。其中甲胎蛋白（AFP）、游离雌三醇（uE3）、人绒毛膜促性腺激素（Fβ-HCG）三者常联合检测,主要针对唐氏综合征（21 三体综合征）、18 三体综合征和 13 三体综合征进行。AFP 是胚胎早期的一种特殊糖蛋白。妊娠 6 周时胎血 AFP 值快速升高,妊娠 14～20 周时达高峰,此后至足月随妊娠进展逐渐下降。当胎儿出现开放性神经管缺陷、腹裂等发育缺陷时,孕妇血清中 AFP 显著升高,而胎儿患有唐氏综合征时 AFP 数值则偏低。HCG 是由胎盘细胞合成的,由 α 亚基和 β 亚基构成,以多种形式存在。HCG 在排卵后就可检测到,妊娠 40～90 天达高峰,然后浓度降低,至妊娠 18～20 周后保持稳定。染色体异常特别是唐氏综合征胎儿其孕妇血液中 hCG 值远高于正常值。

（二）超声筛查

孕早期超声筛查应在 11～13+6 周进行,主要检测胎儿顶臀径、胎儿颈后透明层厚度

(NT)及胎心等,一方面根据胎儿径线判断胎儿大小是否符合孕周,另一方面可早期发现部分严重的胎儿畸形。如胎儿 NT ≥ 3 mm,应建议孕妇行孕早期绒毛穿刺和胎儿染色体检查。NT 增厚不但提示胎儿染色体异常风险增加,同时说明胎儿罹患先天性心脏病概率也增加。孕中期超声畸形筛查应于 20 ~ 24 周进行,筛查胎儿结构的畸形,可发现先天性心脏病、脊柱裂、肾缺如、肢体短缩等各种畸形。孕早期和孕中期的超声检查相结合可使解剖异常的检出率达到 70% ~ 80%。

（三）胎儿磁共振成像

磁共振成像（MRI）作为一种无射线和无损伤的影像学方法,在胎儿畸形筛查中显示出独特的优势。可在妊娠 20 周后进行。其视野大,安全系数好,软组织对比分辨率高,不受母体情况和羊水量多少的影响,在诊断胎儿结构畸形尤其是中枢神经系统畸形中应用广泛。胎儿 MRI 与超声联合筛查,可扬长避短,提高畸形胎儿筛出率。

第二节　遗传咨询

遗传咨询（genetic counseling）也称遗传商谈,是由临床医生和遗传学工作者解答遗传病患者及其亲属提出的有关遗传性疾病的病因、遗传方式、诊断、治疗及预防等问题,估算患者的子女再患该病的概率,并提出建议及指导供患者及其亲属参考。遗传咨询是做好优生工作、预防遗传病发生的最主要手段之一。遗传咨询医师须执行非指令性原则,应按"知情同意原则"由咨询者自主选择决定,并贯彻隐私保密原则。

一、遗传咨询的对象

需要进行遗传咨询的主要对象包括以下几种:①夫妇一方患有某种遗传病,需要给予生育指导;②已生育过遗传病患者的夫妇,询问再发风险率;③原发性不育的夫妇或有不明原因的习惯性流产者;④本人或家系中有人患有某种遗传病,询问是否会影响下一代;⑤近亲结婚的夫妇及后代;⑥不明原因的智力低下个体;⑦35岁以上的高龄孕妇。

二、遗传咨询的步骤

遗传咨询过程中,咨询医师起主导作用。咨询医师应对患者或患儿父母进行必要的开导,使他们理智地面对现实,才能使咨询达到良好的效果。遗传咨询可遵循下列程序。

（一）明确诊断

详细了解咨询者的病史、婚姻史、生育史和家庭史,如家系中是否有先天性疾病患者、是否为近亲结婚等,并根据信息绘制系谱图。再通过临床诊断、染色体检查、生化及基因诊断等方法,明确诊断是否为遗传病。

（二）估计再发风险

由于一些遗传病是致残、致愚甚至是致死的,所以再发风险估计是遗传咨询的核心内容。可绘制系谱图,利用遗传学原理进行估计。染色体病和多基因病以其群体发病率为经验危险率,只有少数例外。单基因病则根据孟德尔定律进行风险估计。再发风险率可分为三个等级：10%以上属于高度风险,不宜生育或应做产前诊断；5% ~ 10%为中度风险,可根据病情程度适当指导；5%以下为低风险,对其生育不必劝阻。

（三）商谈对策

根据实际情况给咨询者提供切实可行的意见和可供选择的各种对策,并与之反复商讨以帮助其作出恰当的选择。咨询医师应该将对策中各种有利和不利的因素都阐述清楚。这些对策主要包括:

1. 产前诊断　适用于病损严重且难以治疗、再发风险高、有产前诊断方法、夫妇急于生育健康孩子的情况。在妊娠后做产前诊断进行选择，如果是病胎，应采取选择性流产。

2. 不再生育　适用于危害严重且目前无有效治疗手段的遗传病。此法避免了该家庭出现遗传病患儿，也避免了有害基因的进一步传递。

3. 辅助生殖　如果男方有遗传病，可采用他人健康精子人工授精；如果女方有遗传病，可采用她人健康卵子体外受精与胚胎移植方法，或进行植入前遗传学诊断，确保植入健康的胚胎，避免致病基因传给下一代。

4. 终止恋爱与婚约　适用于近亲（如表兄妹）之间。近亲结婚会增加常染色体隐性遗传病患儿的发病概率，也是《中华人民共和国婚姻法》所禁止的。咨询医师应耐心宣传此项法规的道理及近亲结婚的危害，促使咨询者在明白道理的情况下依法解除恋爱关系或婚约。

（四）随访服务

在遗传商谈中，咨询者有时很难马上作出选择，有些咨询者对咨询情况及对策不能准确而全面地理解，在实施对策时可能还存在某些困难，家族中其他成员的资料也需进一步补充。所以，全面的遗传咨询工作还应进行随访服务。在家族中扩大家庭咨询，使家庭中的可疑携带者及时被发现，进而及时得到婚育指导，以预防遗传病患儿在该家族中出生。

三、遗传咨询的实例

（一）单基因遗传病的遗传咨询

由一对等位基因异常所引起的疾病被称为单基因病，按其传递方式的不同可以分为常染色体显性遗传（AD）、常染色体隐性遗传（AR）、X 连锁显性遗传（XD）、X 连锁隐性遗传（XR）和 Y 连锁遗传（YL）五种方式。单基因病的再发概率符合孟德尔遗传定律。关于单基因病的遗传咨询分为以下几种类型。

1. 常染色体显性遗传病　由一个显性的致病基因就可以引起疾病。如果患者与正常人婚配，则其后代患病的风险为 1/2，属于高度风险，对危害严重的疾病一定要劝说其不生育。例如软骨发育不全（achondroplasia, ACH）患者多为杂合子，患者有多发性骨骼畸形。如果两个患者婚配，那么他们的后代患病的可能性为 3/4，而且还会出现纯合的重症患者，一般在婴儿期死亡（图 11-1）。对于这样的婚姻一定要尽量劝阻或建议其不要生育。常染色体显性遗传病咨询时，一定要考虑外显不全、不完全显性和延迟显性等因素才可以准确地预测和指导。

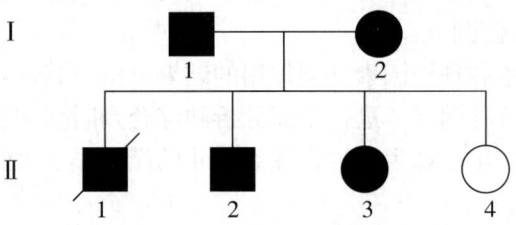

图 11-1　软骨发育不全系谱

2. 常染色体隐性遗传病　是由一对纯合的隐性基因所引起，患者的父母均携带有一个隐性的致病基因。此类疾病的咨询主要是考虑再次生育的再发风险。例如苯丙酮尿症患者的父母每次生育患儿的可能性都是 1/4，一般不宜生育。如果生育，一定要做产前诊断，若为病胎应终止妊娠。

3. X 连锁显性遗传病　这类疾病的特点是男患者和正常女性婚配时，他们的女儿全部发病而儿子全部正常。例如遗传性肾炎（hereditary nephritis），患者配偶怀孕，则建议其进行胎儿性别鉴定，保留男胎而流产女胎。

4．X连锁隐性遗传病　此类疾病如果是女性携带者与正常男性婚配，那么儿子的患病风险为1/2，女儿则有1/2的可能是携带者，因此，她们婚后最好不要生育男胎。例如假肥大性肌营养不良（pseudohypertrophic muscular dystrophy）有两种亚型，其中的Duchenne型病情严重，患者一般在20岁前死于呼吸及心力衰竭。患者的姐妹有1/2的可能是携带者，她们婚后有1/4的可能生育患儿，因此最好不要生男胎。

知识链接

常见单基因遗传病

1．多发性家族性结肠息肉病。临床表现：便血，常有腹痛、腹泻。
2．软骨发育不全。临床表现：四肢粗短，躯干相对长，垂手不过髋关节，手指短粗，各指平齐，前额前突出，马鞍形鼻梁，下颌前突，腰椎明显前凸，臀部后凸。
3．白化病。临床表现：毛发银白色或淡黄色，虹膜或脉络膜不含色素，因而虹膜和瞳孔呈蓝或浅红色，且畏光，部分有屈光不正、斜视及眼球震颤，少数患者智力低下。
4．苯丙酮尿症。临床表现：不同程度的智力低下，皮肤毛发色浅，尿有发霉臭味，发育迟缓。
5．抗维生素D佝偻病。临床表现为：身材矮小，伴佝偻病和骨质疏松症的各种表现。
6．血友病A。临床表现：轻微创伤即出血不止，不出血时与常人无异。
7．色盲。临床表现：全色盲患者眼中一片灰暗，无颜色差别，红绿色盲不能区别红色和绿色。

（二）染色体病的遗传咨询

有染色体病患儿的家庭多为新发生的染色体异常所致，但易位型的染色体病却常常是由双亲之一的平衡易位携带者所致，此时的遗传咨询则应建议家庭中所有人员都要进行染色体检查。例如易位型唐氏综合征患者的家庭中，首先要检查患者父母是否为平衡易位携带者，如果母亲是平衡易位携带者则应检查其外祖父母是否异常，如果有异常者，应进一步建议患者的姨母和舅父也做检查，正常者可以放心生育，异常者一定要在怀孕时做产前诊断，以预防患儿在此家族中再次出现。如果父亲是平衡易位携带者，则父亲家族成员也应如上进行检查。

（三）多基因病的遗传咨询

多基因病是由遗传因素和环境因素共同作用的结果，由于其致病因素的复杂性，对于多基因病的遗传咨询必须考虑各种因素，进行全面分析和综合判断，才能得出符合实际的结论。并且，更要强调环境因素的作用，如生育过脊柱裂胎儿的产妇，下次妊娠时要注意补充叶酸以防止脊柱裂患儿出生。

（四）线粒体遗传病的遗传咨询

现已发现人类有100余种疾病与线粒体DNA突变有关。由于线粒体普遍存在于真核细胞的细胞质中，故线粒体遗传病表现为母系遗传的特征。例如Leber遗传性视神经病（Leber hereditary optic neuropathy，LHON）是母系遗传病，患者的母系亲属常出现异常，目前尚未发现男性患者将此病传给后代的例子。咨询时还要注意一些非遗传因素的作用。

第三节　产前诊断

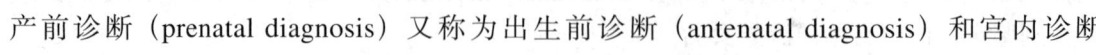

产前诊断（prenatal diagnosis）又称为出生前诊断（antenatal diagnosis）和宫内诊断

(intrauterine diagnosis），是以羊膜穿刺术和绒毛膜取样等技术为主要手段，对羊水、羊水细胞及绒毛膜进行遗传学分析，以判断胎儿的染色体或基因等是否正常。通过产前诊断决定是否继续妊娠，是防止遗传病患儿出生的有效手段。

一、产前诊断的对象

我国《产前诊断技术管理办法》已于 2003 年 5 月 1 日起实施。其中规定孕妇有以下情形之一的，主治医师应当建议其进行产前诊断：①羊水过多或者过少；②胎儿发育异常或胎儿有可疑畸形；③孕早期时接触过可能导致胎儿先天缺陷的物质；④有遗传病家族史或者曾经分娩过先天性严重缺陷婴儿；⑤年龄超过 35 周岁的孕妇。另外，有原因不明的习惯性流产史的孕妇、夫妇一方为染色体异常携带者、近亲结婚的夫妇、医师认为有必要进行产前诊断的其他情形等，也应进行产前诊断。

二、产前诊断的常用技术

产前诊断主要从细胞遗传学、分子遗传学、生物化学和影像学四个方面进行。据此主要技术包括以下四类：①直接观察胎儿的表型；②染色体检查；③生化检查；④基因诊断。从技术手段上来看大致可分为非侵入性方法和侵入性方法两大类。

（一）非侵入性方法

非侵入性方法包括母亲血清和尿液的检测，包括 B 超、X 线及磁共振检查等。B 超、X 线及磁共振检查检查属于影像学检查，它们是产前诊断的重要手段。

1. B 超检查　临床上经常使用 B 型超声扫描，该技术能详细地检查胎儿的外部形态和内部结构，可用以检查胎儿的性别及心血管畸形、唇裂、神经管缺陷（NTD）、脑积水、先天性心脏病等疾病。由于 B 超对胎儿和孕妇基本无损害，因此 B 超检查为目前首选的诊断方法。根据胎儿生长发育各阶段的特点，建议每位孕妇至少做 4 次 B 超检查，以便及时发现胎儿畸形：其中妊娠 12 周左右为第一次，主要采用阴道彩色超声检测和观察胎心、胎头和四肢；妊娠 20 周左右为第二次，应用二维彩色超声检测各类胎儿畸形；第三次在妊娠 28 周左右，主要运用三维彩色超声检测胎儿颜面部畸形和肢体畸形；第 4 次在妊娠 37 周左右，可进一步排除前三次 B 超检测中各种原因漏诊的畸形。

2. X 线检查　胎儿骨骼在妊娠 20 周后开始骨化，所以在妊娠 24 周后对胎儿进行 X 线检查，最为适宜。诊断剂量的 X 线照射，对胎儿并无不良影响。X 线检查可以诊断脊柱裂、脑积水、软骨发育不全、小头畸形和无脑儿等。经济条件好的可以优先考虑磁共振检查，其效果明显优于 X 线检查，尚可发现多指、短指等骨骼异常。

3. 磁共振检查　胎儿结构异常多通过超声检查发现，在不确定的情况下则考虑应用磁共振成像（MRI）对其进一步评估或确诊。随着此项技术的快速发展，MRI 在多种胎儿结构发育异常的诊断中凸显了其优于超声的特点。磁共振空间分辨率高、对比分辨率高，对畸形诊断不需要使用造影剂，并且该检查不受羊水过少、孕妇肥胖、孕周较大等因素的影响，在超声判断受限的情况下仍可提供详细的解剖结构，对评估疑似染色体综合征或家族遗传疾病的胎儿、确认或排除超声检测到的异常发挥了重要作用。在胎儿脑室扩张、胼胝体缺失、透明隔腔异常、胸部及泌尿系统发育异常中，MRI 具有很好的检出率及敏感性，目前仍最常应用于胎儿神经系统的检测。此外，它能够准确地确定胎儿的器官体积，对胎儿生长受限的评估也存在一定价值。由于尚未明确 MRI 在妊娠早期的致畸作用，且胎儿多于妊娠中期后完成器官生成，故 MRI 应在妊娠中期或晚期进行。

（二）侵入性方法

主要包括羊膜穿刺法、绒毛取样法、脐带穿刺术、胎儿镜检查等。不同孕期采用不同的

取样方法,一般孕早期取绒毛,孕中期取羊水、经胎儿镜取胎儿标本或直接经腹壁取脐静脉血等。

1. **羊膜穿刺法** 羊水是妊娠过程中子宫腔内维持胎儿生命必需的液体成分,其中98%是水,羊水中大部分成分来自胎儿,所以通过羊膜腔穿刺检查可以反映胎儿情况。一般在胎龄16~18周进行,此时的羊水量为200~500 ml,羊膜腔占据整个子宫腔,穿刺成功率高。另外,此时胎儿脱落的活性细胞多,培养的成功率也高。羊膜穿刺是在B超监视下,进行胎盘定位,观察胎儿宫内发育的状况,确定最佳穿刺点。取9号腰麻穿刺针,以左手固定穿刺部位皮肤,右手将针刺入腹腔子宫进入羊膜囊内,有两次脱空感时立即取出针芯,接上5 ml注射器抽取2 ml羊水弃掉,以免有血污染,更换注射器,缓慢抽取羊水20 ml待检测(图11-2)。该法适用于染色体病、遗传性代谢病、神经管缺陷(NTD)的诊断和遗传病的DNA检测。

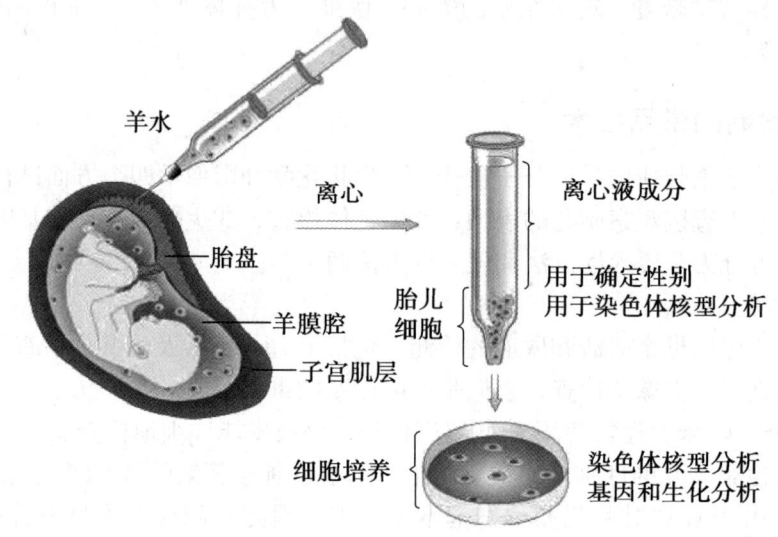

图11-2 羊膜穿刺法

2. **绒毛取样法** 绒毛细胞是由滋养层细胞和胚外中胚层细胞构成,胎儿组织与绒毛细胞同源,有相同的遗传性,通过产前绒毛细胞检测,能够准确反映胎儿情况。利用分子生物学、细胞遗传学和生物化学等技术,可以对绒毛组织进行基因诊断、染色体诊断。绒毛取样一般在胎龄8~12周进行,在B超的监视下,将一个直径为2 mm的带芯塑料管或细金属软管等适用的绒毛取材器械,经宫颈口轻轻插入子宫;然后沿宫腔方向,贴近宫壁缓慢进入宫腔孕卵植入的边缘,吸取绒毛10~30 mg,放入盛有Hanks液的无菌试管中;用滴管反复吸推后绒毛与蜕膜分离,取15~40 mg的绒毛组织进行培养即可。培养的细胞可以作为胎儿细胞诊断的标本,可进行的检查项目同羊水细胞。绒毛取样法能够检测数百种遗传病,如珠蛋白生成障碍性贫血、唐氏综合征和镰状细胞贫血等。与羊膜穿刺技术相比,绒毛活检法的最大优势是可以较早发现胎儿异常并能够尽早终止妊娠,有利于保障妇女的身心健康;并且随着B超的发展,绒毛活检法的安全性和准确性有了很大的提高。

3. **脐带穿刺术** 脐带穿刺术是在B超的监视下经孕妇的腹壁抽取胎儿的静脉血用以获得胎儿纯血标本进行诊断的技术。手术时间一般在胎龄17~32周。在B超的引导下,一般选择脐蒂处作穿刺点,当确定针尖进入脐静脉后,根据需要抽取2~8 ml的脐血备用。该方法引起流产的概率大约为1%,低于羊膜穿刺(2.5%)和绒毛取样(7%)。获取的脐血可以做染色体或血液学分析,还可做DNA分析和各种生物化学的分析。

4. **胎儿镜检查** 胎儿镜检查的最佳取样时间为胎龄18~20周,又称羊膜腔镜或宫腔镜检查。该法使用一种特制的光导纤维内镜,可在局部麻醉下经皮肤插入羊膜腔,直接观察胎儿的外形、性别、有无畸形等,又可抽取羊水或胎血做检查,还可进行宫内治疗。因此,理论上

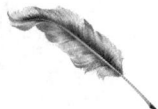

这是一种理想的方法。然而由于操作困难，易引起多种并发症，不易被医护人员所接受。

三、孕早期的诊断技术进展

尽早获取胎儿的组织进行产前诊断，对于有效地预防和控制新生儿遗传性疾病的发生和死亡十分重要。绒毛取样和羊膜穿刺术对母亲和胎儿均有一定的危害，因此目前其临床应用受到一定的限制。非侵入性的技术虽然安全，但敏感性低，假阳性率高，且时间也较晚。为此人类一直在寻找更安全可靠的早期产前诊断技术。

（一）孕妇外周血中胎儿细胞和胎儿DNA检查

1997年Lo首次证实妊娠男胎的孕妇外周血有胎儿起源的Y染色体特异性的DNA序列（SRY），由此开辟了利用孕妇外周血、孕妇血浆和孕妇血清获取胎儿细胞和游离胎儿DNA的途径。基因组测序技术为孕妇外周血胎儿DNA的检测提供了更加准确和快速的方法，不仅能准确检测出21三体、13三体等胎儿非整倍体异常，也能可靠检出性染色体及其他常染色体数量异常。妊娠12周就可以进行胎儿DNA检测，检测周期只需数天，只需5 ml孕妇外周血，避免了穿刺带来的流产和感染等风险，实现了"早期、快速、准确、安全"的四大目标。

（二）微量DNA技术

微量DNA技术可从一滴血（约50 μl）的干血纸片中提取DNA，再通过PCR使特异性的DNA片段得到扩增，DNA扩增产物进行凝胶电泳后观察结果。此方法适用于边远地区患者的检测，因为该方法可用孕妇少量的外周血制成干血纸片，方便送到有条件的医院检测。

（三）植入前遗传学诊断

植入前遗传学诊断（PGD）包括体外受精胚胎移植术（IVF-ET）、单精子卵细胞质内注射（ICSI）技术、荧光原位杂交（FISH）技术以及比较基因组杂交（CGH）技术。PGD通过体外受精获得若干个受精卵，经人工体外培养，从早期分裂的细胞中取一个做染色体或DNA分析，检测胚胎染色体或基因是否正常。最终选取正常的胚胎植入母体，继续妊娠。

植入前遗传学诊断技术把遗传病控制在胚胎着床之前，不仅能排除患病胚胎，还可排除携带者胚胎，使有遗传病风险的夫妇得到完全健康的后代。目前国内外已成功地进行了α-珠蛋白生成障碍性贫血、囊性纤维化、镰状细胞贫血、Marfan综合征、Down综合征、脆性X染色体综合征等的植入前诊断。

第四节　遗传保健

遗传保健（genetic health care）是遗传医学的组成部分，它不仅为遗传病患者，更重要的是为遗传病家系成员和人群中的遗传病高风险个体提供遗传医学服务，采取有效措施，防止遗传病患儿出生，降低人群中有害基因的频率。遗传保健涉及以下几个方面。

一、婚前保健检查

婚前保健检查是预防遗传病患儿出生的一项必要措施。是对准备结婚的男女双方进行全身健康检查和生殖器官检查，结合询问：①双方是否为近亲；②双方的三代以内直系亲属和旁系近亲有无遗传病病史及发病情况；③双方有无遗传病或先天畸形；④双方有无男女生殖系统畸形；⑤双方有无性病、麻风病等。进而根据情况评估双方是否适合结婚及生育。可防止传染病的传播，减少遗传病的延续。

二、婚姻指导

婚姻指导主要针对进行婚前咨询的待婚青年，他们往往一方或有家庭成员是疑似或确诊某

种遗传病的患者。咨询医师了解相关人员的病因和病情并确定其遗传方式后，对其进行婚姻指导。婚姻指导提供的对策和措施主要包括：

（1）近亲不宜结婚。《中华人民共和国婚姻法》规定"禁止三代以内的旁系血亲结婚"，这是因为近亲结婚生育隐性遗传病患儿的风险明显高于随机婚配。此外，多基因病如精神分裂症、高血压和糖尿病等患者的家庭成员，其近亲婚配后代患病的风险也较非近亲婚配高。

（2）严重的常染色体显性遗传病（致死、致残、致愚）患者不宜结婚。如已结婚，应采取避孕或绝育措施，避免患儿出生。

（3）同种常染色体隐性遗传病基因携带者之间不宜结婚。因为该婚配类型后代的发病风险高达25%。

（4）严重的同种多基因遗传病患者之间不宜结婚。由于多基因遗传具有累加效应，所以严重患者可能携带更多的致病基因，后代易患性高。

（5）双方均为重症智力低下者禁止结婚。

三、生育指导

生育健康的孩子是每一个家庭的愿望，因此进行生育指导十分必要，可有效地避免遗传病患儿的出生。具体措施如下。

（一）适龄生育

研究表明，多数妇女的生育旺盛期是20~30岁，此时对生育分娩和母婴健康都是适宜的。目前提倡的最佳生育年龄是25~29岁。资料统计显示，20岁以下孕妇所生育子女中，先天畸形的发生率较最佳生育年龄者高50%；35岁以上孕妇所生子女中，唐氏综合征的发生率要比最佳生育年龄者高5倍。此外，男子大于40岁，精子的染色体异常和基因的突变率均增加。

（二）产前诊断

如果患者所患遗传病较严重、难于治疗且再发风险较高，可考虑产前诊断，对于能够作出准确产前诊断的遗传病可在获得确诊报告后对胎儿进行选择性生育。对不能作出产前诊断的X连锁隐性遗传病可在作出性别产前诊断后，选择生育。

（三）冒险生育

如果患者的遗传病不太严重且低于中度风险时，可考虑冒险生育。例如，一对夫妇已生过一个单侧唇裂的患儿，唇裂能手术修复，他们再次生育后代再发风险约4%，比一般群体高，但权衡利弊，可考虑冒险再生育。

（四）不再生育

对于某些危害严重、致残的遗传病，例如先天性聋哑，尚无有效疗法，也不能进行产前诊断，再发风险又很高，应选择不再生育。

（五）领养或辅助生殖

对不育或不宜生育的夫妇，可采取领养子女或辅助生殖等措施。如果丈夫是致病基因或异常染色体携带者，可选用其他健康男子的精子实施人工授精，达到生育目的；如果女方是致病基因或异常染色体携带者，可取出其他健康女子的成熟卵子，与丈夫的精子实施体外受精，经培养后再植入妻子的子宫内，达到生育健康孩子的目的。

四、环境致畸的预防

环境中各种不良因素都会直接或间接地影响人类生活和生存，也可造成人类遗传物质的损伤，并传递给下一代造成严重的后果，引发先天畸形和遗传病。环境致畸因子主要包括化学因素、物理因素、生物因素以及不良嗜好等。

（一）化学因素

目前已知有600多种化学物质可通过胎盘进入胎体而影响胎儿发育。如化学工业物质、农药、药品、食品添加剂和防腐剂等。

化学工业物质有致癌致畸的效应，对人类危害较大的化学工业物质有汞、铅、甲醛等。1956年，轰动全球的日本"水俣病"就是由汞慢性中毒引起的。高浓度铅尘、甲基汞、多氯联苯、氯乙烯、苯乙烯等均可对生殖细胞及胚胎产生毒性作用。另外，很多化学药物都能对人体产生不良影响，特别是孕妇在妊娠早期如果用药不当，可导致胎儿畸形、死胎或流产等。自从沙利度胺（反应停）致"海豹胎"作用被证实以来，药物对胚胎发育的影响已越来越引起人们的关注。虽然药物对胎儿会造成影响，但是孕妇在妊娠期患病时也可在医生的指导下使用药物。

（二）物理因素

育龄男女和妊娠妇女接触各种电离辐射，都可能对后代造成致畸危害。高温、噪声会使孕妇精神紧张、内分泌失调，容易引起自然流产或导致胎儿发育异常。

（三）生物因素

病原生物感染孕妇后，可通过胎盘屏障或经子宫颈管感染胎儿，造成胎儿及新生儿不同程度损害。这些病原生物主要有弓形虫、风疹病毒、巨细胞病毒、单纯疱疹病毒以及梅毒、人类免疫缺陷病毒、麻疹病毒等。孕早期感染可致流产和先天性畸形等；孕中晚期感染可致宫内发育迟缓、早产、死胎或出生后发病，甚至造成远期影响。

（四）不良嗜好

生活中的不良嗜好，如吸烟、酗酒、吸毒、过量摄入咖啡因等，不但危害自身健康，而且可危及后代健康，使遗传病发病率增高。

（五）孕妇疾病及心理因素

妊娠期的并发症对孕妇和胎儿的健康有严重威胁。妊娠合并贫血、高血压、糖尿病等，均可造成胎儿流产、早产、死产或新生儿畸形。

孕妇的心理状态也能影响胎儿的生长、发育。孕妇精神紧张、情绪波动或受到惊吓，都能引起内分泌紊乱，从而阻碍胎儿的正常发育，造成腭裂、唇裂等畸形发生。孕妇的不良情绪（如焦虑、恐惧、紧张、愤怒等）会使其体内的各部分机能产生明显变化，从而导致血液成分改变，影响胎儿身体和大脑的发育。而孕妇良好的情绪可使自身体内分泌一些有益的激素、酶和乙酰胆碱，有利于胎儿的正常生长和发育。

综上所述，人类日常生活中，特别是妇女妊娠前三个月的致畸敏感期内，应避免接触上述各种致畸因子，防止先天畸形和遗传病患儿的出生。

知识链接

优 生

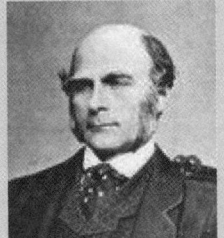

高尔顿

1883年，"优生"一词由英国人类遗传学家高尔顿（F. Galton）首次提出，其原意是"健康的遗传"。优生学（eugenics）是应用优生学原理和方法研究如何提高人类遗传素质的科学。优生学可分为负优生学和正优生学。前者主要研究降低人类群体中有害基因的频率，减少遗传病的发生率；后者则研究优良基因的繁衍，如何出生优良的后代。

现在优生已经成为我国的一项国家政策，其主要内容是控制先天性疾病新生儿出生，以达到逐步改善和提高人群遗传素质的目的。当前我国主要推行的是负优生学措施，具体的优生措施有：①避免近亲结婚；

②接受婚前咨询和检查，防止遗传病的传播；③实行晚婚晚育；④保持个人健康，受孕及怀孕期间避免有害因素和不良生活习惯，不抽烟，不喝酒，不乱服药，不接触有害物质等；⑤实行孕期保健，预防病毒感染，注意孕期用药和营养卫生，定期产前检查。

自测题

一、A 型选择题

1. 下列属于国际公认的作为新生儿筛查疾病条件的是
   A．有一定的发病率
   B．早期具有特殊症状
   C．可以治疗
   D．危害严重
   E．早期缺乏特殊症状

2. 下列属于非侵袭性产前诊断方法的是
   A．羊膜腔穿刺
   B．绒毛取样法
   C．胎儿镜检查
   D．B超检查
   E．脐带穿刺术

3. 产前诊断进行羊膜腔穿刺的最佳时段为妊娠
   A．10～12周
   B．16～22周
   C．22～24周
   D．26～28周
   E．30～32周

4. 胎儿患神经管缺陷的主要原因是妊娠早期缺乏
   A．叶酸
   B．维生素 D
   C．钙元素
   D．蛋白质
   E．维生素 K

5. 目前我国列入新生儿筛查的疾病有
   A．PKU
   B．SARS
   C．DMD
   D．甲状腺炎
   E．软骨发育不全

6. 应用遗传学原理和方法以改善人类遗传素质的科学称
   A．优生学
   B．优育学
   C．优教学
   D．优境学
   E．优化学

二、名词解释

1. 遗传筛查　2. 遗传咨询　3. 产前诊断　4. PGD

三、简答题

1. 遗传咨询的意义是什么？
2. 什么是新生儿筛查？怎样进行新生儿筛查？
3. 产前诊断的主要技术有哪些？

（刘　霜）

第二部分

医学遗传学实验

实验一

人类正常性状的遗传学分析

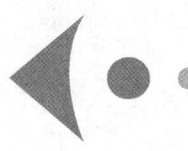

【实验目的】

1．掌握遗传性状的群体调查方法和系谱图绘制及分析方法。
2．掌握基因型频率及基因频率的统计分析方法。
3．了解人类某些性状并掌握其遗传规律。

【实验原理】

人类的各种性状都由特定的基因控制决定。由于每个人不同的遗传基础，某性状在不同的人体会出现不同的表型。通过对特定人群的某一性状的调查，将调查材料进行整理分析，可以初步了解控制该性状的基因的性质及遗传规律，计算出基因型频率及基因频率，并判断该群体是否是遗传平衡群体。

【实验步骤及方法】

每个学生一张人体正常性状调查表，利用课外时间自测，通过电话或利用回家的机会对自己的直系亲属以及旁系亲属进行调查，旁系亲属的调查范围包括叔父、伯父、姑姑、舅父、姨、堂兄妹和表兄妹等。然后将调查结果填在调查表中并绘制系谱图。可以从附录中选择一种或几种性状进行调查，并应用遗传学知识进行分析。现以眼睑为例。

【例】 人类眼睑的调查分析

1．每位同学准备一张人类眼睑调查表（表Ⅰ-1），并将调查结果填在眼睑调查表中，绘制成系谱图。

表Ⅰ-1 人类眼睑调查表

亲属 眼睑	祖父	祖母	外祖父	外祖母	父亲	母亲	哥		姐		弟		妹		旁系亲属	
							A_1	…	B_1	…	C_1	…	D_1	…	E_1	…
双眼睑																
单眼睑																

2．调查结果分析

（1）分析双眼睑与单眼睑之间的显隐性关系。
（2）分析双眼睑与单眼睑的分离比及遗传规律。

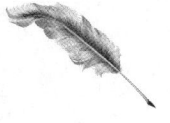

（3）统计班级中该遗传性状频率，据此计算相关的基因型频率和基因频率，判断群体的平衡状态。

【注意事项】

1．调查过程中要认真仔细，资料要齐全，不能有遗漏或出现差错。
2．原来是单眼睑，后来经手术做成双眼睑者，应记为单眼睑。

【思考题与作业】

1．每人写一份调查报告。
2．绘出系谱图，判断显隐性关系，总结系谱特点及遗传方式。
3．计算出相关的基因型频率和基因频率。

【附录】 人类一些正常性状特征

1．达尔文结节 指耳轮边缘上的一个小突起（图Ⅰ-1）。有人两个耳朵都有此结节，有人仅一个耳朵有，也有人无此特征。一般认为此结节与猴类耳尖相当，呈显性遗传。有的人虽具有此显性基因，但外显率低，类似于隐性表型。也有学者认为，此结节与鼻尖厚度呈连锁遗传。

2．拇指关节远端超伸展 人类群体中有些人拇指的最后一节能弯向桡侧，与拇指垂直轴呈60°角（图Ⅰ-2）。该性状呈隐性遗传，即该性状纯合子的拇指端可向后卷曲60°。

3．额前发际 在人群中，有些人前额发际基本为平线；有些人在前额正中发际向下延伸呈峰形，中央部分明显地向前突出，形成V字形发际（图Ⅰ-3）。此特征属显性遗传，发际平齐为隐性。

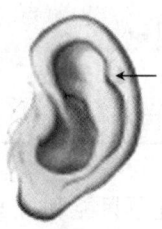 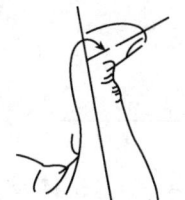 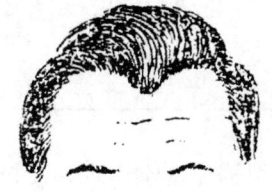

图Ⅰ-1 达尔文结节　　　　图Ⅰ-2 拇指关节远端超伸展　　　　图Ⅰ-3 额前V形发际

4．耳垂性状 人群中不同个体的耳朵可明显分为有耳垂和无耳垂两种情况（图Ⅰ-4），该性状受一对等位基因控制。耳垂下悬，与头连接处向上凹陷，称为有耳垂，为显性基因所控制。耳垂贴在头部，耳轮一直向下延续到头部，称为无耳垂，属于隐性遗传。

5．卷舌和翻舌 卷舌即舌的两侧能在口腔中向上卷成槽形，甚至卷成筒状。能卷的是显性，不能卷的是隐性。翻舌即舌尖伸向口腔外能后翻面对着上颌门齿，翻舌出现频率多为1‰，属于隐性遗传；不能翻者则为显性（图Ⅰ-5）。

舌的活动在人群中可有三种类型：能卷不能翻、能卷又能翻和卷翻都不能，能翻不能卷者则未见报道。

6．发式和发旋 人类的发式有卷发和直发之分。东方人多为直发，为隐性遗传；卷发则为显性遗传。每个人头顶稍后方的中线都有一个螺纹（有些人不止一个），俗称"顶"。其螺纹方向因人而异，顺时针方向为显性遗传，逆时针方向则为隐性遗传。

7．示指与环指 示指与环指之间的长短关系表现为伴性遗传，控制基因位于X染色体上。示指短于环指是隐性基因所决定的，所以男子含有一个此种隐性基因就可表现，而女子则

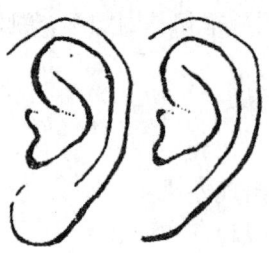
图 I-4　有耳垂与无耳垂

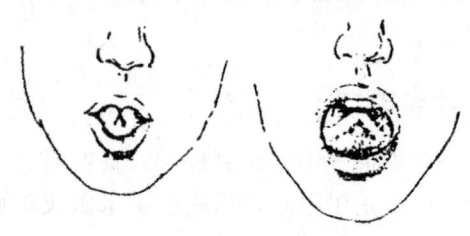
图 I-5　卷舌与翻舌

要有两个隐性基因同时存在才能表现。检查方法是在白纸上画一横线，手掌向下放于纸上，使中指指尖方向与横线垂直，无名指指尖与横线相齐，观察此时示指指尖是在横线的上方还是下方。

8．眼睑　即俗称的"眼皮"。双眼皮的形成是由显性基因控制的，单眼皮则为隐性。

9．眼色　即虹膜的颜色。虹膜里面是黑色，但虹膜表面有褐色素。因此表里相映显示出有茶色和黑色的区别。眼色呈茶色为显性基因控制，黑色为隐性。

10．人类 ABO 血型　人类 ABO 血型是人体的一种遗传性状，它受一组复等位基因（I^A、I^B、i）控制，是红细胞血型系统的一种。人类的红细胞表面有 A 和 B 两种抗原，血清中有抗 A（α）和抗 B（β）两种天然抗体，依照抗原和抗体存在的情况，可将人类的血型分为 A、B、AB、O 四种血型（表 I-2）。

表 I-2　ABO 血型遗传特征

血型	基因型	红细胞膜上抗原	血清中天然抗体
A	$I^A I^A$、$I^A i$	A	抗 B（β）
B	$I^B I^B$、$I^B i$	B	抗 A（α）
AB	$I^A I^B$	A、B	—
O	ii	—	抗 A（α）抗 B（β）

根据免疫学原理，A 抗原只能和抗 A（α）抗体发生凝集反应，B 抗原只能和抗 B（β）抗体发生凝集反应。因此，可利用已知的抗 B 标准血清（即 A 血型人的血清）和抗 A 标准血清（即 B 血型人的血清）来鉴定未知的血型。两种标准血清内所含抗体将会凝集含有相应抗原的红细胞。所以，当一种血液中的红细胞仅在 A 标准血清中发生凝集者为 B 血型，仅在 B 标准血清中凝集者为 A 血型，在两种标准血清中都凝集者为 AB 血型，在两种标准血清中都不凝集者为 O 血型。

（周长文）

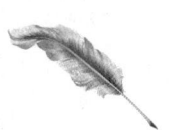

实验二

人体外周血淋巴细胞培养与染色体标本制备

【实验目的】

1. 掌握人体外周血淋巴细胞染色体标本制备的方法。
2. 了解人体外周血淋巴细胞培养的基本方法。

【实验原理】

人体外周血淋巴细胞培养是制备染色体标本最常用的方法。此方法取材方便，用血量少，操作简单。

人体外周血中的淋巴细胞大多为小淋巴细胞，并常处于细胞周期的 G_0 期，几乎不具有分裂增殖能力，所以，在离体血细胞培养中很难找到正在分裂的淋巴细胞。因此，常需要采用刺激细胞增殖的措施，即在培养液中加入一种植物提取物——植物血凝素（PHA）。它可以刺激处在 G_0 期的小淋巴细胞转化为淋巴母细胞。淋巴母细胞具有分裂能力，可以重新进入细胞周期进行有丝分裂。在 PHA 作用下，经过体外培养数小时，细胞分裂相增多。其中，中期分裂相染色体形态最典型、清晰，最易辨认，是研究染色体的最好阶段。为获取大量可供分析的中期分裂相染色体，需在终止细胞培养前 2 h 加入适当浓度的有丝分裂阻断剂——秋水仙素（或其衍生物秋水仙酰胺），它可特异性地破坏纺锤体的形成，从而使细胞分裂停滞于中期。以此获得大量的中期分裂相染色体。

在进行染色体标本制备的过程中，首先要进行低渗处理，使细胞体积胀大、染色体松散，以便于观察分析。最常用的低渗液为 0.075 mol/L 的 KCl。低渗后的细胞需用固定液固定。乙酸固定液具有膨胀、固定作用，它与醇类混合固定，有利于染色体松散，可获得分散好、易于分析的分裂中期染色体标本。

【实验准备】

（一）试剂

RPMI-1640 营养液，小牛血清，双抗（青霉素、链霉素），2% 碘酊，75% 乙醇，3.8% $NaHCO_3$，520 U/ml 肝素，40 μg/ml 秋水仙素，PHA，0.075 mol/L KCl 低渗液，甲醇，冰醋酸，Giemsa 染液，二甲苯和香柏油。

（二）器材

超净工作台，光学显微镜（附照相设备），隔水式恒温培养箱，离心机，冰箱，高压蒸汽消毒锅，鼓风干燥箱，无菌正压滤器，分析天平（感量 1/10 mg），架盘天平，链霉素培养瓶及瓶塞，肝素小瓶及瓶塞（取血用），10 ml 吸管，直头小吸管，5 ml 刻度离心管，2 ml 或 5 ml 一次性注射器，量筒，烧杯，搪瓷盘，试管架，片盘，片盒，止血带，棉签，大吸球，小吸头，pH 试纸，废液缸，解剖剪，镊子，记号笔，0～4℃预冷的载玻片，酒精灯，火柴，染色缸或染色玻璃板，擦镜纸等。

【实验材料】

人静脉血。

【实验步骤及方法】

（一）取血

取血前，常规消毒肘部皮肤及抗凝肝素小瓶，用 2 ml 注射器抽取静脉血 1～1.5 ml，直接接种于肝素小瓶中，轻轻摇匀，待接种培养用。

（二）接种培养

将事先配制冻存、装有 5 ml 培养液的链霉素培养瓶从冰箱中取出，置室温融化。用碘酊、乙醇消毒瓶盖，用 2 ml 注射器将肝素小瓶中静脉血取出并接种到培养瓶中，每瓶 0.2～0.4 ml，轻轻摇匀，置 37℃培养箱培养 72 h。

（三）积累分裂中期细胞

当血培养至 70 h（即收获细胞前 2 h），每支培养瓶内加入 40 μg/ml 秋水仙素 2 滴，即终浓度为 0.1～0.15 μg/ml，摇匀，置 37℃培养箱继续培养 2 h 后收集细胞，准备制片。

（四）染色体标本制备

1．收集细胞　从培养箱中取出培养瓶，用直头小吸管将培养物吹打均匀，移入 5 ml 刻度离心管内，以 1500 转 / 分离心 10 min。弃上清液，保留底物。

2．低渗　每管加入 37℃预温的 0.075 mol/L KCl 溶液 5 ml，用吸管轻轻吹打均匀，置 37℃培养箱低渗 25 min 左右，以达到红细胞破裂、淋巴细胞膨胀、染色体分散的目的。

3．预固定　低渗处理后，每管加入 0.3 ml 甲醇：冰醋酸（3：1）固定液（新鲜配制），将细胞轻轻吹打均匀，1500 转 / 分离心 10 min。

4．第一次固定　弃上清液，加固定液 5 ml，吹打均匀，1500 转 / 分离心 10 min。

5．第二次固定　弃上清液，再加入 5 ml 固定液，吹打均匀，1500 转 / 分离心 10 min。

6．滴片　弃上清液，留底物，每管加入少许（0.3～0.5 ml）固定液（加入量视底物量多少而定），将底物吹打均匀，制成细胞悬液。用吸管吸出少许混匀的细胞悬液，以 20～30 cm 或更高的距离滴至预冷的载玻片上，每片滴 2～3 滴，随即将玻片在酒精灯火焰上微烤（一过性微烤数次），以助染色体分散并均匀平铺于玻片上。将染色体制片放入片盘内，空气干燥后，收集于片盒中以待染色用。

（五）染色和观察

将充分干燥后的制片，放入 1：10 Giemsa 染液缸中染色 15 min，或架在染色用玻璃板上扣染 15min（扣染是指染色时，将染色体制片的细胞面朝下，架在玻璃板上，将染液滴入玻璃板和细胞面之间）。然后用自来水轻轻冲洗，晾干后光镜下观察（图Ⅱ-1）。先用低倍镜观察（图Ⅱ-2），选择分散好的染色体换为高倍镜及油镜观察（图Ⅱ-3）。

【注意事项】

1．外周血淋巴细胞培养的全过程需注意无菌操作。

2．PHA 质量是人体外周血淋巴细胞培养成败的关键。不同来源或同一厂家不同批号的产品，PHA 的效价都会有较大的差异，它可直接影响细胞分裂数量乃至制片质量，故每批 PHA

实验二　人体外周血淋巴细胞培养与染色体标本制备

染色体制备流程简图

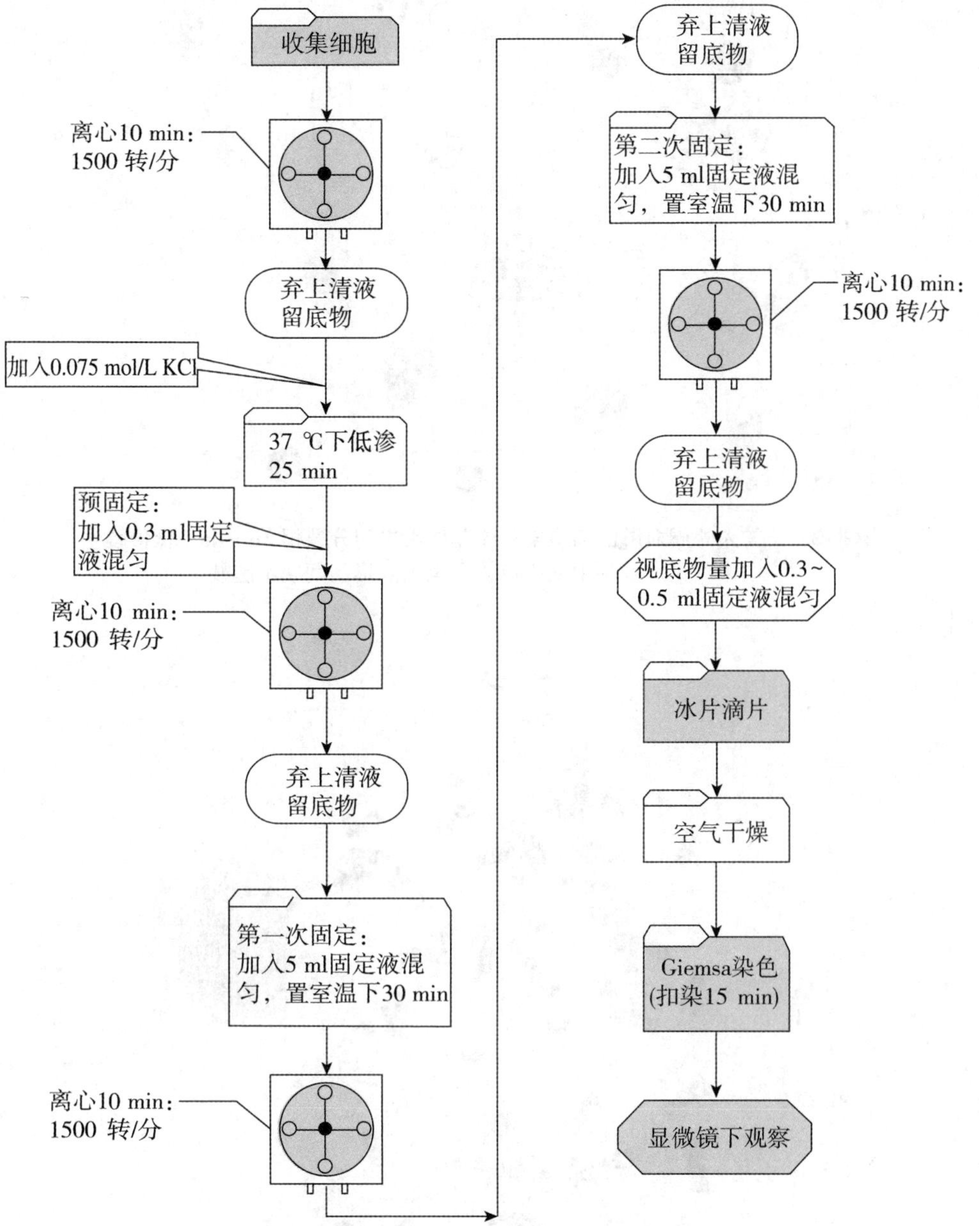

图 Ⅱ-1　染色体制备流程简图

正式使用前须进行预实验，对它的效价及用量作出正确评估。

3．接种的血样标本愈新鲜愈好，抗凝剂用量不宜过多。

4．秋水仙素用量和作用时间要适当。该药有强烈的毒性作用，用量过大、作用时间过长，可使染色体缩短和发生异常分裂现象，甚至导致染色体断裂。

5．低渗是制片的重要环节，低渗时间的长短直接影响染色体制片的质量。如染色体分散差、有胞浆背景、染色体丢失等，都与低渗时间有着密切的关系。（要注意低渗液使用前需37 ℃预温）

6．固定液需在使用时配制，现配现用。

7．最后的滴片也是染色体制片的关键步骤。载玻片上如有油污或预冷不够，滴片时底物

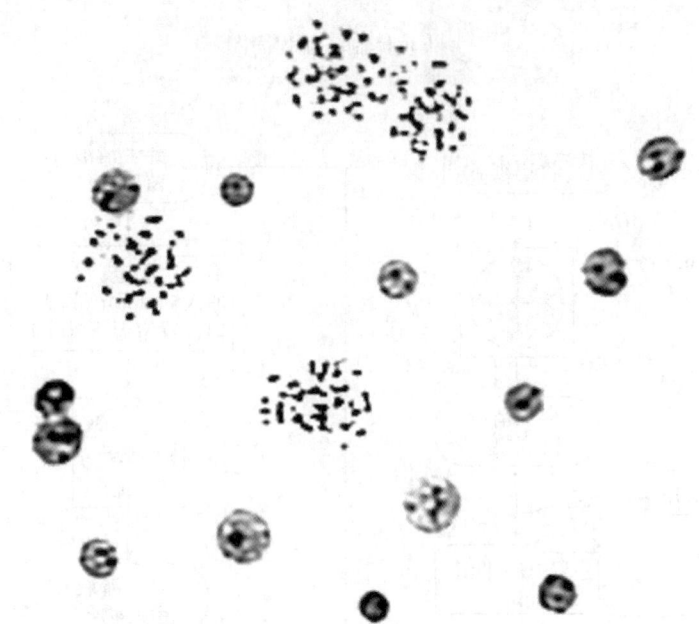

图 Ⅱ-2　正常人外周血淋巴细胞染色体非显带中期分裂相 2n = 46（低倍镜）
图中可见成堆的中期染色体和黑色圆形的间期细胞核

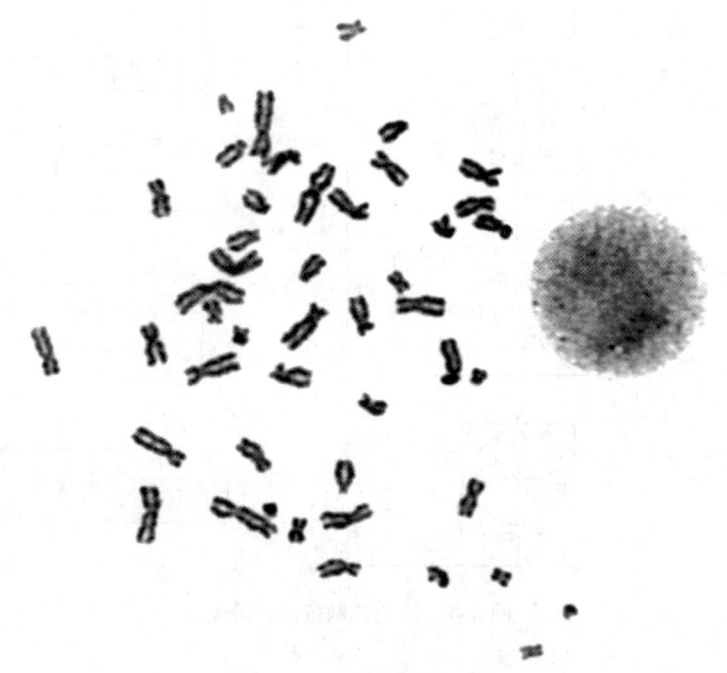

图 Ⅱ-3　正常人外周血淋巴细胞染色体非显带中期分裂相 2n = 46（油镜）

悬液过浓或重叠都会直接影响染色体的分散。底物悬液过稀可造成供分析的染色体很少，甚至找不到染色体。

【思考题与作业】

1. 淋巴细胞培养中无菌操作不严格将会造成什么后果？
2. 淋巴细胞培养中 PHA 的作用是什么？秋水仙素的作用是什么？

3. 染色体分散不好应采取什么措施?
4. 镜检发现细胞分裂相少,试分析原因是什么。
5. 每位同学上交两张人类外周血淋巴细胞非显带染色体标本制片。

(李睿坤)

实验三

人类染色体非显带核型分析

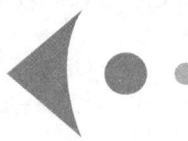

【实验目的】

1. 观察人类中期染色体的结构与数目。
2. 掌握常规染色体的分类、分组标准。
3. 掌握非显带染色体的核型分析方法。

【实验原理】

核型是指一个体细胞中的全套染色体按照大小、形态特征和着丝粒位置进行配对、分组、编号和排列所构成的图像。参照《人类细胞遗传学命名国际体制》（ISCN），对待检个体的细胞核型的染色体数目、结构、形态特征进行分析，称为核型分析。

人类中期染色体经固定后直接用吉姆萨（Giemsa）染色，可制得非显带染色体标本。人类染色体非显带核型分析是染色体研究中的基本方法。它可在显微镜下直接作出判断，或通过染色体图像分析仪分析，也可进行显微照相，经放大、冲洗后，根据照片进行分析。

照片分析首先将人体中期染色体分裂相照片上的染色体按其轮廓剪下，并根据它们的大小、结构形态和着丝点的位置，进行配对、分组、排列，粘贴在报告单上，构成染色体核型图。按国际标准对每条染色体进行分析，判断是否正常，并进行核型描述。

【实验准备】

（一）试剂

二甲苯、香柏油。

（二）器材

光学显微镜（带油镜）、擦镜纸、染色体分析报告单、剪刀、镊子、胶水、尺子和橡皮等。

【实验材料】

人类非显带染色体标本、人类非显带染色体分裂相照片。

【实验步骤及方法】

（一）人类染色体形态观察

使用光学显微镜观察人类非显带染色体标本，人类染色体形态和分组见表Ⅲ-1、表Ⅲ-2。

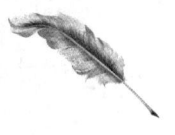

实验三 人类染色体非显带核型分析

表Ⅲ-1 分裂中期染色体分组编号和主要形态

组号	染色体号	形态大小	着丝粒位置	鉴别要求
A	1～3	最大	中着丝粒	要求明确区分各号
B	4～5	次大	亚中着丝粒	要求不与其他组相混
C	6～12+X	中等	亚中着丝粒	要求6、7、8、11不与9、10、12相混
D	13～15	中等	近端着丝粒	要求不与其他组相混
E	16～18	较小	中着丝粒	要求明确区分各号
F	19～20	次小	中着丝粒	要求不与其他组相混
G	21～22+Y	最小	近端着丝粒	要求21、22与Y区别

表Ⅲ-2 人类染色体的形态特征和分组

染色体分组特征		各对染色体特征	
组别	特征	染色体序号	特征
A组（1～3号）	形态最大，中着丝粒，染色体长度依次递减，可明确区分各对染色体	1	最大的中着丝粒染色体，长臂近着丝粒处常见次缢痕
		2	亚中着丝粒染色体，着丝粒接近于中部
		3	中着丝粒染色体
B组（4～5号）	次大，均为亚中着丝粒染色体，两对不易区分		
C组（6～12号+X）	中等大小、中着丝粒染色体，相互间在形态上差别较少，故各对不易鉴别，各对染色体长度逐渐变短，6、7、8号和11号为接近中着丝粒染色体，而9、10、12号为亚中着丝粒染色体，9号长臂近着丝粒部位常见次缢痕，X染色体大小与7、8号染色体相似，常规法不易鉴定		
D组（13～15号）	中等大小、近端着丝粒染色体，短臂甚短，部分标本中可见染色体的短臂有随体，各染色体不易相互鉴别，染色体长度三对依次变短		
E组（16～18号）	较小，中及亚中着丝粒染色体，三对区别明显，其短臂长度依次递减	16	为本组最大的染色体，中着丝粒，其长臂常见次缢痕
		17	亚中着丝粒染色体
		18	亚中着丝粒染色体，为本组最小的染色体，短臂长度比17号短
F组（19～20号）	最小的中着丝粒染色体，本组染色体很容易与其他组区别，但组内两对染色体相互不易鉴别		
G组（21～22号+Y）	最小、近端着丝粒、染色体短臂均有随体，21号染色体比22号小，但两者不易区分。Y染色体为近端着丝粒染色体，无随体，常比21号和22号略大，Y染色体的大小在正常人中变化较大，大者可近于18号染色体，也可小于21号和22号染色体，但染色体两长臂常靠拢平行，可与21号和22号染色体区别		

（二）显微照片非显带核型分析

1. 每人准备一张人类染色体非显带中期分裂相照片。
2. 熟悉记忆每条染色体特征和识别要点（表Ⅲ-1、表Ⅲ-2）。
3. 将各条染色体逐一剪下，根据其大小、着丝粒位置等特点，依次分组配对和排列组合，待检查无误后，按图Ⅲ-1的模式贴在报告纸上。
4. 判别性别　非显带染色体核型判别性别有两种方法：①从C组染色体的数目判别：女性细胞有2条X染色体，所以C组有16条染色体；男性细胞中只有一条X染色体，C组为15条染色体。②从G组染色体的数目判别：Y染色体属于G组，如果G组有5条染色体则为男性，G组有4条则为女性。

5. 用简式写出核型。

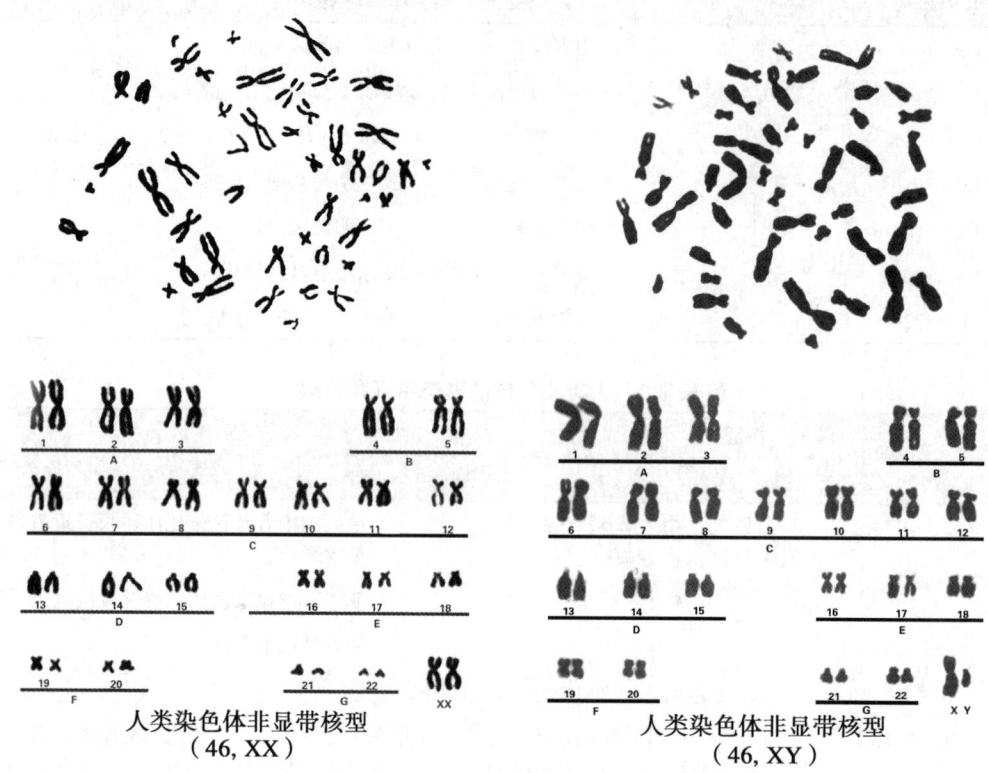

图Ⅲ-1 人类染色体非显带核型分析

【注意事项】

1. 每条染色体按轮廓剪成长方形，先从大到小排队，以便识别、配对、分组、排列和粘贴。
2. 实验操作时，不要大声说话、咳嗽和打喷嚏，以免将染色体吹走遗失。
3. 剪贴时应注意一对染色体要排列紧密，不要有间隔，但每对之间要有间隔。组间也要有间隔。短臂在上、长臂在下，着丝粒排列在同一水平横线上。
4. 将性染色体排列在 G 组旁。

【思考题与作业】

1. 剪贴一张人体细胞中期分裂相非显带染色体照片，分析并写出核型。
2. 简单描述正常人体细胞内各组染色体的非显带特点。

（尚喜雨）

人类染色体非显带核型分析作业（剪贴用）

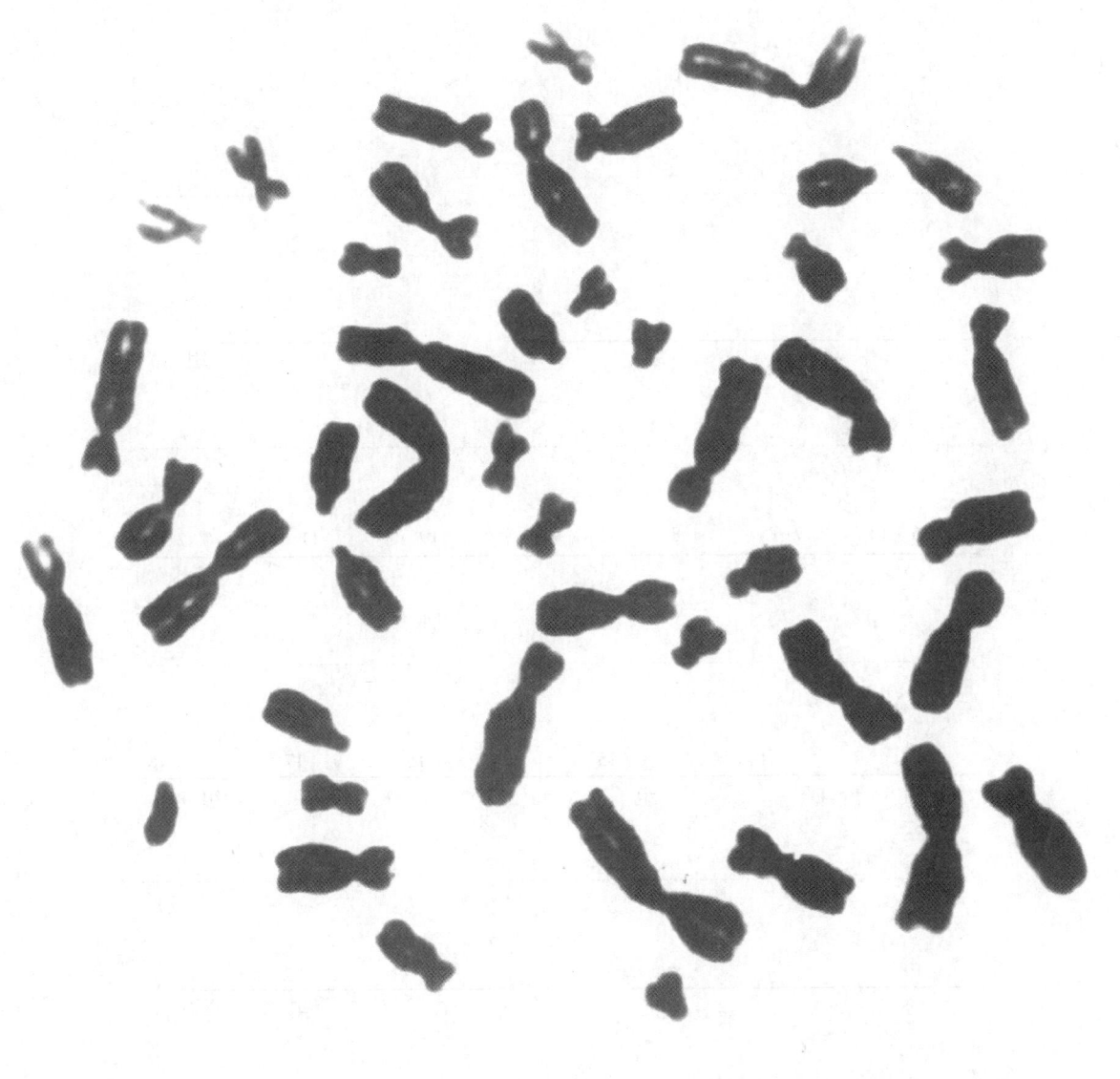

人类染色体核型分析报告

核型描述： 姓名 _____

_____ 班级 _____

学号 _____

1	2	3	4		5
	A 组			B 组	

6	7	8	9	10	11	12
		C 组			组	

13	14	15	16	17	18
	D 组			E 组	

19	20	21	22	
F	组	G	组	XX(XY)

结果报告：

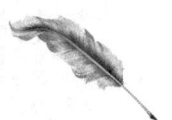

实验四

人类染色体 G 显带核型分析

【实验目的】

1．掌握染色体 G 显带核型分析的基本方法。
2．了解人类染色体 G 显带的带型特征。

【实验原理】

正常人的体细胞染色体数目为 46 条，并有各自的形态和结构特点。染色体在形态结构或数量上的改变被称为染色体异常。对人类染色体的识别与分析，是确定和发现人类染色体异常和染色体畸变综合征的基本手段和诊断基础。

参照《人类细胞遗传学命名国际体制》（ISCN），对待检个体的细胞核型的染色体数目、结构形态特征进行分析，称为核型分析。人类中期染色体标本老化后经胰蛋白酶处理，再用吉姆萨（Giemsa）染色，可制得人类染色体 G 显带标本。G 显带技术是目前应用最广泛的显带技术，其主要优点是带型特征明显、重复性好、可长期保存，从而提高了染色体核型分析的精确性，为染色体病的诊断和病因研究提供了有效的手段。

G 显带核型分析可在显微镜下直接作出判断，或通过染色体图像分析仪分析；也可进行显微照相，经放大、冲洗后，根据照片进行分析。照片分析首先将人类染色体 G 显带中期分裂相照片上的染色体按其轮廓剪下，再根据它们的大小、结构形态和着丝点的位置及各自所特有的带型特征，进行配对、分组、排列，粘贴在报告单上，构成染色体核型图。最后按国际标准对每条染色体进行分析，判断是否正常，并进行核型描述。

【实验准备】

器材：剪刀、镊子、剪贴纸、直尺、胶水、铅笔和橡皮。

【实验材料】

人外周血淋巴细胞染色体 G 显带中期分裂相照片。

【实验步骤及方法】

1．准备一张人类染色体 G 显带中期分裂相高清照片。
2．熟悉记忆每条染色体 G 显带的带型特征和识别要点（表Ⅳ-1）。
3．根据其大小、着丝粒位置和带型特点，将各条染色体逐一剪下，依次分组配对和排列组合,待检查无误后,按图Ⅳ-1 的模式贴在报告纸上。

4. 用简式和详式写出核型。

表Ⅳ-1　人染色体 G 显带带型特征及识别要点

"·"代表染色体特征性深带,"△"显示染色体最突出特点

组	染色体号	着丝粒	G 带	短臂(p)	长臂(q)
A	1	中央	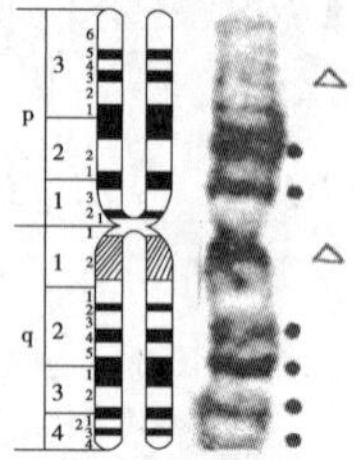	短臂近侧 1/2 有两条宽的深染带,远侧有 3~4 条着色较淡的浅染带,即宽的浅染区	有 5 条深染带,中央的一条最宽和最深,长臂次缢痕深染,形似"黑三角"
A	2	亚中	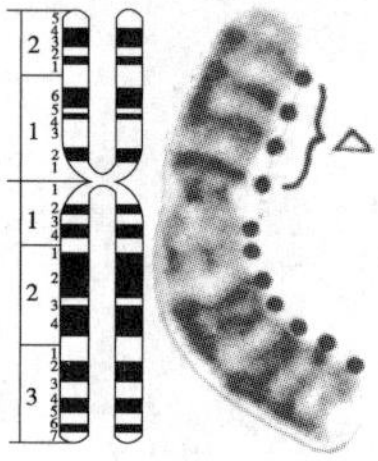	短臂有间隔均匀的 4 条深带,中间两条稍靠近,着丝粒浅染	长臂可见 6~8 条深带
A	3	中央	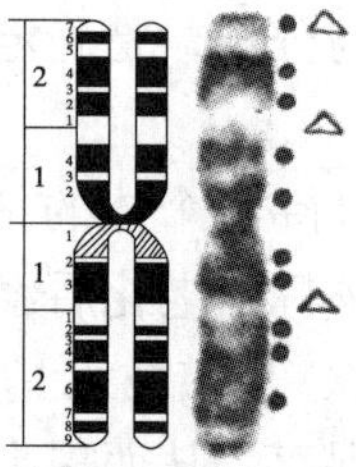	近侧可见 2 条深带,远侧有 3 条深带、其近端部的 1 条较窄,中部有一宽的浅染带	近侧可见 2 条深带,中部是宽的浅染带,远侧有 3~5 条深带
B	4	亚中	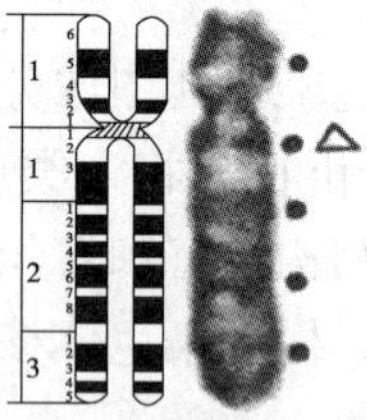	有 1~2 条深带	均匀分布 4 条深带,近着丝粒的那条相对更明显深染
B	5	亚中	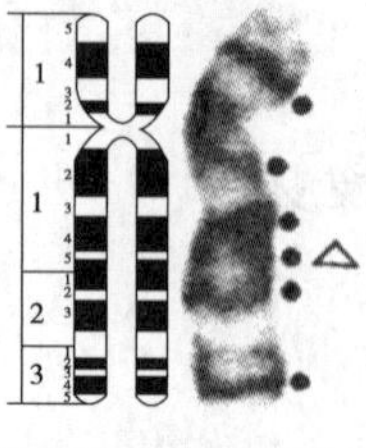	中央可见 1~2 条深带	中段有 3 条深带,形似"黑腰",远端有 1~2 条深带
C	6	亚中	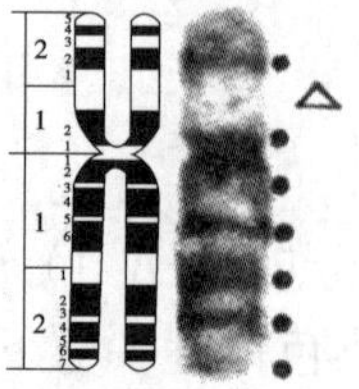	中段为明显宽阔的浅带,形似"白脸",近侧和远侧段各有一条深带,前者紧贴着丝粒	长臂有 6 条深带,近侧一条紧贴着丝粒,远侧末端的一条窄而着色浅

续表

组	染色体号	着丝粒	G带	短臂（p）	长臂（q）
C	7	亚中		有3条深带，末端一条较宽而且色深，形如"瓶盖"	有3条明显的深带，远侧一条较浅且可分为2条
	8	亚中		有2条深带，被一条浅带隔开，这是8号的特征	有3～5条带，远侧段有一条明显而且恒定的深带
	9	亚中		有3条深带，远侧的两条有时融合为一条	可见明显的两条深带，次缢痕一般不着色，在有些标本上呈现出特有的狭长的颈部
	10	亚中		中段有1～2条深带	有间隔均匀的3条深带，近侧的一条着色最深，这是其特点
	11	亚中		近中段可见一条宽的深带，在处理较好的标本上，其可分为二条较窄的深带	近侧有一条深带，紧贴着丝粒，中段有一较宽的深带，在这条带与近侧深带间有一宽的浅带
	12	亚中		中段可见一条深带	近侧有一条紧贴着丝粒的深带，中段有一条宽的深带，两条深带之间的浅带比11号的浅带稍窄
	X	亚中		中段有一明显的深带，宛如"竹节状"，在较好标本上，其远侧还可见一条窄的着色淡的深带	可见4条深带，近侧一条最明显，与短臂的深带相对称呈"竹节样"
D	13	近端			可见4条深带
	14	近端			近侧有2条深带，其中段有一条着色较淡且窄的深带，远端有一明显的深带

续表

组	染色体号	着丝粒	G 带	短臂（p）	长臂（q）
D	15	近端			中段有一明显而宽的深带。远侧端浅染，有时可见 2 条窄而浅染深带
E	16	中央		通常浅染，有时可见 1~2 条浅染深带	次缢痕深染，长度变异大，此外还有 2 条深带，远侧的一条带有时较浅或不明显
E	17	亚中		中段有一条深带	长臂近着丝粒处有一窄的深带，远侧有 2 条深带
E	18	亚中		有一条窄的深带	近侧和远侧各有一条明显的深带，近侧的宽而浓
F	19	中央		着色最浅	着丝粒及其周围为深染，其余均为浅染
F	20	中央		有一明显的深带	在远侧端可见 1~2 条淡染深带
G	21	近端			长臂近着丝粒处有一明显而宽的深带
G	22	近端			在长臂上可见两条深带，近侧一条着色深，且紧贴着丝粒，呈点状，近中段的一条着色淡
	Y	近端		短臂末端有一窄的深带	长臂远侧深染，有时可见 2 条深带

G 带带型识别口诀

一秃二蛇三蝶飘　　　　　　　四像鞭炮五黑腰　　　　　　　六号 1、4 小白脸
七上八下九苗条　　　　　　　十号长臂近带好　　　　　　　十一低来十二高
十三、十四、十五号（3.2.1）　十六长臂缢痕大　　　　　　　十七长臂带脚镣
十八人小大肚泡　　　　　　　十九中间一点腰　　　　　　　二十头重脚轻飘
二十一像个葫芦瓢　　　　　　二十二头小身子大　　　　　　X 扁担两头挑
Y 染色体长臂穿黑靴

【注意事项】

1．实验操作时，注意避免剪下的染色体丢失或不小心蹭掉。
2．将染色体按轮廓剪成长方形，先从大到小排队，以便识别、配对、分组、排列和粘贴。
3．剪贴时要将两条同源染色体紧密排列，而每对之间要有间隔。着丝粒要排列在同一水

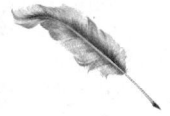

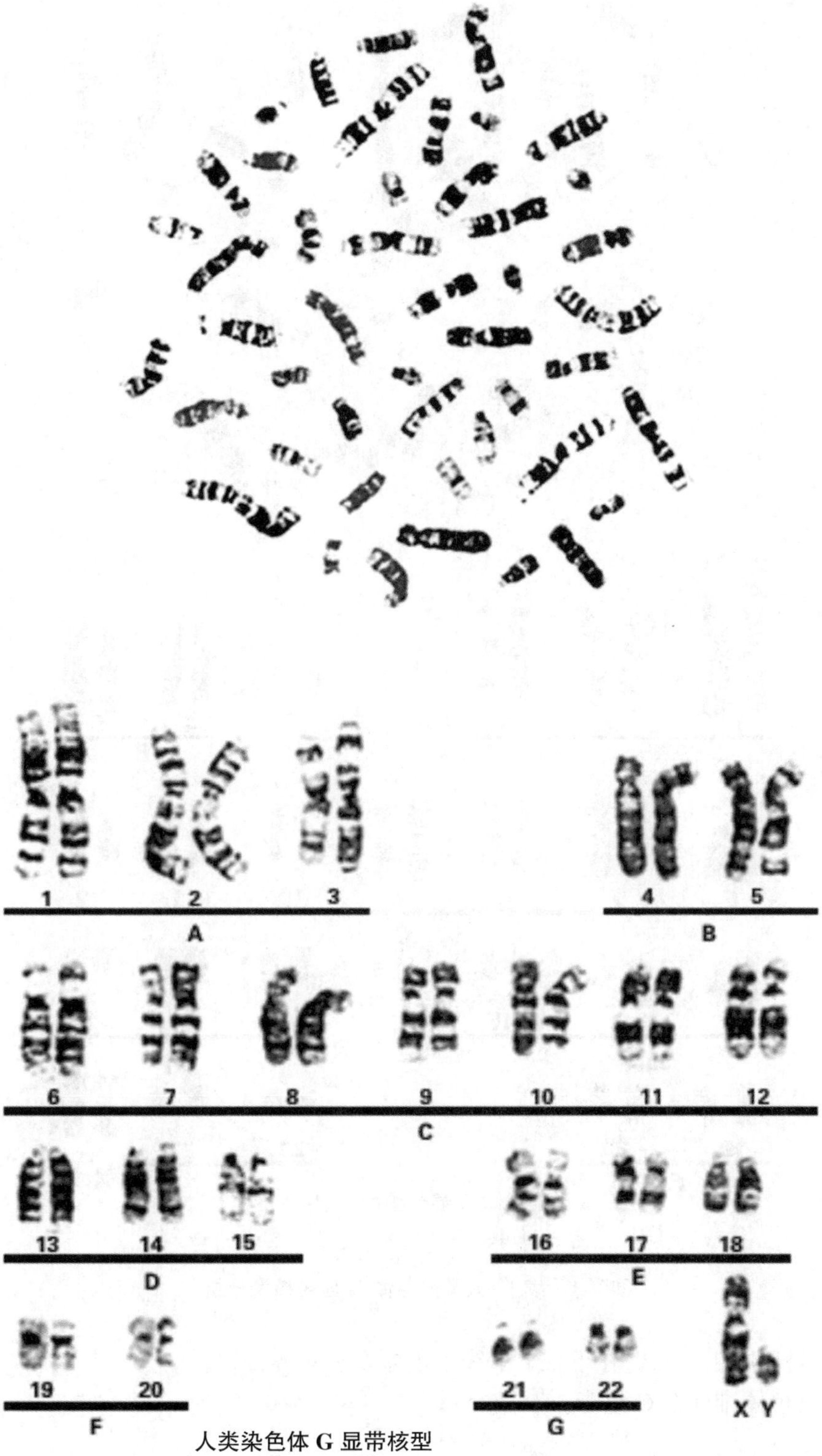

实验四　人类染色体G显带核型分析

人类染色体 G 显带核型
（46,XY）

图Ⅳ-1　人类染色体 G 显带核型分析

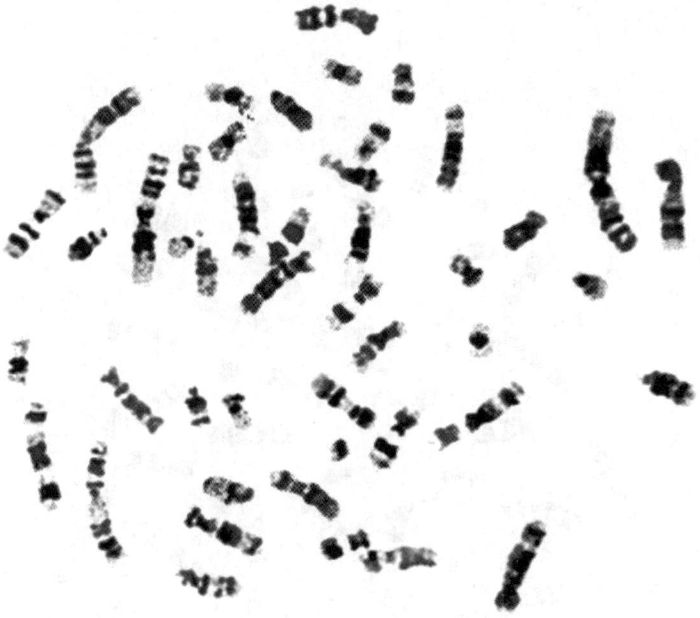

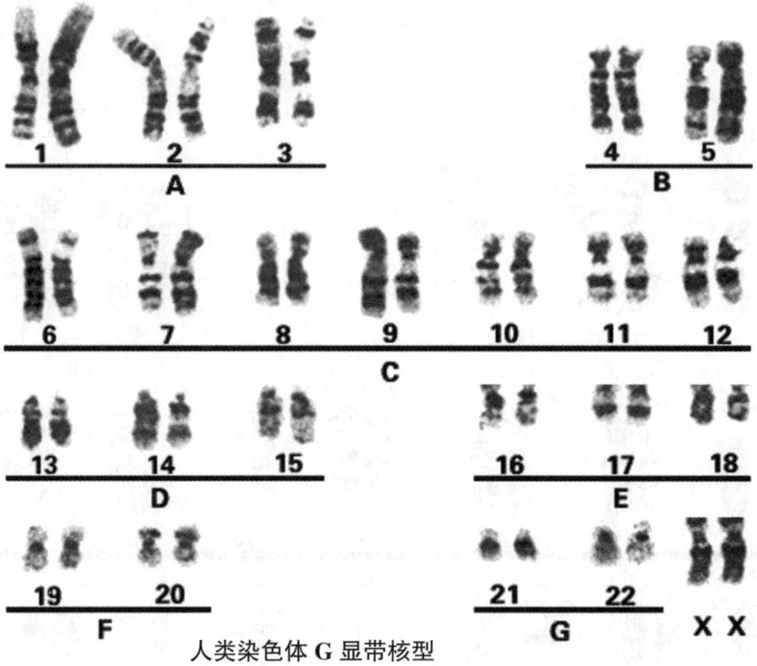

人类染色体 G 显带核型
（46,XX）

图Ⅳ-1（续） 人类染色体 G 显带核型分析

平的横线上，短臂在上，长臂在下，上下线染色体要求对齐排列。

4．将性染色体排列在 G 组旁。

【思考题与作业】

1．完成人类染色体 G 显带核型分析报告。
2．简述人类染色体 G 显带的原理及优缺点。

（王　芳）

人类染色体 G 显带核型分析作业（剪贴用）

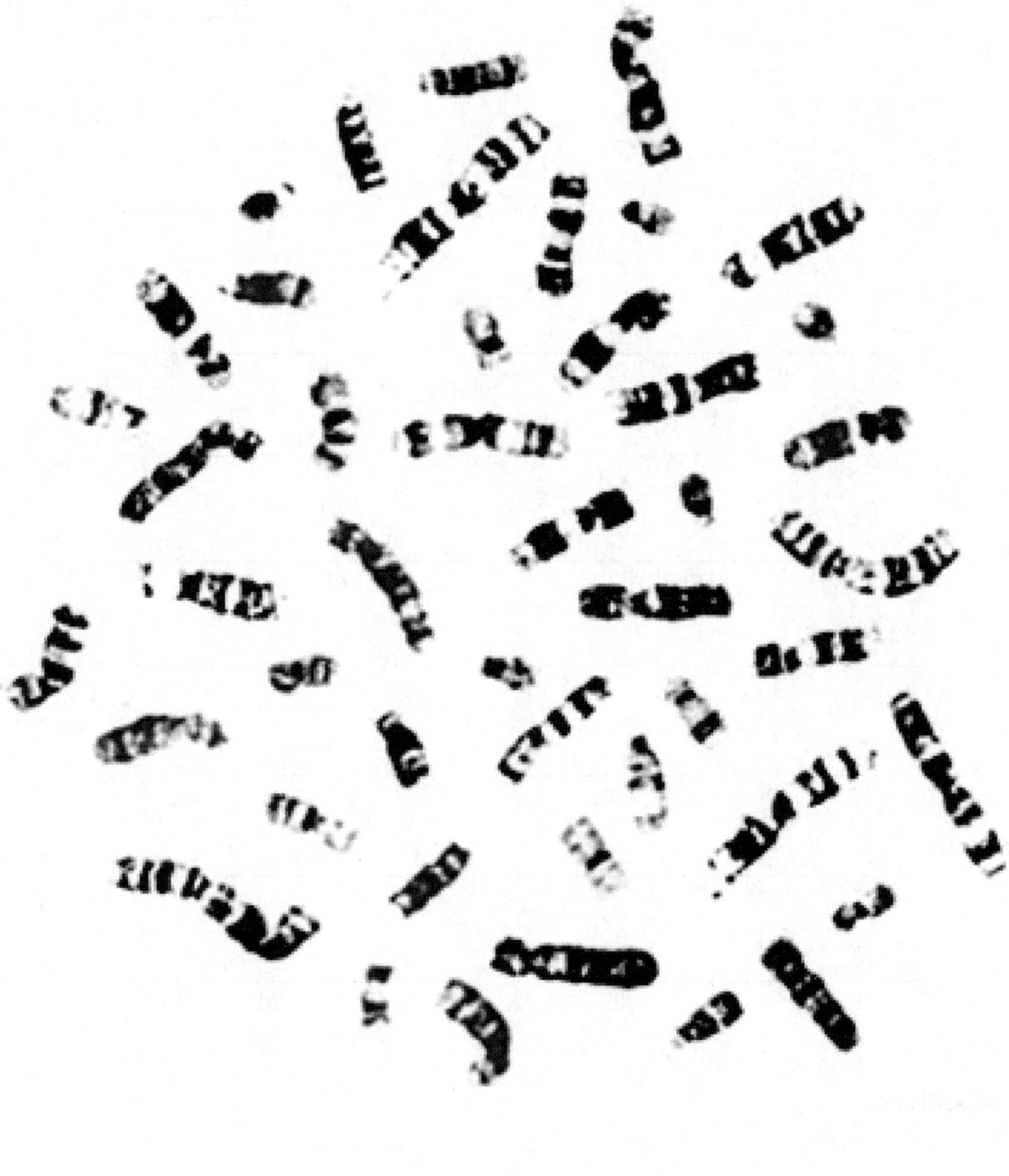

人类染色体核型分析报告

核型描述: 姓名 _____

      _____   班级 _____

                                                              学号 _____

1	2	3		4	5
	A 组			B 组	

6	7	8	9	10	11	12
		C 组			组	

13	14	15		16	17	18
	D 组				E 组	

19	20		21	22	
	F 组			G 组	XX(XY)

结果报告:

实验五

人类遗传病与系谱分析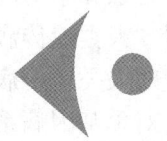

【实验目的】

1. 通过观看人类遗传病影像资料，掌握人类遗传病的基本概念、基本特征和分类。
2. 熟悉几种常见人类遗传病的临床特征、发病机制、遗传方式和系谱特点；了解遗传病的诊断和防治方法。
3. 熟悉单基因遗传病的系谱分析方法，能识别并绘制系谱。

【实验原理】

遗传病特征之一在于具有家族性，所以确定患者家庭成员的基因型，并对患者的父母、近亲和远亲作再发风险率的估算是医学服务的重要目的；同时，为了在医学服务或遗传咨询中正确地作出临床诊断和准确地估算出再发风险率，必须考虑特定基因型在不同群体中可能存在的差异。同一遗传病的致病基因在不同群体中分布上的差异、生殖适合度对群体中基因分布的影响，在临床诊断和遗传咨询中都是很有价值的。另外，遗传性疾病目前多无有效的治疗措施，因此预防遗传病、降低遗传病在人群中的比例，是提高人类遗传素质的关键。

系谱分析是了解遗传病的常用方法。其基本程序是先对某家族各成员出现的某种遗传病的情况进行详细调查，再以特定的符号和格式绘制成反映家族各成员相互关系和遗传病发生情况的图解，然后根据孟德尔定律对各成员的表型和基因型进行分析。通过这样的分析，可以判断某种性状或遗传病属于哪一种遗传方式（单基因遗传、多基因遗传）。如果是单基因遗传，还可进一步确定是显性、隐性或性连锁遗传。

【实验材料】

1. 音像播放设备。
2. 人类遗传病音像资料。
3. 单基因遗传病系谱图。

【实验内容】

1. 观看人类遗传病音像资料，结合遗传病的特点，复习所学过的单基因病、多基因病和染色体病的主要区别，熟悉各类常见遗传病的临床特征、遗传规律和发病机制，了解遗传病的诊断方法和预防措施。
2. 观察教师提供的单基因病系谱，并进行分析讨论，回答如下问题：
（1）该系谱的遗传方式和判断依据是什么？
（2）系谱中谁是先证者？先证者的基因型是什么？
（3）该系谱的系谱特征是什么？

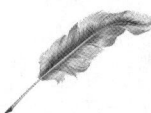

【实验步骤及方法】

1. 教师简要介绍音像和系谱内容，说明注意事项。
2. 学生收听观看"人类遗传病"音像资料，并做简要记录。
3. 教师组织学生对人类遗传病进行分析、讨论、总结。
4. 教师组织学生对单基因病系谱进行分析、讨论、总结。

【注意事项】

注意观看音像资料的细节，注意系谱分析的方法，做好必要的记录。

【实验报告】

在实验报告纸上绘制教师展示的系谱，并在系谱后写出分析结果。

【思考题与作业】

1. 何谓遗传病？简述遗传病的基本特征和分类。
2. 单基因病有几种遗传方式？各有什么特点？列举观察到的一些病例。
3. 多基因病有什么特点？列举观察到的一些病例。
4. 染色体病有什么特点？列举观察到的一些病例。
5. 记录音像资料中介绍的遗传病的病名及其核型或遗传方式。
6. 试述系谱分析要点。

（陈利荣）

实验六

遗传咨询

【实验目的】

1．通过情景模拟，熟悉遗传咨询的一般过程。
2．掌握系谱图的绘制、系谱分析的一般方法。
3．掌握遗传病再发风险的估计方法，具有综合分析能力。

【实验原理】

遗传咨询是应用遗传学和临床医学的基本原理和技术，与遗传病患者及其家属以及有关社会服务人员讨论遗传病的发病原因、遗传方式、诊断、治疗和预后等问题，解答来访者提出的有关遗传学方面的问题，并在权衡对个人、家庭、社会的利弊的基础上，给予婚姻、生育、治疗、预防等方面的医学指导。目的是确定遗传病患者和携带者，以便商讨遗传病预防措施，降低其发病率，最终提高人群遗传素质。

遗传咨询是一个交流的过程，从事遗传咨询的工作人员除具备临床医学和医学遗传学的基本知识，掌握遗传病与其他临床疾病的鉴别诊断指标，掌握系谱分析的原理和方法，熟悉遗传病再发风险估计等，还应该具备较强的交流沟通能力，要有耐心、同情心、责任心。

遗传咨询一般包括下列几个步骤：①询问、查体、实验室检查、收集家族史，绘出系谱图。②依据第一步获得的资料以及实验室检查结果，判断某病是否为遗传病。③根据系谱分析判断遗传病的传递方式。④回答患者及有关人员所提出的各种遗传学问题，例如该遗传病的产生原因、诊断、预防、治疗及再发风险的估计等问题。⑤与患者及家属商谈，并帮助他们作出恰当的选择和确定最佳措施。遗传咨询是减少遗传病患儿出生的有效方法，对降低遗传病的群体发病率，优化人类的遗传素质具有重要意义。

【实验内容】

采用情景模拟实验，分组完成婚前咨询、产前咨询和一般遗传咨询。

（一）婚前咨询

情景设计：

一位青年准备与他的姑表妹结婚，他们家系没有遗传病患者，所以，他们认为结婚对后代不会有影响。请从我国人群的遗传负荷是每人平均携带5～6个有害基因的角度说明二人不宜结婚的原因。

（二）产前咨询

情景设计：

一对夫妇，已生育一个21三体综合征的孩子。

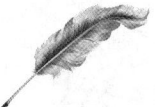

咨询问题：

（1）他们还能生育出正常的孩子吗？

（2）再生育一个正常孩子的概率是多少？

（3）该病属于遗传病吗？发病与性别有关吗？

（4）若再次生育，应该采取什么预防措施？

（三）一般遗传咨询

1．情景设计一：

一对夫妇带一个 5 岁男孩就诊，病孩表现为行走笨拙、摇摆，似"鸭步"状。询问得知，妻子的哥哥在 5 岁左右也表现出以上相似症状，10 岁时由于肌肉萎缩瘫痪在床，至 20 岁死亡。妻子的舅舅也患有此症并早年死亡。

试绘制系谱图，并写出各成员可能具有的基因型，说明该病的遗传方式和特点。

咨询问题：

（1）该病是否可遗传？

（2）该病是否可治愈？

（3）再次生育出健康孩子的概率为多少？

2．情景设计二：

幼年性黑蒙性白痴是一种遗传病，患儿在 6 岁以前表现正常，以后智力发育减退、视力受损导致失明、肌肉萎缩，最后常死于 20 岁前。这种疾患可出现在双亲均正常的家庭中，且男女发病机会均等。现有一对年方 25 岁的表兄妹，表现正常，准备结婚，虽然双方父母正常，但双方的同胞中均有人死于此病。所以前来咨询。

咨询问题：

（1）双方都是携带者的可能性有多大？

（2）基于上述答案，他们生出该病患儿的概率有多大？

（3）通过淋巴细胞空泡形成增多试验可以检测携带者，如果此试验结果表明他们均为携带者，那么他们婚后生一个患儿的可能性是多大？

（4）对他们有什么忠告？

3．情景设计三：

一位女性表型正常，三个哥哥表型也正常，但因她的两个舅舅患有假肥大性肌营养不良（XR），前来咨询。

咨询问题：

（1）她是携带者的可能性有多大？

（2）如果她与正常男性结婚，婚后生男孩的再发风险是多大？生女孩的再发风险是多大？

（3）如果她婚后生了一个患者，如再生育，则生一个正常孩子的可能性是多少？

【注意事项】

1．要求扮演咨询者的同学熟读情景设计，提出交流中患者最关心的问题。

2．扮演遗传咨询工作人员的同学，严格把握咨询流程，耐心询问，仔细记录，科学分析，给出建设性的咨询结果。注意换位思考，保护患者尊严，注重医学伦理。

【思考题与作业】

1．完成情景模拟遗传咨询报告单。

2．在模拟遗传咨询过程中遇到了哪些问题？应如何应对？

（王　芳）

遗传咨询报告单（模拟）

班级：
姓名：
学号：

姓名：　　　　　　性别：　　　　　　年龄：
接收日期：　　　　编号：

病史：

系谱：
系谱绘制：　　　　　　　　　　　　　系谱分析：

相关检查：
项目：　　　　　　　　　　　　　　　结果：

建议与解释：

报告医师：
报告日期：

附录

自测题参考答案

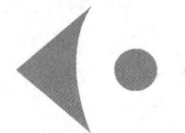

第一章参考答案

一、A型选择题

1. B 2. C 3. A 4. B 5. C 6. D 7. E 8. A 9. C 10. B

二、名词解释

1. 医学遗传学：是遗传学与医学相结合的一门边缘学科，是一门研究遗传病的发病机制、遗传规律、诊断、治疗和预防的科学，从而控制遗传病在一个家系的再发，降低它在人群中的危害，提高人类的健康水平。

2. 遗传病：是因遗传因素而罹患的疾病。

3. 家族性疾病：是具有家族聚集现象的疾病，即在一个家庭或家族中多个成员患同一种疾病，有遗传性或非遗传性两种类型。

4. 先天性疾病：是指出生后即表现出来的疾病或发育异常，有遗传性或非遗传性两种类型。

5. 体细胞遗传病：是指由于体细胞中遗传物质改变所导致的疾病，这类遗传病一般不向后代垂直传递。

6. 细胞遗传学：主要研究细胞中染色体的结构和功能、行为规律及遗传机制。医学细胞遗传学则主要研究人类染色体的数目和结构异常即染色体畸变与疾病的关系。

7. 生化遗传学：应用生物化学的理论和方法研究遗传病中的遗传物质改变以及相应的蛋白质或酶的变化。医学生化遗传学主要研究基因突变导致的分子病或遗传性酶病等。

8. 分子遗传学：应用现代分子生物学理论和技术，研究遗传和变异的分子机制。医学分子遗传学主要从DNA水平研究致病基因的结构、突变、表达和调控等，为遗传病的基因诊断、基因治疗等提供新的策略和手段。

9. 群体遗传学：研究群体的遗传结构及其演变规律。医学群体遗传学主要研究人类群体中各种遗传病的发病率、传递方式、致病基因频率、携带者频率、突变率及影响因素，控制遗传病在人群中的流行。

10. 临床遗传学：是医学遗传学在临床中的应用。其研究内容主要包括遗传病的诊断、预防和治疗。

三、简答题

1. 何谓遗传病？遗传病有哪些主要类型？

答：遗传病是遗传物质改变所导致的疾病。不管是核内遗传物质DNA分子改变，还是线粒体内mtDNA分子的改变，均可引起遗传病。遗传物质的改变可以发生在生殖细胞或受精卵，也可以发生在体细胞内。通常，遗传物质具有垂直传递的特征。遗传病主要类型有：①染色体病；②单基因病；③多基因病；④线粒体遗传病；⑤体细胞遗传病。

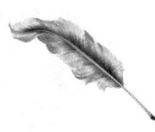

2．简述单基因病的主要类型。

答：单基因病可分成常染色体连锁遗传病、性染色体连锁遗传病和线粒体遗传病三大类。常染色体连锁遗传病又可分为常染色体显性遗传病和常染色体隐性遗传病；性染色体连锁遗传病又可分为 X 连锁显性遗传病、X 连锁隐性遗传病和 Y 连锁遗传病。

3．如何理解遗传病与先天性疾病和家族性疾病的关系？

答：遗传病是遗传物质发生改变所导致的疾病。通常，遗传病具有垂直传递的特征。先天性疾病是指出生后即表现出来的疾病或发育异常，分为遗传性和非遗传性两种类型。遗传性的先天性疾病是遗传病，是遗传物质发生改变所致。非遗传性的先天性疾病是由于环境因素作用所致，不是遗传病。另一方面，并非所有的遗传病都表现为先天性疾病，有些遗传病在出生时并无症状，需发育到一定年龄时才发病。家族性疾病是指具有家族聚集现象的疾病。家族性疾病的发生也分为遗传性和非遗传性两种类型。显性遗传病的家族聚集现象明显，但是家族性疾病并不一定都是遗传病，如家族中多个成员患某种传染病，不涉及遗传物质改变，主要由共同生活环境造成。另一方面，某些遗传病特别是隐性遗传病只有致病基因纯合时才发病，故表现为散发性，即一个家庭中通常只有一个人发病而无明显家族史。

综上所述：①遗传病具有遗传性；②遗传病多是先天性疾病；③遗传病往往表现为家族性疾病；④遗传病并非完全等同于先天性疾病或家族性疾病。

4．简述人类基因组计划的目标和任务。

答：人类基因组计划主要探讨基因组的结构特点（又称结构基因组学）。1985 年提出测定人类基因组全序列的计划。1990 年正式启动了该计划。2004 年 10 月 21 日，美国、英国、法国、日本、德国及中国共同完成了人类全基因组高精度序列图。人类基因组大小约 3.2×10^9 bp，不同个体之间 99.99% 的基因序列是相同的。目前认为人类基因组中有 2 万～2.5 万个基因。人类各基因的大小差异较大。人类基因在基因组中并非均匀分布。人类基因组主要研究内容包括遗传图、物理图、序列图、基因图几个方面。

5．简述表观遗传病及类型。

答：表观遗传病是由于表观遗传修饰异常引起的疾病，可分为两类：一类是发育的重新编码过程中相关基因表观遗传修饰的异常，称为表观突变；另一类是与表观遗传修饰分子相关的蛋白质编码基因的异常。表观遗传病包括癌症、免疫疾病、脑部疾病、复杂代谢病和基因组印记病等。

第二章参考答案

一、A 型选择题

1．B　2．C　3．B　4．D　5．D　6．A　7．A　8．B　9．C　10．D

二、名词解释

1．基因：是具有遗传效应的 DNA 片段。

2．割裂基因：真核生物结构基因中外显子（编码序列）被内含子（非编码序列）分隔开来，形成镶嵌排列的断裂形式。又称为断裂基因。

3．外显子：真核生物结构基因中的编码序列，是能够编码多肽链的 DNA 序列。

4．内含子：真核生物结构基因中的非编码序列，是不能编码多肽链的间隔序列。

5．密码子：在 mRNA 中，每三个相邻的碱基作为一个遗传密码，称为密码子。

6．转录：指以 DNA 为模板，在 RNA 聚合酶的作用下合成 RNA 的过程。

7．翻译：指以 mRNA 为模板，合成具有一定氨基酸顺序的多肽链的过程。

8．点突变：指 DNA 链上组成核苷酸的某一个碱基被另一个碱基所取代而造成的突变。

三、简答题

1. 简述基因的功能。

答：基因是具有遗传效应的 DNA 片段，故基因的功能反映了 DNA 的功能。基因的功能主要表现为三个方面：①储存遗传信息，基因上的碱基序列就代表遗传信息，所以，储存遗传信息是基因的基本功能；②自我复制，基因的复制是随着 DNA 的复制而进行的，通过复制使遗传信息的量成倍增加，再通过细胞分裂将其平分给两个子细胞；③基因表达，是指将储存在基因中的遗传信息通过转录和翻译转变成蛋白质或酶，进而决定生物体的性状。

2. 简述中心法则的主要内容。

答：基因功能的实现，可以概括为遗传信息传递的"中心法则"，即：①遗传信息通过复制由 DNA 传递给 DNA；②遗传信息通过转录由 DNA 传递给 RNA；③遗传信息通过翻译由 mRNA 传递给蛋白质。

3. 何谓基因突变？基因突变有哪些主要类型？基因突变引起哪些后果？

答：生物体内细胞中的遗传物质通常能保持相对的稳定性，但在一定的物理、化学和生物等因素的影响下，遗传物质也可能发生改变，这种遗传物质的变化及其所导致的表型改变称为突变。基因突变的方式有多种，根据 DNA 碱基的组成和排序改变情况，一般可分为四种类型：碱基置换、移码突变、整码突变和动态突变。基因突变的后果主要有：①产生不可察觉的表型效应；②产生生化组成的遗传学差异；③产生有利的积极效应；④引起遗传性疾病。

第三章参考答案

一、A 型选择题

1. B 2. C 3. C 4. C 5. B 6. A 7. B 8. D 9. D 10. B 11. D 12. C

二、名词解释

1. 细胞周期：是指连续分裂的细胞从一次有丝分裂结束到下一次有丝分裂完成所经历的整个过程。

2. 有丝分裂：是真核细胞将其细胞核中染色体复制后，平均分配到两个子代细胞核中的过程，是真核细胞增殖的主要方式。

3. 减数分裂：是有性繁殖的生物体在生殖细胞或配子形成时所发生的一种特殊的有丝分裂过程。因分裂后形成的子细胞中的染色体数目减半，故称减数分裂。

4. 同源染色体：指大小、形态结构相同，一条来自父方、一条来自母方的一对染色体。

5. 二价体：在减数分裂Ⅰ前期的偶线期中每一对同源染色体互相配对称联会，联会的结果是每对同源染色体形成一个二价体，此时，每条染色体由两条姐妹染色单体组成。有 n 对染色体的细胞中将形成 n 个二价体。

6. 核型：一个体细胞的全部染色体所构成的图像。

三、简答题

1. 简述染色质和染色体的关系。

答：染色质和染色体是真核生物遗传物质在细胞核中的存在形式，是核基因载体。染色体和染色质都是由 DNA、组蛋白、非组蛋白和少量 RNA 等组成的核蛋白复合物。它们是同一物质在细胞周期不同阶段的两种不同的存在形式，它们的形态结构在细胞周期的不同阶段可以相互转变。间期的染色质有利于遗传信息的复制和表达，分裂期的染色体有利于遗传物质的平均分配。

2. 简述细胞周期的过程。

答：一个完整的细胞周期包括间期和有丝分裂期两个阶段。

（1）间期：细胞从一次分裂结束，到下次分裂开始之前的一段时间。是 DNA 复制和细胞

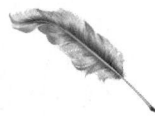

分裂的物质准备和积累阶段，是物质代谢非常活跃的时期。间期又可分为 G_1 期（DNA 合成前期）、S 期（DNA 合成期）、G_2 期（DNA 合成后期）三个时期。

（2）有丝分裂期：是从细胞间期结束到新的间期出现的一个阶段，此期主要特征是把 S 期已经复制的两套遗传物质（DNA）平均分配到两个子细胞中。最明显的变化是细胞核中染色体的变化，确保细胞核内染色体能精确均等地分配给两个子细胞核，使分裂后的细胞保持遗传上的一致性。它是一个连续的动态变化过程。根据其主要变化特征，可将其分为前期、中期、后期和末期四个时期。

3．简述减数分裂的意义。

答：减数分裂的过程包括减数分裂Ⅰ和减数分裂Ⅱ。经过两次连续的细胞分裂，染色体只复制了一次，因此所形成的生殖细胞中染色体数目减半。

（1）减数分裂是人类细胞染色体数目保持恒定及遗传性状相对稳定的保证。经过减数分裂所形成的生殖细胞，染色体数目减半，成为单倍体（n）。精卵结合成受精卵，其染色体数又恢复为二倍体（2n），使子代获得了父、母双方的遗传物质，保证了人类染色体数目、亲子代之间遗传物质及遗传性状的相对稳定。

（2）减数分裂中同源染色体的联会和分离是基因分离定律的细胞学基础；不同对染色体之间可以随机组合进入生殖细胞，是基因自由组合定律的细胞学基础；非姐妹染色单体之间发生部分交换，是基因的连锁与互换定律的细胞学基础。

（3）减数分裂为后代遗传成分的多样性奠定了基础。同源染色体分离进入不同的生殖细胞，非同源染色体的随机组合也增加了生殖细胞的种类。

第四章参考答案

一、A 型选择题

1．E 2．C 3．D 4．B 5．D 6．A 7．C 8．B 9．C 10．E 11．B 12．B 13．D 14．C 15．D 16．D 17．A 18．C 19．D

二、名词解释

1．外显率：某一基因型个体显示预期表型的比例。

2．亲缘系数：指两个近亲个体在某一基因座上具有相同基因的概率。

3．不完全外显：由于修饰基因或环境因素的影响，使某基因的预期性状没有表现出来，基因的外显率降低。

4．交叉遗传：X 连锁遗传中男性的致病基因只能从母亲获得，将来只能传给女儿，不存在从男性向男性的传递。

5．限性遗传：指位于性染色体上的基因所控制的遗传性状只局限于雄性或雌性上表现的现象。

三、简答题

1．一对表型正常的夫妇，婚后生出了一个患有白化病的女儿和一个色盲的儿子，请分析其原因。

答：①白化病的遗传方式为 AR，父母表型正常，但均为致病基因携带者，故可生育白化病女儿；其子表型正常，可能为致病基因携带者，也可能为正常的纯合子；②色盲为 XR 疾病，儿子患病，则其母为携带者。

2．X 连锁隐性遗传病的遗传特点是什么？

答：①人群中男性患者远较女性患者多，系谱中往往只有男性患者；②双亲无病时，儿子可能发病，女儿则不会发病；儿子如果发病，母亲一定是携带者，女儿也有 1/2 的可能性为携带者；③男性患者的兄弟、外祖父、舅父、姨表兄弟、外甥、外孙等也有可能是患者；④如果

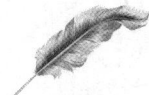

女性是患者,其父亲一定也是患者,母亲一定是携带者。

3．为什么近亲婚配中,子代 AR 病发病风险明显增高?

答:近亲结婚是指 3～4 代之内有共同祖先的个体之间的婚配,由于他们之间可能从共同祖先传来某一基因,所以他们基因相同的可能性较一般人要高得多,如堂兄妹间基因相同的可能性为 1/8,如果某 AR 病的发病率为 1/10 000,那么堂兄妹间婚配子代的发病风险是 1/50×1/8×1/4＝1/1600,而随机婚配则是 1/50×1/50×1/4＝1/10 000,近亲婚配的风险是随机婚配的 6.25 倍。

4．Duchenne 肌营养不良（DMD）是一种 X 连锁隐性遗传病,一个女性的弟弟和舅舅都患 DMD。试问这个家庭中 DMD 基因是否由遗传还是突变而来?谁是肯定的携带者?谁可能是携带者?这位女性婚后所生儿子中,遗传 DMD 的风险如何?

答:DMD 基因是由遗传而来的。该女性的外祖母及母亲一定是携带者,该女性可能是携带者,可能性为 1/2,其所生儿子中有 1/4 可能患 DMD。

5．白化病（AR）群体发病率为 1/10 000,一个人的叔叔患此病。①他与其姑表妹结婚,所生子女的发病风险是多少?②他与无血缘关系的正常女性婚配所生子女发病风险是多少?③二者相比说明什么问题?

答:① 1/3×1/3×1/4＝1/36。

②人群中 Aa 出现的概率为:2×1/100×99/100 ≈ 1/50,该男子与无血缘关系的正常女性婚配所生子女发病风险为:1/3×1/50×1/4＝1/600。

③二者相比较说明近亲婚配会增加隐性遗传病的发病率。

第五章参考答案

一、A 型选择题

1．C　2．C　3．A　4．C　5．A　6．B　7．C

二、名词解释

1．易患性:在多基因病中,由遗传基础和环境因素共同作用,决定了一个个体是否容易患病,称为易患性。

2．易感性:在多基因病中,若干微效致病基因的累加作用,使带有致病基因的个体有患病的遗传基础。这种由遗传基础决定一个个体患病的风险称为易感性。

3．质量性状:指在群体中,性状的变异分布是不连续的,相对性状之间的差别明显,中间没有过渡类型,彼此间有质的差别。

4．数量性状:指在群体中,性状的变异分布是连续的,不同个体间没有质的差别,只是量的差异,并且在群体中有许多表现类型。

5．微效基因:数量性状的遗传基础是两对或两对以上的等位基因,每对等位基因间没有显、隐性区别,呈共显性;每个基因对产生表型的影响是微小的,但多个基因的作用累积起来,决定一个个体的表型,这些基因称为微效基因。

三、简答题

1．简述多基因病的特点。

答:①有明显的家族聚集倾向,即患者亲属的发病率高于群体发病率;②随着亲属级别的降低,患者亲属的发病风险迅速降低;③近亲婚配时,子女患病风险也增高,但不如常染色体隐性遗传病那样明显;④病情越重,患者同胞及后代发病风险越大;⑤发病率有种族（或民族）差异,这表明不同种族（民族）的基因库是不同的;⑥发病率均高于 0.1%。

2．已知某种多基因病在男性的发病率为 0.2%,在女性的发病率为 1%,试问哪种性别的患者婚后所生子女发病率高?为什么?

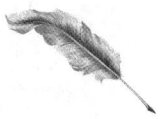

答：男性患者所生子女发病风险高。因为这种多基因病，女性的群体发病率是男性的 5 倍，说明女性的阈值低，男性的阈值高。男性一旦发病，说明他一定带有较多的易感基因，因此，他的子女发病风险高。

四、案例讨论

答：生育男患儿的家庭再发风险高。因为该病女性发病率高于男性，说明男性的发病阈值高。一对夫妇生育了男患儿，说明这对夫妇携带较多易感基因，可以向一下代传递较多易感基因，所以再发风险高。

第六章参考答案

一、A 型选择题

1．C 2．C 3．D 4．B 5．A 6．A 7．C 8．B 9．E 10．B 11．E 12．A 13．C 14．D

二、名词解释

1．染色体畸变：是指染色体发生数目和结构上的异常改变。

2．整倍性改变：整倍性改变指体细胞中的染色体数目以 2n 为标准，以 n 为基数，成倍地增加或减少。

3．易位：包括相互易位和罗伯逊易位。两条染色体分别发生一次断裂，相互交换片段后重接称为相互易位。罗伯逊易位是由近端着丝粒染色体的长臂通过着丝粒融合产生的一种特殊类型的易位，该易位通常带有染色体短臂的缺失。

4．嵌合体：某个体内同时含有两种或两种以上不同核型的细胞系就称为嵌合体。

5．染色体病：由于染色体数目和结构畸变所导致的疾病。

6．脆性 X 染色体：是指在 Xq27.3 位置呈细丝样结构，可以观察到明显的断裂或裂隙，这些断裂或裂隙称为脆性部位，具有该部位特征的 X 染色体就叫脆性 X 染色体。

三、简答题

1．嵌合体的发生机制是什么？

答：嵌合体即同时含有两种或两种以上不同核型细胞系的个体。如某人体内既有 46,XX 的细胞，又有 45,X 的细胞，此人即为一嵌合体的个体。但是嵌合体并不仅仅包括数目畸变，还有染色体结构畸变嵌合体。如果在卵裂的过程中发生染色体的不分离或丢失以及结构畸变就会造成嵌合体的产生。因为在有丝分裂过程中，如果发生染色体不分离，分裂的结果是形成一个单体型细胞（亚二倍体）和一个三体型细胞（超二倍体）；如果发生染色体丢失，分裂结果是产生一个单体型细胞（亚二倍体）和一个二倍体细胞。所以卵裂早期发生染色体不分离或丢失，将导致嵌合体的产生。一般 X 染色体单体型细胞，即 45,X 可以存活，而常染色体单体很难存活，故嵌合体多为第二次或第二次以后卵裂时染色体不分离造成的。此外，如卵裂早期发生染色体的断裂及断裂后的异常重接，可造成染色体结构畸变嵌合体的产生。

2．导致多倍体形成的机制有哪些？

答：一般认为多倍体形成的机制有双雄受精、双雌受精和核内复制。双雄受精即同时有两个精子进入卵子使其受精。由于每个精子带有一个染色体组，所以它们与卵子中原有的一个染色体组共同形成了三倍体的受精卵。双雌受精即含有一个染色体组的精子与含有两个染色体组的异常卵子受精，即可形成三倍体的受精卵。核内复制是指在一次细胞分裂时，DNA 复制了两次，这样形成的两个子细胞都是四倍体。

3．简述 Klinefelter 综合征的临床特征。

答：外表为男性，在儿童期无任何症状。青春期开始后症状逐渐明显，身材瘦长。体力较差；无胡须，体毛少，喉结不明显，皮下脂肪发达，25% 的患者乳房发育；阴茎短小，睾丸

很小或隐睾，不能产生精子，因而不育；少数患者智力低下，一些患者有精神异常或精神分裂症倾向。

4．5p⁻综合征的主要临床表现有哪些？

答：本病最主要的临床特征是患儿在婴幼儿时期的哭声似猫叫，故又称猫叫综合征。随着年龄的增长，猫叫样的哭声会逐渐消失。患儿头小，出生时面圆如满月状，眼间距宽，外眼角下倾，斜视，低位耳，扁平足，生长发育迟缓，智力低下，50% 有先天性心脏病。

第七章参考答案

一、A 型选择题

1．B 2．C 3．D 4．E 5．E

二、名词解释

1．母系遗传：指母亲将 mtDNA 传递给她的子女，但只有女儿能将其 mtDNA 传递给下一代。

2．异质性：由于 mtDNA 发生突变，导致同一组织或细胞中具有两种或两种以上的 mtDNA，即同时存在野生型 mtDNA 和突变型 mtDNA。

3．复制分离：是指在细胞分裂时，突变型和野生型 mtDNA 随机分配到子代细胞，导致 mtDNA 异质性变化的过程。

4．阈值效应：是指突变的 mtDNA 数量达到一定程度时，才引起某种组织或器官的功能异常。

三、简答题

1．简述线粒体 DNA 的遗传特性。

答：半自主性；突变率高；遗传密码与通用密码不同；母系遗传；同质性与异质性；细胞分裂时 mtDNA 的复制分离；阈值效应。

2．简述核 DNA 在线粒体中的作用。

答：线粒体中结构和功能相关的蛋白质，仅有少数是由 mtDNA 编码产生，绝大多数蛋白质是由 nDNA 编码，在细胞质的核糖体合成后转运入线粒体中；同时，mtDNA 基因的表达受 nDNA 的制约，线粒体的遗传系统受控于细胞核遗传系统。因此，mtDNA 必须与 nDNA 协同作用，才能完成能量代谢过程。

第八章参考答案

一、A 型选择题

1．A 2．D 3．C 4．B 5．D 6．A 7．B 8．E 9．B 10．D

二、名词解释

1．分子病：是指由于基因突变导致的蛋白质分子结构或合成量异常所引起的疾病。

2．血红蛋白病：是指珠蛋白分子结构异常或合成量异常所引起的疾病，习惯上将其分为异常血红蛋白病和珠蛋白生成障碍性贫血两大类。

3．血友病：是指一组由于血液中某些凝血因子的缺乏而导致严重凝血障碍的遗传性出血性疾病，其主要类型有血友病 A（甲型）和血友病 B（乙型）。

4．遗传性酶病：由于基因突变导致酶蛋白缺失或酶活性异常所引起的遗传性代谢紊乱。

三、简答题

1．以镰状细胞贫血为例，阐述分子病的发病机制。

答：正常血红蛋白由 2 条 α 和 2 条 β 珠蛋白链组成，镰状细胞贫血是由 β 珠蛋白基因缺陷所引起的一种疾病，患者 β 珠蛋白基因的第 6 位密码子由正常的 GAG 变成了 GTG（A→T），

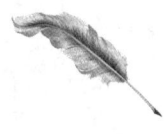

正常编码的谷氨酸（Glu）被缬氨酸（Val）取代，使血红蛋白 A 变成血红蛋白 S，形成异常血红蛋白 Hb S。这种血红蛋白分子表面电荷改变，导致溶解度下降，血红蛋白 S 在脱氧状态下聚集成长棒状，使红细胞镰变。镰变细胞引起血液黏性增加，易阻塞毛细血管，造成散发性的组织局部缺氧、甚至坏死，产生肌肉骨骼疼痛、腹痛等痛性危象。同时镰变细胞的变形能力降低，不易变形通过狭窄的毛细血管，易受到挤压破裂，导致溶血性贫血。

2．简述珠蛋白生成障碍性贫血类型、分子机制和临床症状。

答：珠蛋白生成障碍性贫血是由于某种珠蛋白基因突变或缺失，使相应的珠蛋白链合成障碍，导致类 α 链和类 β 链合成不平衡，结果相对"过剩"的珠蛋白链自身聚集。一方面它们影响正常的携氧功能；另一方面它们会沉降在红细胞膜上，使膜的变形能力降低、脆性增加。当这些红细胞通过狭窄的毛细血管时，易挤压破裂，引发溶血性贫血。按照合成速率降低的珠蛋白类型分为 α- 珠蛋白生成障碍性贫血和 β- 珠蛋白生成障碍性贫血两大类型。

3．简述遗传性酶病的发病机制。

答：人体正常代谢是由许多代谢反应交织成网而形成的平衡体系，每步反应都需要酶参与调节。如果基因突变引起酶缺乏或活性异常，便会影响相应的生化过程，进而引起一系列连锁反应的异常，打破正常的平衡，造成某些物质大量蓄积或缺乏而致病。绝大多数遗传性酶病由酶失活或活性降低而引起，仅有少数酶的活性增高可导致遗传性酶病。遗传性酶病的发病机制主要归结为以下几个方面：代谢终产物缺乏、代谢中间产物积累、代谢底物积累、代谢副产物积累、代谢产物增加和反馈抑制减弱。

4．苯丙酮尿症有哪些主要的临床特征？简述其发病机制。

答：苯丙酮尿症是一种以智力障碍为主要特征的遗传性酶病，由苯丙氨酸羟化酶遗传性缺陷引起。经典型苯丙酮尿症患儿出生时基本正常，3～4 个月时，逐渐出现智力发育不全，未治愈者将发展为痴呆。患儿步伐小，姿势似猿猴，肌张力亢进，易激动，甚至惊厥，多数有脑电图异常。90% 以上的患者表现为毛发淡黄，皮肤白皙，甚至虹膜呈黄色（白种人呈蓝色）。此外，患儿的尿液和汗液中有一种特殊的鼠尿味。

苯丙氨酸羟化酶缺乏可阻断苯丙氨酸转化成酪氨酸，苯丙氨酸经旁路代谢产生苯丙酮酸、苯乳酸、苯乙酸等代谢产物，由尿液和汗液排出，使患儿体表、尿液有特殊的鼠尿味，产生经典型苯丙酮尿症。旁路代谢产物累积可抑制 L- 谷氨酸脱羧酶的活性，使 γ- 氨基丁酸生成减少，同时还可抑制 5- 羟色氨脱羧酶的活性，影响 5- 羟色氨生成，从而影响大脑发育。另外，旁路产物可抑制酪氨酸酶的活性，使黑色素合成减少，导致患儿呈白化现象。

第九章参考答案

一、A 型选择题

1．D　2．E　3．C　4．B　5．A　6．B　7．A　8．D　9．D　10．A

二、名词解释

1．标记染色体：在肿瘤发生发展过程中，由于肿瘤细胞增殖失控等原因，导致细胞有丝分裂异常并产生部分染色体断裂与重接，形成了一些结构特殊的染色体。

2．癌基因：能引起正常细胞癌变的基因。

3．病毒癌基因：反转录病毒基因组中能使病毒感染细胞发生癌变的基因。

4．细胞癌基因（原癌基因）：存在于正常细胞中与病毒癌基因同源的序列称为细胞癌基因或原癌基因。

5．抑癌基因：存在于正常细胞基因组中能够抑制肿瘤形成的基因。

三、简答题

1．如何理解肿瘤发生与遗传因素的关系？

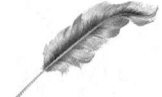

答：①肿瘤的发生具有家族聚集现象；②有些恶性肿瘤通常呈现常染色体显性遗传方式；③某些单基因病和染色体病具有癌变表现；④多数肿瘤表现出多基因遗传的特点。这些都表明肿瘤的发生与遗传因素有密切关系。

2．细胞癌基因有哪几种激活方式？

答：（1）细胞癌基因突变：细胞癌基因在射线或化学致癌剂作用下，发生碱基替换、缺失或插入而激活细胞癌基因，改变其编码的蛋白质结构，导致突变蛋白不受调控而出现过度表达。

（2）细胞癌基因的扩增：在许多肿瘤和已转化的细胞系中发现存在细胞癌基因的多个拷贝，这是细胞癌基因扩增的结果，基因扩增后常出现基因的过度表达。

（3）染色体断裂与重排：由于染色体断裂与重排导致细胞癌基因在染色体上的位置发生改变，结果使细胞癌基因激活并异常表达。

3．简述癌基因与抑癌基因的关系。

答：癌基因与抑癌基因这两类互相拮抗的基因精细平衡控制着细胞的生长。任何一种产物的异常表达，如一种癌基因的过度表达，或一种抑癌基因的失活，都可能导致细胞生长的失控。癌的生成是一个涉及多种癌基因活化和抑癌基因失活的多步骤累积变化的过程。

第十章参考答案

一、A 型选择题

1．B 2．B 3．C 4．D 5．B 6．D 7．B 8．B 9．E

二、名词解释

1．基因诊断：又称 DNA 诊断或分子诊断，即用目前人类对基因组的认识和分子遗传学数据，检查分子结构水平和表达水平，对普通遗传病或家族遗传病作出的诊断。是利用分子生物学技术，直接从基因水平检测人类的基因缺陷，从而对疾病进行诊断的方法。

2．聚合酶链反应（polymerase chain reaction，PCR）：是一种模拟天然 DNA 复制过程的体外 DNA 扩增法，它在引物的引导下通过 DNA 聚合酶催化，使 DNA 分子在体外大量扩增。

3．基因治疗：是指运用 DNA 重组技术设法修复患者细胞内有缺陷的基因，使细胞恢复正常功能，以达到治疗疾病的目的。

4．核酸分子杂交技术：是基因诊断的基本方法之一。其基本原理是：根据核酸分子碱基互补原则，互补的核酸单链能够在一定条件下结合成双链，即能够进行杂交。这种结合是特异的，它不仅能在 DNA 和 DNA 之间进行，也能在 DNA 和 RNA 之间进行。

三、简答题

1．为什么说基因芯片是基因诊断的发展方向？

答：基因芯片可以微量化、大规模、并行化、高度自动化地处理生物样品，精细地研究各种状态下分子结构的变异，了解组织细胞基因表达情况。既可以检测基因的多态性，也能检测基因突变，特别适用于多个基因、多个位点的同时检测，大大节约了诊断时间。

2．基因治疗存在哪些问题？

答：①导入基因是否持续表达。靶细胞寿命短，需反复治疗，治疗过程繁复、成本高。应研究长寿命的靶细胞（如造血干细胞，骨髓前体细胞等）。②导入基因能否高效表达。导入基因表达均不十分活跃，反转录病毒须带有高效启动子 [如即早（*IE*）基因启动子等]。③安全性。反转录病毒载体有诱导肿瘤或并发症的可能；载体病毒自发重组产生有包装能力的辅助病毒或辅助病毒污染，即可扩散感染其他细胞，导致机体病变。④伦理学问题。生殖细胞基因治疗可将遗传改变直接传递给后代，对后代有不可预知的危险性；载体与外源基因的随机插入，将影响靶细胞基因组的稳定性，不稳定的基因组同样是不可预知的。

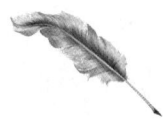

3．遗传病实验室检查的主要方法有哪些？

答：遗传病实验室检查的主要方法包括染色体检查、性染色质检查、生化检测及基因诊断。染色体检查也称核型分析，是确诊染色体病的最终手段；性染色质检查可辅助诊断性染色体数目畸变所造成的疾病，如 Turner 综合征、Klinefelter 综合征、XYY 综合征及两性畸形等；生化检查是临床医学诊断单基因病的首选方法；而基因诊断是诊断遗传病最有前途的方法。

第十一章参考答案

一、A 型选择题

1．B　2．D　3．B　4．A　5．A　6．A

二、名词解释

1．遗传筛查：是研究群体各成员某一位点基因类型的一项普查。通过筛查，可及早发现携带致病基因的个体，有利于遗传病的预防和治疗。

2．遗传咨询：是由临床医生和遗传学工作者解答遗传病患者及其亲属提出的有关遗传性疾病的病因、遗传方式、诊断、治疗及预防等问题，估算患者子女再患该病的概率，并提出建议及指导，以供患者及其亲属参考。

3．产前诊断：是以羊膜穿刺术和绒毛膜取样等技术为主要手段，对羊水、羊水细胞及绒毛膜进行遗传学分析，以判断胎儿的染色体或基因等是否正常。

4．植入前遗传学诊断（preimplantation genetic diagnosis，PGD）：是从体外受精第 3 日的胚胎或第 5 日的胚囊取 1~2 个卵裂球或部分滋养细胞，进行细胞和分子遗传学检测，检出带致病基因和异常核型的胚胎，将正常基因和核型的胚胎移植，得到健康后代。

三、简答题

1．遗传咨询的意义是什么？

答：遗传咨询的意义是及时确定遗传性疾病患者和携带者，并对其生育患病后代的发生风险率进行预测，商讨应该采取的预防措施，从而减少遗传病患儿出生，降低遗传性疾病发生率，提高人群遗传素质和人口质量。

2．什么是新生儿筛查？怎样进行新生儿筛查？

答：新生儿筛查是指通过血液检查对某些危害严重的先天性代谢病及内分泌病进行群体过筛，使患儿得以早期诊断，早期治疗，避免因脑、肝、肾等损害导致生长、智力发育障碍甚至死亡。

新生儿筛查一般用静脉血或尿作为材料，采集时间是出生后 3~4 天。采血部位多选择婴儿足跟内侧或外侧。采血方法是按摩或热敷婴儿足跟，使其充血，75% 乙醇消毒后用一次性采血针穿刺，深约 2~4 mm，弃去第一滴血后将挤出的血液滴在特定的滤纸上，使其充分渗透至滤纸背面。要求每个婴儿采集 3 个血斑，每个血斑的直径应≥10 mm。血滤纸片在规定时间内送达筛查中心。采用荧光分析法、Guthrie 细菌生长抑制法（半定量）、高效液相色谱法、酶联免疫法、酶免疫荧光法和串联质谱技术等手段技术对相应新生儿疾病进行筛查。

3．产前诊断的主要技术有哪些？

答：产前诊断的主要技术包括以下四类：①直接观察胎儿的表型；②染色体检查；③生化检查；④基因诊断。常见的技术有 B 超检查，X 线和磁共振检查，羊膜腔穿刺，绒毛取样法，胎儿镜检查，脐带穿刺术等。

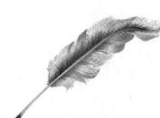

中英文专业词汇索引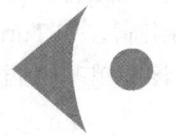

18 三体综合征（trisomy 18 syndrome） 100
21 三体综合征（trisomy 21 syndrome） 99
α- 珠蛋白生成障碍性贫血（α-thalassemia） 118
β- 珠蛋白生成障碍性贫血（β-thalassemia） 119

A

癌基因（oncogene） 133
癌家族（cancer family） 129
癌前病变（precancerous lesion） 130

B

Bloom 综合征（Bloom syndrome，BS） 132
白化病（albinism） 123
半合子（hemizygote） 70
半乳糖血症（galactosemia） 124
苯丙氨酸羟化酶（phenylalanine hydroxylase，PAH） 124
苯丙酮尿症（phenylketonuria，PKU） 124
比较基因组学（comparative genomics） 6
标记染色体（marker chromosome） 132
表观基因组学（epigenomic） 6
表观突变（epimutaion） 7
表观遗传病（epigenetic disease） 7
表观遗传学（epigenetics） 6
表现度（expressivity） 73
表现型（phenotype） 16
病毒癌基因（viral oncogene，v-onc） 133
不完全连锁（incomplete linkage） 58

C

侧翼序列（flanking sequence） 18
插入（insertion，ins） 99
插入易位（insertional translocation） 97
产前诊断（prenatal diagnosis） 140，156
常染色体（autosome） 37
常染色体显性遗传（autosomal dominant inheritance，AD） 61
常染色体隐性遗传（autosomal recessive inheritance，AR） 65
常染色质（euchromatin） 33
超二倍体（hyperdiploid） 92
超螺线管（super solenoid） 32
成骨不全（osteogenesis imperfecta） 121
重复（duplication，dup） 95
重复扩增（trinucleotide repeat expansion） 28
重复序列（repetitive sequence） 19
纯合子（homozygote） 55
次级精母细胞（secondary spermatocyte） 50
次级卵母细胞（secondary oocyte） 51
次缢痕（secondary constriction） 36
从性遗传（sex-influenced inheritance） 74
脆性 X 染色体综合征（fragile X syndrome） 28，103
错义突变（missense mutation） 27

D

D 环区（displacement loop region，D-loop） 107
Duchenne 肌营养不良（Duchenne muscular dystrophy，DMD） 120
代谢组学（metabolomics） 6
带型（banding pattern） 40
单倍体（haploid） 37，91
单基因病（monogenic disease，single-gene disorder） 4，60
单体型（monosomy） 92
单一序列（unique sequence） 19
蛋白质组学（proteomics） 6
倒位（inversion，inv） 96
等臂染色体（isochromosome，i） 98
第二极体（second polar body） 51
第一极体（first polar body） 51
颠换（transversion） 27
端粒（telomere） 36
多基因病（polygenic disease） 4，81
多体型（polysomy） 93
多效性（pleiotropy） 73
多因子遗传（multifactorial inheritance） 78

E

Edwards 综合征（Edwards syndrome） 100
二分体（dyad） 47

F

翻译（translation） 23
反义链（antisense strand） 22
非姐妹染色单体（non-sister chromatid） 47
非整倍体（aneuploid） 92
分离（segregation） 55
分离定律（law of segregation） 56
分裂期（mitotic phase） 45
分子病（molecular disease） 8, 114
分子细胞遗传学（molecular cytogenetics） 8
分子遗传学（molecular genetics） 5
复等位基因（multiple allele） 63
复制（replication） 21
复制分离（replicative segregation） 108

G

干系（stem line） 131
戈谢病（Gaucher disease） 126
割裂基因（split gene） 17
功能基因组学（functional genomics） 5
胱氨酸尿症（cystinuria） 122
国际人类基因组单体型图计划（international human genome haplotype map project） 6

H

核内复制（endoreduplication） 92
核内异质 RNA（heterogeneous nuclear RNA，hnRNA） 18
核内有丝分裂（endomitosis） 92
核仁组织区（nucleolar organizing region，NOR） 36
核糖核酸（ribonucleic acid，RNA） 32
核糖体 RNA（ribosomal RNA，rRNA） 22
核小体（nucleosome） 32
核型（karyotype） 38
核型分析（karyotype analysis） 38, 142
亨廷顿病（Huntington's disease） 64
亨廷顿舞蹈症（Huntington chorea） 64
后基因组计划（post genome project） 6
互换（crossing over） 58
互换定律（law of crossing over） 58
互换率（crossover rate） 58
环境基因组学（environmental genomics） 6
环状染色体（ring chromosome，r） 97
回复突变（back mutation） 26
回归（regression） 80

J

基因（gene） 16, 55
基因病（genopathy） 4
基因探针（gene probe） 144
基因突变（gene mutation） 25
基因图（gene map） 5
基因芯片（gene chip） 144
基因型（genotype） 16, 55
基因诊断（gene diagnosis） 143
基因治疗（gene therapy） 9, 147
基因组（genome） 18, 37
基因组学（genomics） 5
疾病基因组学（morbid genomics） 6
加帽（capping） 22
加尾（tailing） 22
家族性癌（familial carcinoma） 129
家族性高胆固醇血症（familial hypercholesterolemia，FH） 121
家族性疾病（familial disease） 3
家族性结肠息肉病（familial polyposis coli，FPC） 130
间插序列（intervening sequence，IVS） 18
间期（interphase） 44
兼性异染色质（facultative heterochromatin） 33
剪接（splice） 23
减数分裂（meiosis） 45
交叉遗传（criss-cross inheritance） 70
结构基因（structural gene） 17
结构基因组学（structural genomics） 5
姐妹染色单体（sister chromatid） 36
近亲婚配（consanguineous marriage） 67
精细胞（spermatid） 50
精原细胞（spermatogonium） 50
精子（sperm） 50
聚合酶链反应（polymerase chain reaction，PCR） 144
均匀染色区（homogeneous staining region，HSR） 134

K

Klinefelter 综合征（Klinefelter syndrome） 101
抗肌萎缩蛋白（dystrophin） 120

L

Leber 视神经萎缩（Leber optic atrophy） 110
Leber 遗传性视神经病（Leber hereditary optic neuropathy，LHON） 110, 156
酪氨酸酶（tyrosinase） 123
连锁（linkage） 58

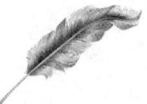

连锁定律（law of linkage） 58
连锁群（linkage group） 59
连锁与互换定律（law of linkage and crossing over） 58
联会（synapsis） 47
镰状细胞贫血（sickle cell anemia） 116
临床遗传学（clinical genetics） 5
卵原细胞（oogonium） 51
卵子（ovum） 51
罗伯逊易位（Robertsonian translocation） 97

M

慢性粒细胞白血病（chronic myelocytic leukemia, CML） 132
猫叫综合征（cri du chat syndrome） 101
模板链（template strand） 22
母系遗传（maternal inheritance） 4, 108

N

内含子（intron, I） 18
黏多糖贮积症（mucopolysaccharidosis, MPS） 125

P

Patau 综合征（Patau syndrome） 100
旁系（side line） 131
配子（gamete） 46
葡糖脑苷脂酶（glucocerebrosidase） 126

Q

嵌合体（mosaic） 93
亲缘系数（coefficient of relationship） 67
缺失（deletion, del） 95
缺体型（nullisomy） 92
群体遗传学（population genetics） 5

R

染色体（chromosome） 31
染色体病（chromosomal disease, chromosome disease） 4, 8, 90
染色体不分离（chromosome non-disjunction） 93
染色体丢失（chromosome loss） 93
染色体多态性（chromosomal polymorphism） 44
染色体畸变（chromosomal aberration） 90
染色体异常综合征（chromosomal aberration syndrome） 90
染色体重排（chromosomal rearrangement） 94
染色体组型图（idiogram） 38
染色质（chromatin） 31
人类表观基因组计划（human epigenome project, HEP） 9

人类基因组（human genome） 18
人类基因组多样性计划（human genome diversity project, HGDP） 6
人类基因组计划（human genome project, HGP） 5
融合基因（fusion gene） 118
软骨发育不全（achondroplasia, ACH） 155

S

三倍体（triploid） 91
三核苷酸重复扩增疾病（trinucleotide repeat expansion diseases, TREDs） 28
三体型（trisomy） 92
生化遗传学（biochemical genetics） 5
视网膜母细胞瘤（retinoblastoma, Rb） 130
视网膜母细胞瘤基因（retinoblastoma gene, *RB* gene） 136
受体病（receptor disease） 121
数量性状（quantitative character） 79
衰老（aging） 112
双雌受精（digyny） 92
双微体（double minute, DM） 134
双雄受精（diandry） 92
双着丝粒染色体（dicentric chromosome, dic） 98
四倍体（tetraploid） 91
四分体（tetrad） 47
随体（satellite） 36

T

Turner 综合征（Turner syndrome） 101
调节基因（regulatory gene） 17
泰 - 萨克斯病（Tay-Sachs disease） 126
唐氏综合征（Down syndrome） 99
糖尿病（diabetes mellitus, DM） 87
糖原贮积症（glycogen storage disease, GSD） 125
特异性标记染色体（special marker chromosome） 132
体细胞遗传病（somatic cell genetic disease） 4
同义突变（synonymous mutation） 27
同源染色体（homologous chromosome） 47
同质性（homoplasmy） 108
突变（mutation） 25
脱氧核糖核酸（deoxyribonucleic acid, DNA） 32

W

外显率（penetrance） 63
外显子（exon, E） 18
完全连锁（complete linkage） 58
微效基因（minor gene） 78
无义突变（nonsense mutation） 28
物理图（physical map） 5

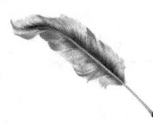

X

XYY 综合征（XYY syndrome） 102
X 连锁显性遗传（X-linked dominant inheritance, XD） 67
X 连锁隐性遗传（X-linked recessive inheritance, XR） 69
X 染色质（X chromatin） 34
系谱（pedigree） 60
系谱分析（pedigree analysis） 141
细胞（cell） 31
细胞癌基因（cellular oncogene, c-onc） 133
细胞遗传学（cytogenetics） 5
细胞增殖周期（cell generation cycle） 44
细胞周期（cell cycle） 44
先天性疾病（congenital disease） 3
先天性甲状腺功能减退症（congenital hypothyroidism, CH） 152
先天性葡萄糖、半乳糖吸收不良症（congenital glucose-galactose malabsorption） 122
显性性状（dominant character） 55
限性遗传（sex-limited inheritance） 74
线粒体（mitochondrion） 106
线粒体 DNA（mitochondrial DNA, mtDNA） 20, 106
线粒体脑肌病伴乳酸酸中毒及卒中样发作（mitochondrial encephalomyopathy with lactic acidosis and stroke-like episode, MELAS） 111
相互易位（reciprocal translocation） 97
携带者（carrier） 65, 152
新生儿筛查（newborn screening） 152
信使 RNA（messenger RNA, mRNA） 22
性染色体（sex chromosome） 37
性染色质（sex chromatin） 34
性状（character, trait） 54
修饰基因（modifier gene） 63
序列图（sequence map） 5
血红蛋白（hemoglobin, Hb） 115
血浆凝血活酶成分（plasma thromboplastic component, PTC） 120
血友病（hemophilia） 120

Y

Y 连锁遗传（Y-linked inheritance） 71
Y 染色体性别决定区（sex-determining region of Y, SRY） 52
Y 染色质（Y chromatin） 34
亚二倍体（hypodiploid） 92
药物基因组学（pharmacogenomics） 6
医学遗传学（medical genetics） 2
移码突变（frame shift mutation） 28
遗传病（genetic disease, inherited disease） 2
遗传病的诊断（diagnosis of hereditary disease） 139
遗传度（heritability） 82
遗传率（heritability） 82
遗传筛查（genetic screening） 152
遗传图（genetic map） 5
遗传性代谢缺陷（inborn error of metabolism） 8
遗传性酶病（hereditary enzymopathy） 122
遗传性肾炎（hereditary nephritis） 155
遗传医学（genetic medicine） 9
遗传易感性（genetic susceptibility） 130
遗传印记（genetic imprinting） 75
遗传早现（anticipation） 74
遗传咨询（genetic counseling） 154
异常血红蛋白病（abnormal hemoglobinopathy） 115
异染色质（heterochromatin） 33
异质性（heteroplasmy） 108
抑癌基因（tumor suppressor gene, TSG） 135
易感性（susceptibility） 81
易患性（liability） 81
易位（translocation, t） 97
隐性性状（recessive character） 55
荧光原位杂交（fluorescence in situ hybridization, FISH） 8, 142
有丝分裂（mitosis） 45
诱变剂（mutagen） 25
诱发突变（induced mutation） 25
阈值（threshold） 81
阈值假说（threshold hypothesis） 81
阈值效应（threshold effect） 108
原癌基因（proto-oncogene, pro-onc） 133
原发性高血压（essential hypertension, EH） 86
原位杂交（in situ hybridization, ISH） 8

Z

杂合子（heterozygote） 55
整倍体（euploid） 91
整码突变（in-frame mutation） 28
正向突变（forward mutation） 26
质量性状（qualitative character） 78
终止密码突变（termination codon mutation） 28
肿瘤（cancer） 128
众数（modal number） 131
重度联合免疫缺陷症（severe combined immunodeficiency disease, SCID） 9
珠蛋白生成障碍性贫血（thalassemia） 118
转换（transition） 27
转录（transcription） 22

转录组学（transcriptomics） 6
转运 RNA（transfer RNA，tRNA） 22
着丝粒（centromere） 36
着丝粒融合（centric fusion） 97

自发突变（spontaneous mutation） 25
自毁容貌综合征（self-mutilation syndrome） 126
组成性异染色质（constitutive heterochromatin） 33

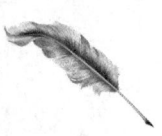

主要参考文献

1. 张涛，吴来春，周长文．医学遗传学．3版．北京：北京大学医学出版社，2015．
2. 钟守琳，蔡斌．医学遗传学．2版．北京：高等教育出版社，2010．
3. 王培林，傅松滨．医学遗传学．3版．北京：科学出版社，2011．
4. 蔡禄．表观遗传学前沿．北京：清华大学出版社，2012．
5. 祝继英，王树，马永贵．医学遗传学．武汉：华中科技大学出版社，2012．
6. 锐青林．医学遗传学．2版．北京：科学出版社，2012．
7. 左伋．医学遗传学．6版．北京：人民卫生出版社，2013．
8. 傅松滨．医学遗传学．3版．北京：北京大学医学出版社，2013．
9. 傅松滨．医学遗传学．3版．北京：人民卫生出版社，2013．
10. 陈竺．医学遗传学．2版．北京：人民卫生出版社，2013．
11. 周德华．遗传与优生学基础．2版．北京：人民卫生出版社，2011．
12. 王宪，赵忠桂．遗传与优生．3版．西安：第四军医大学出版社，2016．

生物医学参考网址

1. NCBI在线人类孟德尔遗传网（OMIM）：http://www.ncbi.nlm.nih.gov/omim
2. 美国国家生物信息中心（NCBI）：http://www.ncbi.nlm.nih.gov
3. 美国国家医学图书馆：http://pubmed.ncbi.nlm.nih.gov/
4. 中国生物信息网：http://www.biosino.org
5. 中华遗传网：http://www.chinagene.cn
6. 生物谷：http://www.bioon.com
7. 生物通：http://www.ebiotrade.com
8. 分子生物学实验方法大全：http://www.bioon.com/article/5969744.html